STEPHEN FULDER

Das Buch vom Ginseng

Buch

Wildwachsende Ginseng-Wurzeln sind ein Vermögen wert und auf dem freien Markt nicht zu haben. Seit jeher wurde Ginseng als ein königliches Heilmittel geschätzt und gegen eine Vielzahl von Krankheiten eingesetzt. Heute wird Ginseng systematisch angebaut und zu wirksamen Medikamenten verarbeitet.

Der Autor beschreibt die Heilwirkungen des Ginsengs und anderer asiatischer Heilkräuter, wobei er gleichzeitig auch in die traditionelle chinesische Medizin einführt. Neben Exkursen zur Medizingeschichte stellt er zudem moderne Laboruntersuchungen vor und gibt Tips für den Einkauf und die Anwendung dieser klassischen Kräuterarzneien.

Autor

Dr. Stephen Fulder ist Pharmakologe und lebt in England.

STEPHEN FULDER

Das Buch vom Ginseng

Anwendung · Wirkung · Heilkraft

Aus dem Englischen
von Ursula Bischoff

GOLDMANN

Die Originalausgabe erschien 1993
unter dem Titel »The Book of Ginseng«
bei Healing Arts Press, Rochester/Vermont

Deutsche Erstausgabe

Umwelthinweis:
Alle bedruckten Materialien dieses Taschenbuches
sind chlorfrei und umweltschonend.

Der Goldmann Verlag
ist ein Unternehmen der Verlagsgruppe Bertelsmann

Deutsche Erstausgabe August 1995

Umschlaggestaltung: Design Team München
Satz: IBV Satz- und Datentechnik GmbH, Berlin
Druck: Presse-Druck Augsburg
Verlagsnummer: 13836
Ba · Herstellung: Ludwig Weidenbeck
Lektorat: Olivia Baerend
Redaktion: Cornelia Klaeger
Made in Germany
ISBN 3-442-13836-1

3 5 7 9 10 8 6 4 2

Dieses Buch ist
Joseph Needham, FRS, gewidmet,
ein Weiser, hinter dessen
schlichter Fassade sich ein
unschätzbar wertvolles Juwel
verbirgt.

Inhalt

TEIL II

TEIL III

Danksagung

Ich möchte mich für die großartige Unterstützung des verstorbenen John Blackwood, aber auch bei Imogen Dawes und meiner Schwester Adele Moss bedanken, die das Manuskript gelesen und ihre Gedanken dazu geäußert haben. Dank schulde ich des weiteren Professor Michael Ginsberg, Professor E. Shellard, Alan Barnett, John Bagwell, Mick Plewman und Deepak Shori für die fruchtbaren Gespräche und meiner Frau Rachel für die ständige Ermutigung. Mein Dank gilt auch Lee Harris, der als erster mein Interesse am Thema Ginseng weckte und dafür sorgte, daß es nicht erlosch. Ich möchte außerdem den zahlreichen Wissenschaftlern und Freunden meinen Dank aussprechen, vor allem Dr. Hyo Won Bae vom Korea Ginseng Research Institute, die mir viele nützliche Informationen zukommen ließen.

Vorwort

Auf den ersten Blick mag das Buch ziemlich umfangreich erscheinen, zumal es sich um eine Arzneipflanze handelt, die viele für ein nebulöses fernöstliches Allheilmittel halten. Gibt es wirklich so viel über ein Ginseng zu sagen? Sie werden erstaunt sein über die vielfältigen Aspekte des Themas, die hier angesprochen sind: Zu diesem bunten Kaleidoskop gehören botanische Informationen, die Mythen, die sich um die Ginsengwurzel ranken, eine kurze Beschreibung des taoistischen Weltbilds, spannende Ergebnisse von wissenschaftlichen Experimenten und klinischen Tests, handfeste Tips, die Erhalt und Verbesserung der Gesundheit dienen, ein Überblick über die fernöstliche Medizin und die Möglichkeit, eine Brücke zwischen Ost und West zu schlagen, die außerdem den Kreis zwischen diesen scheinbar unzusammenhängenden Elementen schließt.

In diesem Buch geht es nicht nur um Ginseng, sondern um ein ganzheitliches, umfassendes Therapiesystem und das Universum, in dem Ginseng verwurzelt ist: die reiche Welt fernöstlicher Weisheiten, die sich auf die Gesundheit und das Wohlbefinden beziehen. Ginseng stellt ein Vehikel dar, das uns den Weg in diese Welt weist. Und wie viele Reisende werden wir ständig etwas Neues entdecken, zum Beispiel Drogenpflanzen, die uns bisher wenig vertraut oder gänzlich unbekannt waren, aber bemerkenswerte Eigenschaften besitzen. Auf diesem Weg können wir zu einem völlig neuen Verständnis von Gesundheit und Wohlbefinden, von Energie, Langlebigkeit und menschlicher Leistungsfähigkeit gelangen. Das in diesem Buch vermittelte, praktische Wissen wurde in China seit mehreren Jahrtausenden überliefert. In der westlichen Hemisphäre hat man es ignoriert oder sträflich vernachlässigt, vor allem, seit die mechanistische Weltsicht vorherrscht und die daraus resultierende krankheitsorientierte, konventionelle Medizin im Vordergrund steht. Die Reise in diese ferne, andere Welt ist lang, und aus Platzmangel konnten nur flüchtige Eindrücke geschildert werden.

Als ich mit der Arbeit an diesem Buch begann, gab es Ginseng nicht einmal im Reformhaus zu kaufen. Der reine Wurzelextrakt galt bei vielen als orientalischer Zaubertrank, dessen Genuß einer kleinen Schar Eingeweihter vorbehalten war. Inzwischen findet man Ginseng in Supermärkten, Drogerien und Apotheken, und zwar in verschiedener Aufbereitungsform (als Extrakt, Tee, Kapseln, Pulver usw.). Dennoch, und gerade deshalb, ist ein Buch über Ginseng heute aktueller als je zuvor, denn die meisten Menschen wissen sehr wenig über die Heilkräfte, die richtige Anwendung, die Indikationen und die wahre Natur dieser Drogenpflanze.

Das gleiche gilt für die fernöstliche Medizin generell. Als das Buch erstmals erschien, prangerte man die traditionelle chinesische Medizin im Westen noch als Hokuspokus an, und ihre Erforschung und Anwendung wurde als Ketzerei gebrandmarkt. Heute haben Ärzte und Heilpraktiker, die sich auf Akupunktur (und die sogenannte alternative Medizin) verstehen, ungeheuren Zulauf. Dennoch machen sich allenthalben schwerwiegende Mißverständnisse und mangelnde Kenntnisse bezüglich der tatsächlichen Beschaffenheit fernöstlicher Heilmittel und -methoden bemerkbar. Dieses Buch soll den Menschen im Westen die fernöstlichen Heilkräuter verständlicher machen. Und da das Interesse an der alternativen Medizin wächst, sind die hier enthaltenen Informationen heute wichtiger als je zuvor.

Das Buch beschränkt sich also nicht auf das Thema Ginseng. Ginseng dient darüber hinaus als ein Mittel, das uns zu einem besseren Verständnis der fernöstlichen Medizin und der fernöstlichen Weltsicht verhelfen soll. Ginseng ist eine ›greifbare‹ Substanz, nach deren Einnahme man problemlos bestimmte Veränderungen an sich feststellen kann. Da sich diese Droge (in der klassischen Definition, also ein Heilmittel) im Labor untersuchen läßt und dennoch eine rein orientalische Entdeckung bleibt, die in keinem Bezug zum westlichen Arzneimittelkonzept steht, kann sie uns die Augen für die fernöstliche Medizin und die fernöstliche Denkweise schlechthin öffnen. Das Instrumentarium, dessen wir uns dabei bedienen, ist die Wissenschaft.

In diesem Buch werden zahlreiche Studien zitiert, denn in der westlichen Hemisphäre haben wissenschaftlich fundierte Untersuchungen die größte Chance, Anerkennung zu finden. Gleichwohl besteht unser Ziel nicht darin, die fernöstliche Medizin auf ihre wissenschaftlich hieb- und stichfesten Komponenten zu reduzieren. Sie soll uns vielmehr mit ihrem umfassenden und tiefgründigen Wissen um die Möglichkeiten der alternativen Medizin bereichern.

Teil I

1
Die Wurzel mit den zwei Gesichtern

Hochwirksam oder hochgelobt?

Ich machte mit der Ginsengwurzel in zwei verschiedenen Situationen Bekanntschaft.

An einem Winterabend im Jahr 1972 stieß ich in der Bibliothek des National Institute for Medical Research in London auf einen Artikel in einem wissenschaftlichen Journal, der den sperrigen Titel trug: »Untersuchung der chemischen Inhaltsstoffe auf die Fähigkeit, die Lebensdauer menschlicher Amnionzellkulturen nach der Teilung zu verlängern: die Wirkung von Hydrokortisonen und *Panax ginseng*.«[1] Hier wurde die Entdeckung beschrieben, daß eine fernöstliche Drogenpflanze das Leben menschlicher Zellen, die im Labor kultiviert wurden, erhalten und verlängern kann.

Kaum hatte ich Zeit, diese Neuigkeit zu verdauen, als ich erneut auf Ginseng stieß. Dieses Mal war das Umfeld eher alchimistischer als biochemischer Natur.

Die Ginsengwurzel wurde mir ehrfürchtig von einem Freund gezeigt, zu dem ich lange keinen Kontakt mehr gehabt hatte. Er handelte inzwischen mit Kräutern, allerlei Nippes und Kuriositäten, und Ginseng war sein kostbarster Fund. Hinten in seinem Trödelladen, zwischen den alten Bonbongläsern voll aromatischer Kräuter, befand sich ein kleines Balsaholzkästchen. Es enthielt eine Ginsengwurzel, von kastanienbrauner Farbe, knorrig und verwittert, als habe sie den Elementen getrotzt, doch gleichzeitig wirkte sie zart und irgendwie durchsichtig. Ich konnte sogar das Licht durchscheinen sehen, als ich sie gegen die Glühbirne hielt. Ich nahm eine Kostprobe. Die Wurzel war extrem hart, und ihr Geschmack erinnerte an die Süße von Likör, an die Bitterkeit von Orangenschale… und die Trockenheit von Staub.

Mein Freund platzte nahezu vor Begeisterung: »Ginseng ist einmalig. Das Arznei- und Zaubermittel der chinesischen Kaiser. Die Chinesen nehmen es noch heute so oft wie möglich, vor allem die alten Leute. Sie behaupten, daß es ihnen Kraft und neuen Schwung verleiht, ihnen hilft, den Alltag besser zu meistern, und außerdem gut gegen Impotenz ist. Ich nehme Ginseng jeden Morgen, mit meinem Tee. Ich erhalte dadurch Auftrieb, und ich fühle mich lebensfroh, als könnte ich Bäume ausreißen, und bin sehr positiv gestimmt. Aber Ginseng ist auch ein geheimnisvolles Elixier. Die Chinesen sagen, seine Wirkung sei eng mit der inneren Befindlichkeit des Menschen verknüpft. Warum befaßt du dich nicht einmal eingehender damit?«

Ich dachte darüber nach. Merkwürdig, daß ich nie zuvor etwas darüber gehört hatte! Wenn ein neues, synthetisch hergestelltes Medikament entwickelt wird, verkündet man die Entdeckung mit Pauken und Trompeten. Da es sich aber um eine chinesische Arzneipflanze handelte, war sie allem Anschein nach dazu verurteilt, in den verstaubten Winkeln der wissenschaftlichen Literatur und in chinesischen Krämerläden zu verkümmern. Oder hatte man sich mit dem Thema bereits eingehend befaßt und es ad acta gelegt?

Ich kehrte also in die Bibliothek zurück. In den britischen und amerikanischen *Pharmakopöen* und pharmazeutischen Fachlexika fand ich keine Eintragung. Die *Encyclopaedia Britannica* informierte mich, daß Ginseng eine »wertlose« Pflanze ist. Die Drogenwirkung scheint rein psychisch bedingt zu sein. (Und im Meyers Lexikon heißt es lapidar, Ginseng zähle zur Familie der Araliengewäschse und werde in Ostasien als Allheilmittel geschätzt. Anm. d. R.). In einer späteren Ausgabe führte man Ginseng als Beispiel für eines der wenigen echten Aphrodisiaka an. Marco Polo pries es als Lebenselixier, wie viele Chinareisende. Sir Richard Burton schrieb die Gesundheit und Vitalität der alten, wohlhabenden Chinesen allein der Ginsengwurzel zu. Sie war damals die teuerste Pflanze der Welt. In einem Bericht aus dem Jahr 1904 heißt es: »Es gibt 400 Millionen Chinesen, und alle verwenden bis zu einem gewissen Grad Ginseng. Merkwürdig ist die Tatsache, daß bestimmte Wurzelformen bei den Chinesen sehr großes Ansehen genießen, besonders solche, die der menschlichen Gestalt ähneln. Dafür sind sie bereit, einen unvorstellbar hohen Preis zu bezahlen, manchmal das Sechshundertfache ihres Gewichtes in Silber.« Dennoch wurde der Begriff ›Ginseng‹ 1937 aus dem Arzneimittel-Rezeptbuch *US National Formulary* gestrichen, da »die außergewöhnlichen Eigenschaften und medizinischen Erfolge, die man Ginseng früher zuschrieb, nur in den Köpfen der Chinesen existieren«.

Wie eine fleißige Ameise sammelte ich alle verfügbaren Informationen. Ich durchforstete verschiedene Datenbanken nach dem Schlüsselbegriff Ginseng. In den Bibliotheken stieß ich auf obskure Fachzeitschriften aus Ostasien. Ich stellte fest, daß sich einige Wissenschaftler in Rußland, Bulgarien und Fernost mit dem Thema beschäftigt hatten. Ich erhielt eine Flut von Briefen seitens russischer Wissenschaftler, die sich als sehr hilfsbereit erwiesen, von Japanern, die grenzenlose Höflichkeit zeigten, und von den Koreanern, die zwar den Willen, aber nicht die Sprachkenntnisse besaßen, um meine detaillierten Fragen zu beantworten. Die Informationssuche förderte ein kunterbuntes Sammelsurium von Forschungsergebnissen zutage: Ginseng war offenbar imstande, im Rahmen wissenschaftlicher Experimente die Ausdauer und Arbeitsleistung von Mäusen zu steigern, den Blutdruck sowohl zu erhöhen als auch zu senken, den Tod von Ratten zu verhindern, die Gift, extremer Kälte, Hitze oder schädlichen Strahlen ausgesetzt waren, und das menschliche Gehirn zu stimulieren. Auch hier wurden immer wieder Berichte von alten Menschen in China zitiert, die das Mittel verwendet hatten. Im Westen schien indessen niemand so recht an die Wirkung von Ginseng zu glauben oder mehr darüber zu wissen, denn sonst wäre ich bei meiner anfänglichen Informationssuche nicht auf ein Vakuum gestoßen.

War das mangelnde Interesse des Westens berechtigt und die fernöstliche Wissenschaft zu euphorisch, wenn nicht sogar glatter Humbug? Gehörten die Geschichten, die man sich erzählte, dem Reich der Mythen an – ähnelten sie dem sagenhaften Topf voller Gold am Ende des Regenbogens? Wer wagt schließlich schon, allen Ernstes von einem »Allheilmittel« zu sprechen?

Oder hatten die Chinesen etwas Außergewöhnliches entdeckt, das wir aufgrund unserer Kurzsichtigkeit übersehen oder nicht richtig zu schätzen wissen?

Spurensuche

Da ich dieser Frage unbedingt auf den Grund gehen wollte, machte ich mich in den chinesischen Läden im Londoner Stadtteil Soho auf die Suche. Meine Augen streiften über die Regale mit den exotischen asiatischen Heilmitteln: stärkende Medizinalweine, deren Etiketten verschiedene Kräuter schmückten, kleine silberne Dragees, große runde Pillen mit schwarzen Sprenkeln, Tabletten mit Seepferdchenschwanzextrakt, Kapseln mit Gelee Royale, zahllose Päckchen mit getrockneten Kräutern oder Wurzeln und Holzkästchen, mit chinesischen Schriftzeichen bedeckt. Faszinierend, aber was sollte an diesen Kräuterweinen so außergewöhnlich sein? Nicht einmal der Chartreuse, eine Destillation aus mehr als 100 Alpenkräutern, gilt als Medizin, und welche Heilkraft könnte sich in einem Seepferdchenschweif verbergen, die nicht in einer Garneele steckt? Doch absolut sicher war ich mir nicht.

Ich kaufte eine rote, kristallklare Ginsengwurzel bei einer lächelnden jungen Chinesin. Sie holte das Gewünschte unter dem Ladentisch hervor, als sei es eine Kostbarkeit oder ›heiße‹ Ware, deren Besitz gegen das Gesetz verstieß. Zu Hause angekommen, leitete ich die nächste Phase meiner Recherche ein: Ich wollte die Ginsengwurzel essen. Das ist ein logischer und natürlicher Schritt bei Arzneimittelversuchen, der gleichwohl nicht mehr in Mode zu sein scheint. Die Pharmakologen ziehen es heute vor, eine neue Wirksubstanz zuerst an Ratten zu testen. Ich habe gelesen, wie die Chinesen Ginseng aufbereiten und verwenden: Die Wurzel wird die ganze Nacht über in einem silbernen Kessel gekocht, der eigens diesem Zweck vorbehalten bleibt, und dann einen Monat lang jeden Tag eingenommen. Während dieser Zeitspanne ist es wichtig, viel zu ruhen, maßvoll zu essen, Genußmittel gleich welcher Art zu meiden und sexuelle Enthaltsamkeit zu üben.

Ich nahm Ginseng einen Monat lang – eine Zeit, die trotz bester Absichten nicht ruhiger verlief als gewöhnlich. Trotzdem machten sich klar Veränderungen bemerkbar. Ich fühlte mich in Hochstimmung und strotzend vor Energie. Selbst langweilige, monotone Arbeiten wurden durch meine innere Gelöstheit und mein Hochgefühl erträglich. Ich stand morgens früher auf, brauchte weniger Schlaf und war vor allem tagsüber nie müde. Die alljährliche Erkältungs- und Grippewelle ging spurlos an mir vorüber. Meine Schritte waren beschwingter und meine Gedanken klarer. Es konnte keinen Zweifel daran geben, daß diese Arzneipflanze stimulierende Wirkung besaß. Nach einem Monat setzte ich die regelmäßige Einnahme ab, behielt aber eine ›stille Reserve‹ für Zeiten, in denen ich mich müde und abgespannt fühlte. Der Zustand innerer Unruhe und Überdrehtheit, der sich normalerweise nach dem Genuß großer Mengen Kaffee oder anderer Aufputschmittel einstellt, blieb aus. Ich vergaß ganz einfach, daß ich müde und ausgelaugt war. Und wenn ich zu Bett ging, hinderte mich der Ginsengextrakt nicht am Einschlafen.

Ich gab das Elixier Kollegen, Familienangehörigen und Freunden, Jungen und Alten, Kerngesunden und Leuten, die unter verschiedenen Beschwerden litten. Die Reaktionen waren äußerst ermutigend. Manche stellten verblüfft fest, wie gut sie sich fühlten. Eine Wissenschaftlerin beschrieb das Stimmungshoch, das sich gleich zu Beginn der Ginsengeinnahme einstellte, als geradezu euphorisch, das später einem Gefühl der inneren Kraft und Integration Platz machte. Einige spürten überhaupt keine Wirkung, aber zu dieser Gruppe gehörten überwiegend Menschen, die ohnehin immer energiegeladen wirkten. Langsam schien sich bei meinen Experimenten ein Muster herauszukristallisieren: Je schlechter sich jemand fühlte, desto bemerkenswerter war die Verbesserung des allgemeinen Befindens.

Aussagen »zufriedener Kunden«, Stellungnahmen bekannter Persönlichkeiten und eigene Erfahrungen sind für wissenschaftliche Entdeckungen wichtig, sie können indessen nicht als hieb- und stichfester Beweis gelten, denn sie stützen sich auf subjektive Erfahrung. Doch meine eigenen Wahrnehmungen und die Beobachtungen der anderen weckten in mir die feste Überzeugung, daß die Ginsengwurzel höchst interessante Eigenschaften besaß. Mein Bestreben, ihr Geheimnis zu entschleiern, erhielt dadurch noch mehr Antrieb. Das Rätsel war nach wie vor ungelöst, obwohl ich inzwischen einige Bausteinchen gefunden hatte, die sich in das Puzzle einpassen ließen.

Eines Morgens erschien ich zur Überraschung meiner Kollegen mit einem Armvoll knorriger und schmutzstarrender weißer koreanischer Ginsengwurzeln im Labor. Sie wurden zerstoßen, zu einem Sud aufgeschäumt, extrahiert, gefiltert und gefriergetrocknet, ein Verfahren, das dem Zauberer von Oz zur Ehre gereicht hätte. Schließlich blieb eine dunkelbraune, klebrige Masse übrig, die hoffentlich all das enthielt, wofür viele Leute die Ersparnisse ihres ganzen Lebens opferten. Ich stellte ein steriles Untersuchungspräparat her und gab verschiedene Mengen in kleine Petrischalen, in denen sich menschliche Zellkulturen befanden. Während der darauffolgenden Tage behielt ich die Kulturen im Auge und untersuchte sie unter dem Mikroskop. Langsam machten sich die ersten Veränderungen bemerkbar: Die Kulturen, die ich mit kleinen Ginsengdosen versehen hatte, wuchsen schneller, sahen kompakter und robuster aus und schienen imstande zu sein, auch unter widrigen Umständen länger zu leben.[2] Nun hatte ich eine Bestätigung gefunden, die zumindest mich zufriedenstellte: Ginseng enthielt in der Tat bestimmte Wirksubstanzen. Mein ›Gebräu‹ war noch himmelweit vom chinesischen Elixier entfernt und ließ auch nicht die Schlußfolgerung zu, daß ich viele der Geheimnisse enträtselt hatte. Auch wußte ich nicht, welche Wirkstoffe in meiner trüben Brühe meine Zellkulturen stärkten. Aber der Anfang war gemacht.

Der Bambusvorhang

Der gordische Knoten der Behauptungen und Gegenargumente begann sich zu entwirren, als klar wurde, daß es sich hier nicht nur um ein wissenschaftliches, sondern auch um ein kulturelles und politisches Problem handelte. Um ihn endgültig zu durchtrennen, gab es keine andere Alternative, als Anwendungen und geschichtliche Wurzeln der Ginsengpflanze in China zu erforschen, während ich gleichzeitig alles verfügbare wissenschaftliche Material sammelte. Durch Einblick in Informationen aus der östlichen und westlichen Hemisphäre war es meiner Meinung nach eher möglich, sich irgendwo in der Mitte zu treffen und zwischen Fakten und Fantasievorstellungen über Ginseng zu unterscheiden.

Ich machte mich also auf den Weg nach Cambridge, wo ich Joseph Needham um Hilfe bat. Er hatte sein Leben der Verschmelzung von Ost und West gewidmet; er war Historiker, Biochemiker und eine weltweit anerkannte Autorität auf dem Gebiet der chinesischen Kultur. Wissenschaft war für Needham kein geschlossener Kreis, der nur für Experten zugänglich ist, die ihn unter sich aufteilen. Er verstand mein Vorhaben auf Anhieb: Das Ginseng-Rätsel ließ sich nur dann lösen, wenn man jeglichen Zugang zur chinesischen Lebensart nutzte – Sprache, Medizin, Wissenschaft, Religion und die tiefverwurzelte Nähe zur Natur und ihren Produkten. Sanft, aber beharrlich machte Needham Vorschläge und deckte Fehler in Übersetzungen auf. Die chinesische Sprache erwies sich als ernsthafte und zugleich verborgene Hürde für das Bemühen um ein tieferes Verständnis des Sachverhalts. Sie verwendet keine Buchstaben, sondern Schriftzeichen und gibt folglich den Dingen bildhafte Namen, die in Übersetzungen poetisch und wie grobe Übertreibungen wirken. Der chinesische Begriff für das Beruhigungsmittel Librium ist »eine Arznei, die den Augen Ruhe schenkt«. Viele Ginseng-Namen ähnelten aus diesem Grund eher flotten Werbesprüchen wie: »Konstellation des Orion«, »Weltwunder« oder »regeneratives Elixier, das die Gesichtsfalten verschwinden läßt«. Und immer wieder tauchten im Zusammenhang mit Ginseng die Symbole für Mensch/Geist/Erde/Wesen auf, in einem bunten Kaleidoskop von Kombinationen.

In der medizinischen Literatur aus China fand sich eine ungeheure Fülle von Informationen über die Anwendung und Wirkung von Ginseng. Vor allem auch, wie das Elixier in einen genau strukturierten, aber ungewöhnlichen therapeutischen Rahmen eingepaßt werden konnte. Langsam dämmerte mir die Erkenntnis, daß sich unter den Schichten der Fabeln und Träume ein uraltes Kernwissen und ein Erfahrungsschatz verbarg, der rational und folgerichtig war. Und das galt nicht nur für Ginseng, sondern für eine ganze Reihe artverwandter Pflanzen, die über ähnliche medizinische Anwendungen und Wirkungen verfügen.

Needham, der von den Chinesen mehr als jede andere lebende Persönlichkeit aus dem Westen geschätzt wird und zu den letzten großen Enzyklopädisten gehört, ist ein äußerst bescheidener, weiser Mann. Ich habe ihm mein Buch gewidmet, ebenso wie er sein Werk den Wegbereitern der taoistischen Tradition zugedenkt. Bevor ich die Heimreise antrat, sagte er mir: »Sie befassen sich mit dem Prozeß des Alterns. Nun, ich hätte da eine Bitte an Sie. Finden Sie etwas, das mich lange genug am Leben hält, um den fünften Band zu beenden.« Ich verließ Cambridge mit der Überzeugung, daß solche Dinge viel eher in seiner eigenen umfangreichen Bibliothek mit den alten chinesischen Schriften als in meinem Labor zu finden sein könnten.

Die Ginseng-Industrie

Meine Nachforschungen wurden durch den Lauf der Ereignisse brandaktuell. Im Frühjahr 1972 kam Ginseng regelrecht ›in Mode‹. Die Pflanze hatte ihre angestammte chinesische Heimat verlassen und war zu einem beliebten Stärkungsmittel in einer alternativen Gesellschaft geworden. Zwei Bücher über Ginseng weckten weitreichendes Interesse[3]: Das eine war *Green Medicine* (Grüne Medizin) von Margaret Kreig, das farbenfroh beschreibt, wie viele unserer Arzneimittel in Gesprächen mit Medizinmännern und traditionellen Heilern entdeckt wurden, das andere war *Nature's Medicines* (Naturmedizinen) von Richard Lucas[4]. Hier werden die geschichtlichen Anfänge der Ginsengpflanze, der »Wurzel mit der Menschengestalt«, und einige unglaubliche Beispiele für ihre Heilkraft geschildert. Es heißt dort, sie sei imstande, Menschen zu beleben, die dem Tod nahe waren. Das Buch enthält außerdem die persönlichen Erfahrungen, die der Autor mit der Verwendung von Ginseng in der Mandschurei machte, wo es als Heilmittel gegen Impotenz gilt. Sein Werk wurde immer wieder genannt und falsch zitiert. Ginseng, exotisch und teuer, tauchte plötzlich in den Regalen der Reformhäuser auf, und das Wort war in aller Munde. Die Zeitungen griffen das Thema auf und führten unter anderem das hohe Alter des Vorsitzenden Mao darauf zurück. Die *Daily Mail* wußte zu berichten: »Das Geheimnis hinter Henry Kissingers unerschöpflicher Energie während seiner weiten Flugreisen zur nächsten fruchtlosen Friedensmission ist enthüllt – Ich bin bei meiner Suche einem russischen Zaubertrank auf die Spur gekommen... vierundzwanzig Flaschen Ginseng... Das aromatische Elixier hat, wie verlautet, sowohl bei Henry als auch bei Nancy Anklang gefunden...«

In den USA wurde Ginseng ein ›Renner‹, und das Land entwikkelte sich zu einem echten Exportmarkt: Dort gab es damals rund 6000 Reformhäuser, die das Allheilmittel »auf Teufel komm raus« verkauften. Das koreanische Ausfuhrvolumen der kultivierten Wurzel wuchs ins Unermeßliche: 1978 erreichte es sage und schreibe 70 Millionen US-Dollar. Sie wurde in vielerlei Verpackungs- und Aufbereitungsformen feilgeboten, von Süßigkeiten bis hin zu Ginseng-Shampoo.

Die Firmen lieferten sich einen mörderischen Wettbewerb, um diesen lukrativen Markt abzuschöpfen. Die kleinen Kräuterläden wurden von den großen Konzernen ins Abseits gedrängt, die ihr neues Produkt marktschreierisch als lebensverlängernde Medizin und Allheilmittel anpriesen, während es in Sexshops als sexuelles Stimulans verkauft wurde. Den Werbeexperten war jedes Mittel recht: Sie überboten sich gegenseitig mit immer kühneren Behauptungen und präsentierten uralte Legenden in neuem Gewand. Das führte dazu, daß die britische Advertising Standards Authority, die Ordnungshüterin im Werbebereich, hart durchgriff und die Werbung für Ginseng untersagte. Aber es gibt viele Verkaufsstrategien, und die Ginsengwurzel, die den Chinesen heilig ist, hielt plötzlich Einzug in Apotheken und Drogerien, mit Pandabären als kostenloser Zugabe.

Noch seltsamer und beunruhigender muteten die Geschichten um Sun Myng Moon an, koreanischer Millionär und Leiter der Vereinigungskirche (Moon-Sekte). Im britischen Parlament wurden Fragen dazu laut: »Eine äußerst objektive Studie ist zu der Schlußfolgerung gelangt, daß die Sekte in vieler Hinsicht an Geheimbünde wie den Ku-Klux-Klan und die Cagoule in Frankreich erinnert... Einer der Werbegags, mit denen sich mein verehrter Freund befassen muß... ist Ginseng-Tee. Die Advertising Standards Authority hat eine Broschüre der Vereinigungskirche... unter die Lupe genommen... hier wird noch immer behauptet, Ginseng besitze Inhaltsstoffe, welche die Symptome bei rund 20 verschiedenen Erkrankungen abklingen lassen.«[5] In den USA folgte die Lebens- und Arzneimittelbehörde FDA dem Beispiel und verbot Behauptungen, die auf ein Wundermittel hindeuteten. Das hatte zur Folge, daß 1978 sechs Millionen Amerikaner mehr als 200 Millionen Dosen der Ginsengsubstanz kauften, ohne Angaben über ihre tatsächliche Wirkung seitens der Behörden oder des Handels.

Gleichzeitig gab es jedoch auch Anzeichen für ein wachsendes, auf mehr Informationen beruhendes Interesse an der traditionellen chinesischen Medizin. China öffnete den Fachleuten aus dem Westen seine Tore. Die Akupunktur, einst als Betätigungsfeld der Quacksalber abqualifiziert, wurde nun auch in Londoner Lehrkrankenhäusern und als alternative Behandlungsform in den Kliniken sämtlicher US-Bundesstaaten akzeptiert. Die Pharmakologen pilgerten in hellen Scharen nach China, um nach neuen Drogen Ausschau zu halten. Mitglieder des amerikanischen National Institute of Health, ein staatlicher

Gesundheitsdienst, statteten China eine Reihe von Besuchen ab, und medizinische Texte, einschließlich des *Barefoot Doctor's Manual* – ein medizinischer Leitfaden für die ›barfüßigen‹ Ärzte –, wurden in viele Sprachen übersetzt.

Das *American Journal of Chinese Medicine* wurde aus der Taufe gehoben, und andere Fachzeitschriften über Akupunktur schossen wie Pilze aus dem Boden. Selbst die gewöhnlich sehr zurückhaltende Weltgesundheitsorganisation WHO schlug ein neues Kapitel in ihrer Geschichte auf: Sie machte eine Kehrtwendung und bemühte sich aktiv, die altüberlieferten medizinischen Systeme Asiens zu unterstützen und zu fördern. Natürlich waren die Konzepte der chinesischen Heilkunst so fremdartig und tief verwurzelt, daß es sehr viel mehr als einer Handvoll scharfer Beobachter bedurfte, um sie gründlich zu durchleuchten. Aber eine psychologische Barriere begann abzubröckeln. Die langsame Öffnung zur chinesischen Medizin war einer Bewegung zu verdanken, die von immer mehr Menschen im Westen getragen wurde. Sie interessierten sich für fernöstliche psychophysiologische Meditationssysteme und Übungen wie Yoga und Tai Qi.

Als Ginseng und Akupunktur in den allgemeinen Sprachgebrauch eingingen, ohne daß es im Westen einen konzeptionellen Rahmen dafür gegeben hätte, gewannen die noch immer offenen Fragen eine neue Dringlichkeit. Was verbarg sich in dem harten Material dieser seltsamen Wurzel? Waren die Inhaltsstoffe den Wissenschaftlern im Westen völlig unbekannt, oder hatte man sie vorher schon einmal zu Gesicht bekommen, sozusagen in anderer Verkleidung? Wie wirkten sie, und bei wem? Hielt das für uns verlorene Reich der taoistischen und chinesischen Medizin vielleicht eine breitgefächerte Palette ähnlicher Heilmittel und Heilverfahren verborgen? Waren die Menschen im Westen überhaupt imstande, sie zu finden und zu verstehen?

Ich setzte mein Forschungsprojekt fort. Ich wählte dafür die ›dienstältesten‹ und armseligsten Mäuse aus, die in irgendwelchen dunklen Winkeln meines Labors ihr Dasein fristeten. Ich wollte herausfinden, ob Ginseng sich auf die Gesundheit, das Verhalten und die Lebensdauer dieser ›in Ehren ergrauten‹ Nagetiere auswirkte. Monatelang erhielten sie liebevolle Pflege. Die Hälfte von ihnen hatte das Glück (so hoffte ich zumindest), mit Ginseng aufgepäppelt zu werden. Doch dann kam es zur Katastrophe: Ein Techniker, der glaubte, sie wären zu alt, um der medizinischen Forschung zu dienen, entledigte sich ihrer! Später nahm ich am Chelsea College einen zweiten Anlauf. Dieses Mal wurden 270 Mäuse erfolgreich beobachtet, von der Geburt bis zum Tod. Ich ermutigte andere, mit Ginseng zu experimentieren. Man verabreichte das Elixier Meerestieren in Bassins, um ihr Wachstum zu verfolgen, man präparierte Gewebeproben damit, bevor sie mit Röntgenstrahlen bombardiert wurden, und man gab es Ratten, um die physiologische Wirkung zu untersuchen.

Die Ginsengwurzel hat in der Tat zwei Gesichter: ein östliches Gesicht, vertraut und über Tausende von Jahren ehrfurchtsvoll bewahrt, und ein westliches Gesicht, geheimnisvoll und undurchdringlich. Ich blickte in beide Gesichter, sowohl aus der östlichen als auch wissenschaftlich geprägten Perspektive. Dadurch wurde mir bewußt, warum die fernöstliche Medizin in der Lage ist, solche Heilmittel zu entdekken und zu verwenden, und warum der westlichen Medizin die möglichen Vorteile entgehen. Als ich begann, die beiden Gesichter zu verstehen, sah ich auch, wie man sie einander zuwenden konnte. Ginseng besitzt die Fähigkeit, Brücken zwischen westlicher und östlicher Medizin zu schlagen. Wenn man die beiden Gesichter der Ginsengwurzel kennt, lassen sich zahlreiche Ideen und Methoden entwickeln, die eine Herausforderung und Anregung für unsere Schulmedizin darstellen.

Dadurch erhält die Konfrontation zwischen den fernöstlichen und westlichen Arzneimitteln ein neues Gewicht. Die Geschichte ist für jeden von uns wichtig. Nicht nur für eine handverlesene Gruppe von Wissenschaftlern oder diejenigen, die in besonderem Maß mit Medikamenten und Drogen zu tun haben – von den Mitgliedern der Marihuana-Subkultur bis hin zu denen, die Tranquilizer nehmen –, und auch nicht nur für die Millionen von Menschen, die augenblicklich Ginseng verwenden. Die Geschichte ist für unser gesamtes Verständnis von Gesundheit und das medizinische System von Bedeutung, das sich daraus ableitet. Es ist für uns alle relevant, denn wir sind alle gleichermaßen vom Versagen unseres Körpers und unseres medizinischen Systems betroffen. Die Medizin im Westen hat einen kritischen Punkt erreicht. Der Fortschritt ist angesichts der beinahe unheilbaren Krankheiten, die viele von uns in der Spätphase des Lebens heimsuchen, wie Krebs, Herzerkrankungen und Arthritis, zum Stillstand gekommen. Diese Gesundheitsprobleme haben in den Industrienationen inzwischen die Ausmaße einer Epidemie angenommen, die die

Ärzte nur noch mit Medikamenten lindern können, die verhältnismäßig schlimme, zersetzende Nebenwirkungen mit sich bringen.

Im Gegensatz zu den düsteren Aussichten auf eine Zukunft, in der die technologisch orientierten Therapeuten im Westen das Sagen haben, bietet die chinesische Pflanzenheilkunde allen Grund zum Optimismus. Die traditionelle chinesische Medizin darf mit Recht behaupten, eine der weltweit ausgefeiltesten zu sein. Die altüberlieferte Methode der Chinesen, Gesunde zu behandeln, um Krankheiten vorzubeugen, und Kranke zu behandeln, um ihre Gesundheit wiederherzustellen, aber auch die außergewöhnlichen Fähigkeiten bei der Anwendung subtiler Therapietechniken sind auch in unseren Breiten und gerade in der heutigen Zeit dringend erforderlich. Sie müssen nach und nach das Gesicht der westlichen Medizin verändern, gleich ob es uns gefällt oder nicht.

Ich bitte Sie, liebe Leserinnen und Leser, mich nun auf eine Reise zu begleiten. Ausgangspunkt sind unsere geschichtlichen Wurzeln. Wir fragen uns zuerst, welchen Sinn diese Reise in das Reich der fernöstlichen Medizin hat, über welche Arzneien der Westen verfügt und was mit den Medikamenten und dem medizinischen System, das zu ihrer Entstehung beigetragen hat, nicht stimmt. Danach begeben wir uns auf die Reise, um zu sehen, was China uns zu bieten hat. Wir werden Zeuge eines unglaublichen Experiments, bei dem man die traditionelle chinesische Heilkunst mit ihren Hundertfüßer- und Fledermaus-Exkrementen und die moderne Medizin, die sich auf Röntgenstrahlen und Insulin stützt, zu verschmelzen versucht. Danach führt uns der Weg in das Ginseng-Reich und das faszinierende Labyrinth der Heilpflanzen. Wir nehmen unsere Entdeckungen näher in Augenschein, setzen uns kritisch mit den verschiedenen Drogenpflanzen auseinander, befassen uns mit ihrer biochemischen Zusammensetzung, ihren Wirkstoffen und ihrer Beziehung zu Arzneien, die wir bereits kennen. Um diese Fragen zu beantworten, schlagen wir einen weiten Bogen und werfen einen Blick in Laboratorien, die sich in Rußland, Japan, Korea, Bulgarien und anderen westlichen Ländern befinden.

Unsere Entdeckungen begleiten uns auf der Rückreise. Welche Anwendungen können wir uns für dieses kunterbunte Gesundheitsinstrumentarium vorstellen? Für wen ist es gedacht – für Kranke, leidlich Gesunde oder auch Menschen, die sich in Top-Form befinden?

Und zum Schluß werden wir ergründen, ob die Antworten tatsächlich von Bedeutung für unsere Gesundheit und das medizinische System sind, dem unser Wohlbefinden obliegt. Sind wir vielleicht einem Phantom nachgejagt? Haben wir Arzneimittel und Konzepte in unserem Reisegepäck mitgebracht, die einer längst vergangenen Zeit angehören – oder weisen sie den Weg in ein neues Zeitalter?

2
Medizin in der Sackgasse

Die Symptome unserer Zeit

Warum müssen wir uns auf die beschwerliche Reise in das Land der Chamäleon-Medizin begeben? Warum treffen wir entlang des Weges auf so viele Menschen, die sich auf der Suche nach allen möglichen Alternativen befinden und einem medizinischen System den Rücken gekehrt haben, das ihnen die allerbeste Pflege angedeihen läßt? Schließlich scheint die moderne Medizin auf den ersten Blick ungeheuer erfolgreich zu sein. Hat man nicht zahllose Medikamente hergestellt, die Krankheiten und Beschwerden aller Art eindämmen oder besiegen? Noch vor weniger als einem Jahrhundert überlebte nur jedes fünfte Kind das Säuglingsalter, und sehr viele erkrankten an Scharlach, Diphtherie, Kinderlähmung, Keuchhusten und Lungenentzündung oder wurden von eitrigen Wunden, Abszessen und Infektionen heimgesucht. Seuchen wie Lepra, Beulenpest, Typhus, Diphtherie, Poliomyelitis, Scharlach, Pocken, Tuberkulose und Malaria sind in unserer modernen Industriegesellschaft erfolgreich bekämpft oder ganz ausgemerzt worden. Die durchschnittliche Lebenserwartung lag in Großbritannien zu Beginn unseres Jahrhunderts bei 44 Jahren und ist inzwischen auf 71 Jahre angestiegen. Wir leben in einem Kulturkreis, in dem fast jeder – Unfälle und Selbsttötung ausgeschlossen – das Erwachsenenalter erreicht. Tatsache ist, daß die Menschen es heute nahezu als verbrieftes Recht betrachten, alt zu werden.

Doch wenn wir die moderne Medizin leidenschaftslos unter die Lupe nehmen, sieht die Situation nicht ganz so rosig aus. Zum einen deuten Indizien darauf hin, daß viele Krankheiten, Epidemien und Infektionen schon lange vor Einführung der wissenschaftlich orientierten Medizin so gut wie ausgerottet waren.[1] Antibiotika verwendete man schon knapp vor Beginn des Zweiten Weltkriegs, und zu diesem Zeitpunkt war die Lebenserwartung bereits doppelt so hoch wie im vorigen Jahrhundert. Die Kindersterblichkeit infolge von Infektionskrankheiten wie Scharlach und Diphtherie war zu diesem Zeitpunkt auf ein Zehntel der Rate zurückgegangen, die Mitte des 19. Jahrhunderts herrschte. Der Sieg über die Tuberkulose ist ein häufig zitiertes Beispiel für die gewaltigen Fortschritte, die im Gesundheitswesen erzielt wurden. 1812 starben daran 700 von 10000 Menschen, die in großen Städten wie New York wohnten. Doch bevor Antibiotika auf regulärer Basis verwendet wurden, war diese Rate noch niedriger: Sie lag bei nicht mehr als 48. »Cholera, Ruhr und Typhus erreichten ihren Gipfel und verschwanden auch ohne ärztliche Kontrollmaßnahmen von der Bildfläche... Während des letzten Jahrhunderts haben die Ärzte Epidemien nicht besser in Schach halten können als die Priester in früheren Zeiten.«[2] Die rückläufige Sterberate ließ sich vor allem auf folgende Ursachen zurückführen: »(a) ein zunehmend höherer Lebensstandard... (hauptsächlich für den Rückgang der Tuberkulose verantwortlich)..., (b) hygienische Veränderungen, und hier in erster Linie eine Verbesserung der Trinkwasserqualität und des Kanalisationssystems... (die Gruppen Typhus und Cholera), und (c) eine positive Entwicklung in der Beziehung zwischen Erreger und menschlichem Wirtsorganismus... Präventivmaßnahmen oder die Behandlung einzelner Patienten waren auf die Pocken beschränkt und trugen nur geringfügig zur Senkung der gesamten Sterblichkeitsrate im Westen bei.[3] In ärmeren Ländern mit vergleichsweise niedrigem Lebensstandard kommen verschiedene Infektionskrankheiten, Verdauungsbeschwerden und Bronchialprobleme häufiger vor und nehmen einen schwereren Verlauf, ungeachtet der Qualität der medizinischen Dienste vor Ort.

Natürlich gibt es bestimmte Bereiche, in denen unsere Medizin unübertroffen ist und jeden Tag Leben rettet. So zum Beispiel in der Chirurgie, der Behandlung von Infektionskrankheiten, Wunden, Unfällen, Diabetes und vielen anderen schweren Krankheiten. Wenn alle Ärzte den Beruf wechselten, um ihren Lebensunterhalt als Zimmermann oder in anderen Tätigkeitsfeldern zu verdienen, würden wir mit Sicherheit bald von einer Krankheitswelle überrollt werden.

Schon die geringste Infektion könnte zum Tode führen, Blinddarmvereiterungen hätten tödliche Folgen, und die Kindersterblichkeit würde schlagartig ansteigen. Antibiotika sind bei manchen Erkrankungen von unschätzbarem Wert, beispielsweise bei einer Lungenentzündung. Kortisonpräparate haben unbestritten vielen Rheumapatienten geholfen, und ein großer Teil unserer modernen Pharmaka ist in bestimmten, eng begrenzten Bereichen außerordentlich wirksam. Aber solche Gesundheitsprobleme ließen sich schon immer mit altüberlieferten Verfahren leichter behandeln. Sehr wahrscheinlich wären die meisten Menschen imstande, ein hohes Lebensalter zu erreichen, wenn sie auf eine vernünftige Lebensweise achten und fachkundige Hilfe bei der Behandlung von Verletzungen und Infektionskrankheiten erhalten würden. Wir wissen beispielsweise, daß viele Angehörige der privilegierten Klassen in der Renaissance (Adel und aufstrebendes Bürgertum) sehr alt wurden und sich dabei bester Gesundheit erfreuten.

Die moderne Gesundheitsvorsorge, ein von uns geschaffenes System, das außer Kontrolle geraten ist, hat sich in den USA und vielen anderen Ländern inzwischen zu einer Mammutindustrie aufgebläht. Die Kosten werden mit rund 190 Billionen Dollar beziffert, oder 9 Prozent des amerikanischen Bruttoinlandsprodukts. Sie sind gegenüber dem Jahr 1950 um das *15fache* gestiegen, obwohl die Leistungen nur 43 Prozent mehr Menschen zugute kommen.[4] Die Kosten im medizinischen Bereich steigen schneller als die Inflationsraten, und für die Versicherungsbeiträge muß man in den USA horrende Summen auf den Tisch blättern. Eine wichtige wissenschaftliche Studie läßt darauf schließen, daß weder eine Erhöhung noch eine Senkung der Kosten im Gesundheitswesen nachhaltige Auswirkungen auf unsere künftige Lebenserwartung haben wird.[5]

Doch trotz der ungeheuren Ressourcen, mit denen unsere moderne Medizin aufwarten kann, sind wir nicht kerngesund. Viele Krankheiten wurden besiegt, aber nicht durch eine bessere Gesundheit ersetzt. Erwachsene leiden heute an chronischer Müdigkeit, klagen ständig über Virusinfektionen, Allergien, Atemwegserkrankungen und ein erschreckendes Sammelsurium von Beschwerden, noch bevor die gängigen Alterskrankheiten ins Haus stehen könnten. In Schottland, einer typischen Industrienation, liegen die krankheitsbedingten Fehlzeiten der Beschäftigten mittleren Lebensalters bei 10 Prozent der

Arbeitstage im Jahr. Ungefähr einmal im Monat suchen die Schotten einen Arzt auf. Bronchitis, Grippe, Arthritis und Rheuma, Herzkrankheiten, Rückenschmerzen, Verdauungsprobleme, Unfälle, Neurosen, Bluthochdruck und Alkoholismus sind bei Erwachsenen inzwischen weit verbreitet.[1] In England und den USA nimmt groben Schätzungen zufolge annähernd die Hälfte der Bevölkerung tagtäglich ein ärztlich verordnetes Medikament ein. Der moderne Mensch ist laut einem Artikel im *British Medical Journal* »übergewichtig, zahnlos und leidet unter Verstopfung«. Soll das Gesundheit sein?

Und wie reagiert die moderne Medizin darauf? Sie experimentiert mit immer neuem technischen Schnickschnack, dessen Wirksamkeit bisher nicht klar nachgewiesen werden konnte. War es vielleicht ein verschrobener, verkappter Luddit*, der gesagt hat:

»Die meisten Universitäten bilden Ärzte aus, die sich nicht in erster Linie auf die Gesundheit des Menschen, sondern auf ein medizinisches Verfahren konzentrieren, das blind für alles außer der Krankheit und der Technologie ist, mit der man sie in den Griff bekommt. Hier handelt es sich um eine Technologie, die astronomische, stetig steigende Kosten verursacht und sich auf immer weniger Menschen ausrichtet. Diese kleine Schar Auserwählter qualifiziert sich weniger aufgrund ihrer sozialen Klassenzugehörigkeit oder ihres Wohlstands, sondern wird vielmehr von der medizinischen Technologie selbst bevorzugt, und diese konzentriert sich in erster Linie auf Personen in den letzten Lebensphasen... Das medizinische Imperium und die diagnostische und therapeutische Waffenindustrie, ihre aggressiven Verbündeten, erscheinen bisweilen bedrohlicher als ein aktiver Beitrag zur Förderung der Gesundheit... Allein bei der Diagnose und Behandlung einer Krankheit kann eine andere verursacht werden, sei es durch die Nebenwirkungen oder den Arzt selbst...«[6]

Diese Ausführung stammt von Dr. Mahler, der einmal Vorsitzender der Weltgesundheitsorganisation WHO war.

* Anhänger des englischen Arbeiterführers Ned Ludd, der das Los der Fabrikarbeiter durch die Zerstörung der Produktionsausrüstung verbessern wollte

Die häufigsten Krankheiten unserer heutigen Zeit

Die größte Plage unserer heutigen Zeit sind die degenerativen, chronischen Erkrankungen. Sie entstehen durch langsame, kontinuierliche Verschlechterungen des Gesundheitszustands. Schon zu dem Zeitpunkt, an dem der Körper gereift ist, wird unser physisches Wohlbefinden bereits merklich davon beeinträchtigt, und sie führen früher oder später unweigerlich zum Tod. Sie tragen verschiedene Namen, zum Beispiel kardiovaskuläre Erkrankungen (Herz-Kreislauf), Krebs, bestimmte renale Probleme (Nierenleiden) und entzündliche Gelenkerkrankungen wie Arthritis. Sie sind heute so weit verbreitet, daß man sie als pandemisch beschreibt, weil sie ebenso häufig oder sogar noch öfter vorkommen als die Pest und andere Seuchen, die wir aus der Geschichte kennen. Kreislauferkrankungen rangieren an erster Stelle auf der Liste der Todesursachen in den Industrienationen. Rund 15 Prozent der erwachsenen Bevölkerung in den USA leiden unter Bluthochdruck, und laut Totenschein sterben jedes Jahr eine halbe Million Amerikaner an Arteriosklerose, der berüchtigten ›Arterienverkalkung‹. Die meisten Menschen glauben, sie hätten ein angestammtes Recht darauf, ein hohes Lebensalter zu erreichen, und an einer degenerativen Krankheit zu sterben, sei ganz natürlich. Doch das ist ein Trugschluß. Solche Erkrankungen gab es auch schon früher, aber sie kamen seltener vor, selbst bei hochbetagten Menschen. In einigen ›primitiven‹ Kulturen gilt der moderne Mensch als hochgradig krankheitsanfällig und degeneriert, und hier betrachtet man Krebs und Herzanfälle als Strafe für seine unvernünftige Lebensführung. Krebs ist in vielen dieser Gesellschaften so gut wie unbekannt, und wenn jemand davon betroffen ist, wird die Erkrankung als schreckliche und seltene Heimsuchung betrachtet. Herzkrankheiten stellen in den frugaleren Lebensgemeinschaften ebenfalls eine Ausnahme dar. Früher glaubte man, dafür wären nur Menschen prädestiniert, die zu ungezügelter Wut und Leidenschaft neigen.

René Dubos, einer der namhaftesten Biologen unserer Zeit, hat die medizinischen Erhebungen, die während der letzten beiden Jahrzehnte in primitiven Stammeskulturen durchgeführt wurden, zusammengefaßt. Er stellte fest, daß »Karies, Bluthochdruck, Krebs und andere Degenerationskrankheiten, in zivilisierten, wohlhabenden Nationen gang und gäbe, hier weitgehend unbekannt sind«. Infektionskrankheiten und Epidemien haben hier indessen ein leichtes Spiel, vor allem dann, wenn die altüberlieferten Muster des sozialen Lebens durch Zwänge der Außenwelt oder Turbulenzen aus den Fugen geraten. Die Menschheit hat versucht, sich mittels öffentlicher Gesundheitsvorsorge und sozialem Wandel einen Freifahrschein ins hohe Alter zu sichern, in eine Phase, die mit vielfältigen degenerativen Beschwerden und Gebrechen angefüllt ist. Die Schulbuchmedizin hat diese Krankheiten bis heute nicht besonders gut verstanden. Sie lassen sich nicht in unsere schablonenhaften Krankheitskonzepte einpassen, und die gängigen Heilverfahren können nur wenig Erfolge verbuchen.

Herzambulanzen, Herzschrittmacher, Digitalis und das vielfältige, spektakuläre Arsenal der modernen Chirurgie – Herzklappenersatz, Bypass, Herztransplantation – mögen uns auf den ersten Blick wie dramatische Lebensretter erscheinen. Aber die Sirenen der Herzambulanzen signalisieren in Wirklichkeit eine Behandlung, die viel zu spät erfolgt, die zu aufwendig, zu unsensibel und zu ineffektiv ist. Eine Phase der Ruhe und bewußten Entspannung kann nach einem Herzanfall genauso wirksam sein wie eine belastende Nachbehandlung, bei der die moderne Technik massiv zum Einsatz kommt.[7] »Der geringfügige Rückgang der Sterblichkeitsraten bei Herzerkrankungen, der 1968 begann, muß nicht zwangsläufig in ursächlichem Zusammenhang mit den erhöhten Aufwendungen in der medizinischen Versorgung stehen. Er könnte auch darauf zurückzuführen sein, daß sich immer mehr Erwachsene das Rauchen abgewöhnen und andere vorbeugende Maßnahmen ergreifen.«[4]

Dasselbe gilt für Krebserkrankungen. Wir lesen fast jeden Tag in der Zeitung etwas über den erfolgreichen Kampf gegen bösartige Tumore. Einem leukämiekranken Kind gab man früher in der Regel noch sechs Monate zu leben. Heute leben fast alle Betroffenen länger. Annähernd 95 Prozent der Patienten mit Hautkrebs im Frühstadium haben fünf Jahre nach dem operativen Eingriff überlebt. Aber wer an einer dieser Krebsarten erkrankt, kann sich letztlich noch glücklich schätzen, denn sie gehören zu den wenigen heilbaren. Die Überlebensrate bei 90 Prozent der Krebsfälle hat sich in den letzten 25 Jahren nicht wesentlich geändert. Wenn man die Zahlen genau überprüft, zerplatzen viele unserer hochgelobten Fortschritte wie eine Seifenblase. Trotz der Therapieerfolge bei einigen Leukämieformen endet die Krankheit generell häufiger mit dem Tod, so daß unter dem

Strich kein besseres Ergebnis erzielt wird. Eine Studie, die seit 1959 Veränderungen der *langfristigen Überlebenschancen bei allen Krebsarten zusammengenommen* beobachtet, sagt klar aus: Es hat sich nichts getan.[8] In der Zwischenzeit greifen »Ärzte bei der Behandlung von Krebs sehr oft zu drakonischen Maßnahmen. Sie schädigen ihre Patienten mit toxischen Medikamenten und gefährlichen Strahlen oder verstümmeln sie mit dem Skalpell, in dem verzweifelten Bemühen, eine unheilbare Krankheit zu heilen.«[9]

Homo Librium

Medikamente sind beinahe zum Synonym für die medizinische Praxis geworden. Wenn wir uns auf Arzneimittel konzentrieren, um zu sehen, ob sich die Probleme der westlichen Medizin auch hier widerspiegeln, zeichnet sich ein erschreckend ähnliches Muster ab. Nach einer Phase außergewöhnlich großer Fortschritte, bahnbrechender Neuerungen und blitzartiger Entdeckungen, nach der Entwicklung von Heilmethoden und Heilmitteln, die wahre Wunder vollbringen, ist die Aufwärtsspirale nun zum Stillstand gekommen. Man hat festgestellt, daß die Medikamente, die sich heute im Handel befinden, sehr oft schädliche Nebenwirkungen haben und in vielen Fällen von zweifelhaftem Nutzen sind. Inzwischen gibt es unzählige verschiedene Pharmaka auf dem Markt. Sie stellen ein so verwirrendes, kunterbuntes Sammelsurium dar, daß die Weltgesundheitsorganisation WHO eine Liste mit den typischen Medikamenten in den Ländern der dritten Welt zusammengestellt hat. Dabei wurde festgestellt, daß nur 2 Prozent wirklich notwendig waren. »Die Anzahl der pharmazeutischen Produkte, die sich im Handel befinden, ist enorm gestiegen«, beklagte die WHO, »und dennoch konnte keine entsprechende Gesundheitsverbesserung erreicht werden.«[10] Eine Umfrage des *Wall Street Journal* ergab, daß weniger als ein Prozent der Medikamente, die zum Zeitpunkt der Erhebung getestet wurden, bedeutsame therapeutische Fortschritte versprachen.[11] Selbst die wirklich erfolgreichen Behandlungsmethoden sind heute oft auf einen so kleinen Patientenkreis beschränkt, daß sie für die Gesundheit der meisten Menschen keine Bedeutung haben. Statt ihr Augenmerk gezielt auf die Entwicklung nützlicher neuer Pharmaka zu richten, verwenden die Unternehmen einen riesigen Teil ihrer personellen und materiellen Ressourcen auf ebenso primitive wie aggressive Verkaufsförderungsmaßnahmen, in dem Bemühen, sich immer größere Stücke vom Kuchen, sprich den etablierten Märkten, abzuschneiden. Die Mediziner scheinen vom wachsenden Druck wie benebelt. »Die Ärzte werden von der Pharmaindustrie wie Schachfiguren hin- und hergeschoben, drangsaliert und bestochen. Sie haben zweifellos die Kontrolle über ihr eigenes Tätigkeitsfeld verloren und müssen infolgedessen als Sündenbock für alle Katastrophen und Fehler herhalten, die auf das Konto einer schlechten Verordnung gehen.«[12]

Dieser boomende ›Flohmarkt‹, auf dem sich unnötige Medikamente ansammeln, ist die Folgeerscheinung eines wesentlich tiefer sitzenden Problems: Es wird zunehmend schwieriger und kostspieliger, wirklich neue Arzneimittel zu finden. Heute muß man rund 50 Millionen Dollar aufwenden, um ein Medikament zu entwickeln, und einiges mehr ausgeben, um es in Serie herzustellen und in den Handel zu bringen. Nur 25 große Pharmakonzerne können sich weltweit diese Mammutinvestition leisten, und auch sie bekommen den Druck der schrumpfenden Erträge zu spüren. Ein Grund ist darin zu suchen, daß die Gesundheitsbehörden Unschädlichkeit und Wirksamkeit eines angemeldeten neuen Medikaments wesentlich strikter überprüfen. Die Pharmafirmen müssen umfassende Forschungen nachweisen, bevor es zum Handel zugelassen wird. Ein Unternehmen legte zu diesem Zweck allein in einem Land den Behörden dreihundert Aktenordner mit medizinischen Gutachten für ein einziges Medikament vor. Die Schuld trägt es bis zu einem gewissen Grad selbst, denn es hat mehrmals Arzneien auf den Markt gebracht, die sich später als gesundheitsschädlich erwiesen. Deshalb ist die strikte behördliche Kontrolle eine unvermeidbare Folge. Ein weiterer wichtiger Grund für die rückläufige Neuproduktentwicklung im Pharmabereich ist darin zu suchen, daß sich das kreative Potential der Wissenschaftler erschöpft zu haben scheint. Es müssen immer mehr Anstrengungen unternommen werden, um ein Konzept zu verwirklichen. Das Tempo der schöpferischen Einfälle und Erfindungen verlangsamt sich. Woher soll die nächste Arzneimittelgeneration kommen?

Das Problem wird noch verschärft durch die schädlichen Nebenwirkungen, die vielen modernen Pharmaka innewohnen. Das Ausmaß, in dem die Gesundheit des Menschen durch den Gebrauch solcher Drogen beeinträchtigt wird, ist niemals richtig ausgelotet worden. Die Nachsorge von Patienten, die unter den negativen Folgewirkungen von Medikamenten leiden, wird heute allein in den USA auf jährlich rund 3 Milliarden Dollar geschätzt. Einer wissenschaftlichen Untersuchung zufolge müssen 15 Prozent der alten Menschen nach der Einnahme von Medikamenten in ein Krankenhaus eingeliefert und dort stationär behandelt werden. In die Schlagzeilen gerieten auch thalidomidhaltige Präparate (z. B. Contergan), Schlafmittel, die Mißbildungen beim ungeborenen Kind verursachten. Aber das ist nur die Spitze des Eisbergs. Depressionen zählen beispielsweise zu den Nebenwirkungen, die bei nahezu jedem bekannten Medikament entstehen können. Trotzdem wird diese Tatsache von vielen Ärzten ignoriert und von den Patienten klaglos hingenommen, oder man bemüht sich, solche Begleiterscheinungen durch die Gabe von Arzneimitteln mit anderen Nebenwirkungen auszugleichen. Viele Menschen sehen sich gezwungen, die schädlichen Nebenwirkungen in Kauf zu nehmen, weil sie ein unerläßlicher Teil der Behandlung sind. Wer Medikamente gegen Bluthochdruck nimmt, rechnet mit sexueller Impotenz und allgemeiner Lethargie, weil er glaubt, ihm bliebe keine andere Wahl.

Salizylsäure war eine der ersten reinen Chemikalien, die man isolieren und für den medizinischen Gebrauch aufbereiten konnte. Heute ist Acetylsalizylsäure oder Aspirin das meistverwendete Arzneimittel der Welt. Fünfzehn Milliarden Tabletten wurden 1976 in den USA konsumiert. Doch erst jetzt tauchen erste Hinweise dafür auf, daß Magenerkrankungen und möglicherweise Unfruchtbarkeit eine Folge von häufiger Aspirin-Einnahme sind. Schwangere, die Aspirin nehmen, bringen in aller Regel kleinere Babys zur Welt, es kommt häufiger zu Komplikationen bei der Entbindung und zu Totgeburten, und die Gesundheit des Kindes kann ebenfalls leiden.[13] In vielen Fällen machen sich die Spätfolgen erst nach jahrelanger Anwendung bemerkbar, und das einst als ›absolut sicher‹ geltende Medikament erhält das Etikett ›schädlich‹.

Obwohl der Mensch seit alters her psychotrophe Drogen benutzt hat, Arzneien, die unsere Psyche beeinflussen, trägt diese Gewohnheit inzwischen häßliche Züge. Heute sollen sie so manchem hilflosen Wanderer auf Erden den Weg durch alle Lebensphasen erleichtern: Mit 20 oder 30 benutzt er Aufputschmittel, mit 40 oder 50 sind Beruhigungsmittel an der Reihe, mit 60 verfängt er sich in den Fallstricken von Schmerzmitteln, und mit 70 leidet er, ohne daß es bis zu seinem Bewußtsein vordringt, an unheilbarem, erworbenem Schwachsinn – und in diesem Zustand tritt er dann vor seinen Schöpfer.

Wenn man davon ausgeht, daß 15 Prozent der Bevölkerung Europas Tranquilizer nehmen, könnte am Endpunkt dieser Entwicklung eine menschliche Rasse stehen, die von Medikamenten gleichermaßen abhängig ist wie von den Vitaminen, die unser Körper braucht.

Bei einem Blick auf die medizinischen Fortschritte in unserem Jahrhundert lassen sich regelrechte Quantensprünge ausmachen, gefolgt von Stillstand und Desillusionierung. Unsere moderne Schulmedizin hat sich als Investition mit schwindsüchtiger Rendite erwiesen: Das Karussell dreht sich schneller und schneller, und es verschlingt mehr und mehr Ressourcen, nur um auf der Stelle zu treten. Die Lebensspanne des Menschen hat sich in den letzten Jahren nicht merklich erhöht. Die degenerativen Krankheiten läuten die letzte Runde für unsere derzeitigen medizinischen Verfahren und unser Gesundheitskonzept ein. Die Anstrengungen, die unternommen werden, um sie zu bekämpfen, bürden der Gesellschaft eine untragbare Last auf, bieten den Behandlungsbedürftigen wenig Vorteile und verursachen im Rahmen dieses Prozesses so große zusätzliche Schmerzen und Verschlechterungen des Gesundheitszustands, daß wir die Augen nicht länger davor verschließen dürfen. Unsere Schulmedizin hat sich nach Jahren spektakulärer Erfolge selbst in eine Sackgasse manövriert.

Wie konnte das gesehen? An welchem Punkt ist sie vom Kurs abgekommen?

Homo Equilibrium

Um unser derzeitiges Dilemma zu verstehen, müssen wir zu den Anfängen zurückkehren. Die Wurzeln der westlichen Medizin reichen tief in die altägyptische und griechische Kultur der Antike zurück. In Ägypten wurden 6000 Jahre alte ärztliche Vorschriften gefunden. Der sogenannte Ebers-Papyrus enthielt die Beschreibung von 700 Drogen. Viele sind uns noch heute bekannt. Äskulap, der Sohn des Apollo, ist der legendäre Vater der griechischen Heilkunde. Sie wurde in den Tempeln des Asklepios (in Rom Äskulap) ausgeübt, wo Priester

Krankheiten diagnostizierten, Massagen verabreichten, Heiltränke mischten und Körper und Seele mittels Musik und spiritueller Unterstützung stärkten. Die asketischen Anhänger des Pythagoreerbundes führten bestimmte Konzepte in die griechische Heilkunde ein. Das Wichtigste war die Lehre von der *physiologischen Harmonie*. Der Körper wurde als Teil des Universums betrachtet, und zwischen Mikro- und Makrokosmos bestand ein energetischer Wirkzusammenhang. Der Körper bestand, wie der Rest des Universums, aus grundlegenden Elementen. Sie wurden metaphorisch als Erde, Luft, Feuer und Wasser klassifiziert und die Wechselwirkungen, die zwischen ihnen herrschten, genau beschrieben. Alcmaeon zufolge entstand eine Krankheit, wenn eines dieser Grundelemente – Feuer (heiß), Wasser (flüssig), Erde (fest) oder Luft (diffus) – die Oberhand gewann. Drogen besaßen nach dieser Theorie die Fähigkeit, Anpassungen vorzunehmen und den inneren Gleichgewichtszustand wiederherzustellen. Einige waren imstande, die Hitze oder Trockenheit des Körpers auszugleichen, andere regulierten den Flüssigkeitshaushalt.

Hinter diesem System stand eine grundlegende Weltsicht. Die Grundelemente sind auch in anderen alten Kulturen zu finden, beispielsweise in Indien oder China.

Das Konzept wurde später von Aristoteles aufgegriffen. Durch ihn gelangte es nach Europa, wo die vier Elemente bis zur Renaissance einen wichtigen Grundsatz im Leben und in der Medizin darstellten. Selbst nach dieser Zeit lebte die Lehre vom ungestörten Gleichgewichtszustand zwischen den Elementen weiter, obwohl die Begriffe Feuer, Erde, Luft und Wasser nicht mehr gebräuchlich waren. Von der Wissenschaft werden sie heute schief angesehen. Sie gelten als Inbegriff des ›Hokuspokus‹. Heute nimmt man allgemein an, daß genau diese Doktrin den Niedergang der abendländischen Kultur besiegelt hat und ein Hemmschuh für echte medizinische Fortschritte in vielen anderen Ländern war.

Es ist natürlich schwer, die Elemente als tragfähige Stützpfeiler für ein überzeugendes Weltbild zu sehen. Wie könnte ein so primitives, mystisches Konzept als Fundament des Handelns, ganz zu schweigen des Heilens dienen?

Doch wenn wir aufgeschlossen an dieses Konzept herangehen, stellt sich als erstes die Frage, durch welche Elemente ein moderner Wissenschaftler die grundlegenden kosmischen Elemente Erde,

Feuer, Wasser und Luft ersetzen könnte. Ein Biochemiker würde bei der Aufzählung der Bestandteile des Muskelgewebes Substanzen wie Aktin, Kreatin, Enzyme, Nukleinsäuren usw. erwähnen. Aber gleichzeitig müßte er zugeben, daß es sich hier in Wirklichkeit um verschlüsselte Begriffe handelt, die dazu dienen, bestimmte molekulare Strukturformen zu beschreiben. Jedes einzelne Bausteinchen läßt sich anhand seiner Eigenschaften identifizieren, z. B. Masse, Energie, elektrostatische Aufladung, Kohäsion usw. Diese Eigenschaften sind es letztlich, die einen ›Stein‹ von einem ›Muskel‹ unterscheiden.

Die vier Elemente sind auch Metaphern, um bestimmte Merkmale des Kosmos zu beschreiben, und sie gleichen beinahe aufs Haar den Begriffen, die von modernen Naturforschern verwendet werden. Für die Buddhisten ist der Begriff Erde mit Masse oder Festigkeit, Luft mit Bewegung, Feuer mit Energie und Wasser mit Bindungsfähigkeit gleichbedeutend. Alle diese Elemente sind in den Fluß des Kosmos eingebunden, früher auch als Äther und fünftes Element bezeichnet. Sie sind kein fauler Zauber, sondern stellen einen primitiven Symbolismus dar, um die Welt gedanklich zu erfassen. Sie bringen sehr bildlich einen Gedanken zum Ausdruck, der ein entfernter Vorläufer jener nüchternen Gleichungen ist, die moderne Physiker heute aufstellen.

Die vier Elemente sind wichtig für unsere Zwecke. Sie waren Bestandteil einer Philosophie, die völlig andersgeartete Heilverfahren als die uns bekannten hervorbrachte, obwohl sie unserem heutigen medizinischen System als Wegbereiter dienten. Im Kern dieser Philosophie steht der Gedanke, daß der Mensch, ein geballter Mikrokosmos, automatisch gesund ist, wenn er in Einklang mit dem Makrokosmos der Natur lebt, in der sich die gleichen Elemente befinden.

Hippokrates, der als Vater der westlichen Medizin gilt, auch wenn man zu seinen Ideen heute nur noch ein Lippenbekenntnis ablegt, hielt die vier Elemente der Pythagoreer für ein unzureichendes Erklärungsmodell und spottete: »Welches Element hat derjenige, der Korn in Brot verwandelte, dabei entfernt – Hitze, Kälte, Trockenheit oder Feuchtigkeit?« Statt dessen führte er das Konzept der Körpersekrete oder ›Körpersäfte‹ ein, die sich im Gleichgewicht – ›crasis‹ – befinden mußten, um physisches und psychisches Wohlbefinden zu gewährleisten. Laut dieser Lehre führen bei jedem Menschen bestimmte ›Körpersäfte‹ das Regiment. Sie sind charakteristische Merkmale seiner Persönlichkeit. Krankheiten entstehen, wenn diese Sekrete übermäßig beansprucht werden oder ihr natürliches Gleichgewicht gestört wird. Soweit der Körper Ursache dieser pathologischen Störungen ist, vermag er sich auch kraft eines inneren Wiederherstellungsprozesses, die *vis medicatrix naturae*, selbst zu heilen. Hippokrates war stets bemüht, die Menschen zur aktiven Mitarbeit am Genesungsprozeß zu ermutigen. Er entwickelte ein Therapiekonzept, zu dem Schonkost, Körperertüchtigung, Entspannung und andere Methoden gehörten. Diese Vorschriften wurden durch verschiedene Drogen ergänzt, um eben jenes Ungleichgewicht in den Körpersekreten zu beseitigen, das kräftezehrend wirkte und die Anfälligkeit für Krankheiten erhöhte.

Mit der Entstehung des bunt zusammengewürfelten Griechischen Reiches unter Alexander dem Großen schlugen geistiges Leben und Heilkunst einen neuen Weg ein, der auf Spezialisierung und Analyse abzielte. Die Medizin begann sich mit einem entschieden mechanistischen Hang an der Pathologie und Anatomie auszurichten. Der Körper wurde quasi als Leitungssystem betrachtet, mit Nervenfasern, Blut und Sauerstoff (genauer gesagt dem Pneuma, dem Lebensatem), die im Körper zirkulierten. Dieser Fluß durch die Leitbahnen erfolgte bei einem gesunden Menschen ungehindert und war bei Krankheit gestört. Diese Theorie ebnete indessen keiner wirksamen Heilmethode den Weg, und so wurde sie bald von der empirischen Schule gekippt. Diese erklärte klipp und klar, daß es für jede Krankheit bestimmte Symptome gebe und für jedes Symptom eine spezielle Heilmethode: »Krankheiten werden nicht von Argumenten, sondern von Arzneien geheilt.«[14]

Diese Theorien stellen das Gerüst der westlichen Medizin dar. Ein wagemutiger Arzt umgab es mit genügend Substanz, um sein Überleben zwei Jahrtausende lang zu gewährleisten. Dieser Mann war Galen, geboren 130 vor Christus in Pergamon, Kleinasien, als Sohn des Baumeisters Nicon. Im Rahmen seiner leidenschaftlichen Zielsetzung, Vernunft und Logik eine Vorrangstellung in der Medizin zu verschaffen, räumte er mit der Idee auf, daß Krankheiten entweder gottgesandt waren oder aufgrund mechanistischer Fehlfunktionen entstanden. Er rückte wieder das Konzept der Körpersekrete und die Physis des Hippokrates als Lebensprinzip in den Mittelpunkt. Dieses Lebensprinzip äußerte sich im Organismus in Form verschiedener Kräfte, zum Beispiel in der Nahrungsaufnahme, den Ausscheidungen usw. Sie sorgten für die Ausgewogenheit der Körpersäfte, die Galen als Mittler des inneren physiologischen Gleichgewichts verstand, ähnlich wie die Funktion der Hormone in unserer heutigen Physiologie. Arzneimittel (Galenika, nach Galen benannt) waren imstande, das innere Gleichgewicht durch die Regulierung eben dieser Körpersäfte zu stabilisieren. Entsprechend dem galenischen System wurde somit die Physis in ihren ursprünglichen Zustand zurückversetzt, und der Körper schüttelte die Krankheit ohne Hilfe von außen ab. Galen bereitete viele hochpotente pflanzliche Arzneien zu (aus Drogen, z. B. als Extrakte und Tinkturen) und bemühte sich als erster um eine einheitliche Beschreibung der Dosen und botanischen Quellen. Die medizinischen Systeme von Galen und Dioscorides, der pflanzliche Rezepturen zusammenstellte, waren gemeinsam mit dem Naturalismus des Hippokrates das Vermächtnis der klassischen griechischen Heilkunst. Dieses Wissen wurde von den Arabern aufgegriffen und bewahrt, wo es durch die Wiedereinführung eines Gesetzes gegen den Okkultismus zusätzliche Würze erhielt. Im frühen Mittelalter schien die Heilkunst indessen an einem Tiefpunkt angelangt zu sein. Heilpflanzen, von denen viele in den Kräutergärten der Klöster wuchsen, wurden mit Hexerei und Hokuspokus in Verbindung gebracht: »Gegen Ruhr: Man nehme von einem Brombeerzweig, dessen beide Enden sich in der Erde befinden, die unterirdische Wurzel, grabe sie aus, schneide sie mit der linken Hand in neun Scheiben, singe dreimal das Miserere Mei Deus und bete neunmal das Vaterunser... dann koche man sie in Milch...« Ein großer Teil der Theorien wurde aus der Lehre Galens abgeleitet, die 1500 Jahre zuvor für Aufruhr sorgte; aber viele Lehrsätze waren durch die Überlieferung verzerrt und ›verknöchert‹. Die vier Elemente büßten ihren symbolischen Wert ein. Neue Prinzipien tauchten auf, einschließlich der verstiegenen Lehre von den Signaturen. Sie wurde von Paracelsus weiterentwickelt und besagt, die göttliche Vorsehung habe für die physische Ähnlichkeit zwischen einer Heilpflanze und der Krankheit oder den Organen gesorgt, auf die sie einwirken könne.

Geburt und Aufstieg der wissenschaftlich orientierten Medizin

Paracelsus steht bei unseren heutigen Medizinern hoch im Kurs, und zwar nicht in erster Linie wegen seiner Fähigkeit als Naturforscher, die Gesetzmäßigkeiten des Universums zu formulieren. Er war der erste, der Medizin und Chemie kombinierte. Als Alchimist stützte sich seine Arbeitsmethode darauf, Urmaterie zu veredeln. Wenn bestimmte chemische Verbindungen in den Schmelztiegeln der Alchimistenküche geläutert werden konnten, dann war Krankheit vielleicht auch ein unreiner Zustand, der sich durch die Wirkung reinigender Substanzen wieder ins rechte Lot bringen ließ, vor allem mittels chemischer Präparate, die er in seinen Alchimistenöfen herstellte. Er wies die Theorie von den vier Körpersekreten und die pflanzlichen Tinkturen und Essenzen Galens zurück und führte statt dessen Gifte als Arzneimittel ein, chemische Verbindungen aus Antimon, Blei und Quecksilber.

Im Zeitalter der Renaissance, mit ihrer Rückbesinnung auf die Antike, mußten die fortschrittlich gesinnten Anhänger des Paracelsus hart für eine wissenschaftlich oder chemisch ausgerichtete Medizin kämpfen. Sie galten als unorthodox und Ketzer und konnten ihre Therapieansätze nicht durchsetzen. Das medizinische ›Establishment‹ war überwiegend galenistisch geprägt und zog gegen die ›Giftmischer‹ zu Felde. Diese konterten darauf, indem sie die Galenisten als Lieferanten von »Dreck, Spucke, Urin, Fliegen und Eulenkopf-Asche« beschimpften. Nach und nach erkannte man jedoch, daß die Chemiker sehr wohl einen wertvollen Beitrag zur Krankheitsbekämpfung leisteten, und in den darauffolgenden drei Jahrhunderten führten sie immer mehr chemische Drogen ein.

Der Übergang zur modernen Therapeutik vollzog sich ganz allmählich im Verlauf des neunzehnten Jahrhunderts. In den ersten Jahren orientierten sich Ärzte und Patienten am gleichen medizinischen System und Gesundheitskonzept, das sich noch erkennbar auf die Lehren von Galen und Hippokrates stützte. Die Lebens- und Ernährungsweise des Menschen, die Jahreszeiten und klimatischen Bedingungen standen in einer kontinuierlichen Wechselbeziehung zum Organismus. Sie waren imstande, die Gesundheit zu fördern oder zu unterlaufen. Das innere physiologische Gleichgewicht wurde mit Gesundheit gleichgesetzt, und ein gestörter Fluß der körpereigenen Substanzen öffnete den Krankheiten Tür und Tor. »Man könnte den Körper als eine Art Schmelztiegel oder als Ort chemo-vitaler Reaktionen betrachten. Er geht nur dann diszipliniert seiner Aufgabe nach, wenn sich alle Elemente in einem ungestörten Gleichgewichtszustand befinden.«[15] Der Arzt war für die Regulierung der Sekrete zuständig, verordnete Arzneien, entnahm dem Körper Blut und beeinflußte die Ausscheidung von Schweiß und Urin, um das physiologische Gleichgewicht entsprechend bestimmter unumstößlicher Theorien wiederherzustellen. Diese Theoretiker wurden jedoch von einer noch forscheren empirischen Wissenschaft unter Druck gesetzt. Fortwährend gelang es, neue Substanzen zu isolieren, die sich auch ohne theoretische Grundlage als ungeheuer wirksam erwiesen. Chinin trug zur Senkung des Fiebers bei, Morphium ließ Schmerzen abklingen, Strychnin, Brucin, Atropin, Kodein, Pikrotoxin und andere Substanzen, die aus den altbekannten Drogenpflanzen gewonnen werden konnten, waren nachweislich hochpotent. Ein Löffel der Kristalle hatte eine so massiv erhöhte Wirkung, daß damit die Erfolge konventioneller Ärzte, die ihre galenischen Prinzipien einer rasch schwindenden Zuhörerschaft predigten, weit in den Schatten gestellt wurden.

Die wissenschaftlich orientierte Medizin erhielt zusätzliche Wachstumsimpulse durch die Erlaubnis der Kirche, den Körper zu studieren und zu obduzieren (vorausgesetzt, die Seele blieb dem Skalpell der Kleriker vorbehalten), durch die Kunstfertigkeit der Chemiker und durch die materialistische, quantitative Denkweise der Menschen im Industriezeitalter. Sie verwandelte sich in ein Wissensreservoir mit Prinzipien, die den Grundsätzen der Empiristen im alten Griechenland ähnelten. Jede Krankheit hatte eine spezifische Ursache und war als gesonderte Einheit zu betrachten. Sie ließ sich mit Hilfe von Drogen heilen, die nur bei diesem pathologischen Zustand verwendet wurden. Die Krankheit mußte im Mittelpunkt der medizinischen Aufmerksamkeit stehen, wobei der Patient als eine Art passiver Träger seines Zustands galt. Der Arzt war nicht an der Wiederherstellung des inneren physiologischen Gleichgewichts interessiert. Er befand sich auf dem Kriegspfad. Medikamente wurden durch Beobachtung und Experimente entdeckt, und sie mußten mittels objektiver Verfahren getestet werden, um festzustellen, ob sie tatsächlich wirkten. Das Zentrum der Therapeutik wurde das Labor, wobei man im Zuge der

Beurteilung den Zahlen ein größeres Gewicht beimaß als persönlichen Eindrücken. Die Lehre von den Arzneimitteln, Pharmakologie genannt, entstand, weil man diese wirksamen neuen chemischen Substanzen unbedingt verstehen wollte. Die Gleichung ›spezifische Krankheit + korrigierende chemische Substanz = Normalzustand‹ kam der experimentellen Analyse entgegen, selbst wenn sämtliche Faktoren im Verlauf dieses Prozesses vereinfacht werden mußten.

Die wissenschaftlich orientierte Medizin entsetzte ihre Kritiker, weil es ihr offensichtlich an einem klar strukturierten System mangelte. »Aus dem falschen Stolz auf das Laboratorium… hat sich das schlimmste Übel des therapeutischen Nihilismus erhoben.«[16] Doch als die Jahre ins Land gingen, wurden Begriffe wie Körpersäfte, Sekrete, vitale Energie und inneres physiologisches Gleichgewicht ein für allemal aus dem medizinischen Fachvokabular gestrichen. Man findet sie nur noch in überlieferten Schriften, in Kräuterhandbüchern aus längst vergangener Zeit und in der archaischen Sprache einiger weniger altehrwürdiger europäischer Ärzte. Die nihilistische Therapie wurde zu einem eigenständigen rationalen System. Mitte des 19. Jahrhunderts wurden diejenigen als Quacksalber verunglimpft, die behaupteten, es gäbe bestimmte Arzneien, um bestimmte Krankheiten zu heilen. Ein Jahrhundert später bezeichnete man die Verfechter der traditionellen Lehre als Stümper. Im 17. Jahrhundert wurden die Chemiker von den Anhängern Galens unter Beschuß genommen, weil sie giftige Destillate zusammenbrauten. Nun sind die Herbalisten ins Kreuzfeuer der Kritik seitens der Chemiker geraten. Mitte des neunzehnten Jahrhunderts wurde die neue wissenschaftlich orientierte Medizin als vernunftwidrig und unverantwortlich gebrandmarkt – Mitte des 20. Jahrhunderts betrachtet die Wissenschaft die kleine Schar der Traditionalisten als irrationale, romantische Träumer, die in einer Welt der Erfolge und Fortschritte eine Vogel-Strauß-Politik betreiben.

Die ›Wippe‹

Die wissenschaftlich orientierte Medizin leidet bisweilen an Größenwahn: Sie bildet sich ein, das einzige medizinische System auf der Welt zu sein. Ihre Stützpfeiler haben sich von einer Theorie in ein

Dogma verwandelt, und diejenigen, die sich fragen, was dabei aufgegeben wurde, laufen Gefahr, als Ketzer abgestempelt zu werden. Galen ist in Vergessenheit geraten. Und von Hippokrates blieb nicht mehr als der Eid gleichen Namens.

Wenn man diese Systeme einer genauen Prüfung unterzieht, entdeckt man zwei entgegengesetzte Denkansätze. Auf der einen Seite steht eine in stärkerem Maß naturalistische Medizin, für die das Konzept der Harmonie höchsten Stellenwert besitzt. Krankheiten entstehen durch Unausgewogenheiten, und Gesundheit stützt sich auf ein stabiles inneres Gleichgewicht. Der ärztlichen Heilkunst und ihren Heilmitteln obliegt in erster Linie die Aufgabe, Korrekturarbeit zu leisten und den Gleichgewichtszustand wiederherzustellen. Auf der anderen Seite finden wir die eingeschränkte Sichtweise, Krankheit sei eine spezifische, physische Fehlleistung, mit einer spezifischen Ursache, die in Angriff genommen werden muß. Hier wird das Konzept der Harmonie durch Spezifika ersetzt – d. h. Arzneimittel, die gegen eine bestimmte Krankheit oder einen bestimmten Krankheitserreger wirksam sind. Diese beiden Theorien haben sich in ständigem Auf und Ab ihren Weg durch die Geschichte gebahnt. In der griechischen Antike geriet die ›Wippe‹ gefährlich aus dem Ruder, als die Empiristen mit Hippokrates die Klingen kreuzten. Im siebzehnten und achtzehnten Jahrhundert neigte sie sich langsam auf die Spezifikaseite, als die wissenschaftliche Medizin der humoralpathologischen Schule, die auf die richtige Mischung der Körpersäfte schwor, den Rang ablief. Können wir unsere derzeitige Pattsituation in der Medizin auf diese Einseitigkeit zurückführen? Wäre es nicht an der Zeit, die Wippe wieder ein wenig auszutarieren?

Wie wir unsere Gesundheit langfristig opfern

Warum hatte der Verlust dieser grundlegenden medizinischen Prinzipien solche katastrophalen Folgen? Ein Grund ist darin zu suchen, daß uns heute ein angemessenes Verständnis des Begriffs ›Gesundheit‹ fehlt.

Sind Sie gesund oder krank? Es ist schwer, diese Frage genau zu ergründen, genauso vertrackt wie die Beantwortung der Frage, ob Sie glücklich sind. Aus unserer persönlichen Erfahrung heraus lassen sich

Gesundheit oder Krankheit nicht präzise definieren: Wir können lediglich ein breites Spektrum von körperlich-mentalen Zuständen beschreiben, das von topfit über einigermaßen in Form, leidlich gesund, leicht angeschlagen, kränkelnd, leidend usw. reicht. Aus heutiger Sicht wird deutlich, daß die griechischen, arabischen und Renaissance-Ärzte dies sehr wohl erkannt hatten und sich nur darüber stritten, wie viele Abstufungen es zwischen diesen beiden Extremen gibt. Die Medizin hat heute das Interesse an den Gesundheitszuständen verloren und nur eine Reihe grob zusammenfassender Adjektive beibehalten, wie »geringfügige Beschwerden«, »auf dem Weg der Genesung« oder »kritisches Stadium«. Ein Mensch kann durch physiologische Vorgänge, die verborgen in seinem Innern wüten, in Mitleidenschaft gezogen sein, z. B. durch Krebs oder Arterienverkalkung, und aufgrund fehlender äußerlicher Symptome als gesund gelten. Er könnte sich klapprig, ausgebrannt, lethargisch, antriebslos oder unfähig fühlen, sein Leben zu meistern, er könnte an chronischen Beschwerden, Nervosität, Infektionen und Juckreiz leiden, und sein Hausarzt würde ihn gleichwohl nicht als krank im klassischen Sinn einstufen. Professor Chapman sagte dazu: »Es besteht kaum ein anderes Vokabular, mit Ausnahme der klassischen Literatur, das sich mit den Konzepten der Gesundheit befaßt.«[16]

Erschwerend hinzu kommt, daß die im Westen weitverbreiteten Beschwerden ausnahmslos das Ergebnis einer subtilen und heimtückischen, schrittweisen Verschlechterung des Gesundheitszustands sind, der sich erst dann dem Betroffenen oder seinem Arzt enthüllt, wenn es zu spät ist, etwas dagegen zu unternehmen. Obwohl die westliche Medizin viele Heilmittel und Heilverfahren bei akuten Erkrankungen bereitstellen kann, bekommt sie den Zustand eines chronischen Gesundheitsdefizits nur schwer in den Griff. Das hat praktische Auswirkungen auf unser Verständnis von Gesundheit: Gesundheit wird als Fehlen von Krankheit definiert, wobei das Fehlen von Krankheit nicht automatisch bedeutet, daß jemand rundum gesund ist. Deshalb muß der erste Schritt darin bestehen, unsere Einstellung zur Gesundheit zu überdenken und das bereits fortschrittliche Krankheitskonzept durch ein differenzierteres Gesundheitskonzept zu ergänzen.

Die Weltgesundheitsorganisation WHO hat folgende Minimaldefinition entwickelt: »Gesundheit ist ein Zustand vollkommenen körperlichen, geistigen und sozialen Wohlbefindens und nicht allein das

Fehlen von Krankheiten und Gebrechen. Man kann einen Menschen nicht als gesund bezeichnen, wenn er nicht imstande ist, das Leistungspotential des Homo sapiens bis zu einem gewissen Grad auszuschöpfen.« Deshalb könnte man die Leistungsfähigkeit des Menschen und eine lange Lebensdauer in diese Definition einbeziehen. Denn Gesundheit ist vor allem dann von ausschlaggebender Bedeutung, wenn sie uns gegen den größten Krankheitserreger überhaupt resistent macht: die *Zeit*.

Diese ›utopische‹ Definition des Begriffs Gesundheit verhallte jedoch genauso ungehört wie ein Schrei im Wind. Die Ärzte waren sehr schnell bei der Hand, die WHO-Definition als irrelevant abzutun. Niemand hatte für sie Verwendung, denn sie paßt nicht in den Spezifika-Rahmen, in die Philosophie der westlichen Medizin, die mit bestimmten Arzneimitteln bestimmten Krankheiten oder Krankheitserregern zu Leibe rückt. Sie optiert für das unmittelbare Überleben, oftmals auf Kosten des langfristigen gesundheitlichen Wohlbefindens.

Dadurch werden auch die derzeitigen Bemühungen um die Prävention von Erkrankungen unterlaufen. Die meisten Experten stimmen darin überein, daß chronische Erkrankungen überwiegend durch Umweltfaktoren und unsere heutige Lebensweise verursacht werden. Das hat zu einer Initiative seitens der Ärzte und des medizinischen Personals auf überregionaler und kommunaler Ebene geführt, die ein ausgefeiltes Programm mit Präventivmaßnahmen auf den Weg gebracht haben und darin eine Lösung für die ›Geißeln‹ des modernen Menschen sehen. Sie wollen mehr Aufklärungsarbeit in puncto gesunde Ernährung, Schädlichkeit des Rauchens, Blutdruck und physischer Kondition leisten. Sie streben regelmäßige Vorsorgeuntersuchungen und die Einführung gesetzlicher Vorschriften an, um die Umweltbelastungen weitmöglichst zu verringern und die Qualität der Nahrungsmittel zu verbessern. Man könnte außerdem Organisationen aus der Taufe heben, die ausschließlich mit dem Erhalt der Gesundheit befaßt sind und die Bevölkerung fortlaufend medizinisch überwachen, um Krankheiten bereits im Anfangsstadium auf die Spur zu kommen. Wenn diese Anstrengungen auf dem Gebiet der Gesundheitsvorsorge und Früherkennung auch noch mit Verbesserungen in der klinischen Medizin einhergehen, wäre sämtlichen Beteiligten geholfen.[4]

Solche Maßnahmen stellen einen Schritt in die richtige Richtung dar, aber die Lösung des eigentlichen Problems wird damit nur auf die lange Bank geschoben, bis sich der Gesundheitszustand erneut verschlechtert und eine genauso schwere Bürde wie vorher darstellt. Auf diese Weise gelangt man nicht an die Wurzel des Übels. Vorbeugung ist ungeheuer wichtig, aber sie muß mit einer fortschrittlicheren Definition des Begriffs Gesundheit gekoppelt sein, denn sonst sind die Präventivmaßnahmen nicht mehr als der sprichwörtliche Tropfen auf den heißen Stein oder ähneln dem Versuch, einen Fluß nur mit Sand einzudämmen. Krebs-, Herz- und Kreislauferkrankungen sind in erster Linie Ausdruck eines ebenso langfristigen wie langsamen Wegdriftens vom harmonischen Wechselspiel der Kräfte in unserem Körper, ein physiologischer Aushöhlungsprozeß, bei dem Streß und Umweltbelastungen Vorschub leisten. Die Einzelheiten haben die Experten derzeit noch nicht ganz verstanden. Obwohl auf personeller und materieller Ebene ungeheure Mittel in die Lösung des Problems investiert werden, konnte man bisher nur eines feststellen: Die Ursachen liegen so tief und sind so vielfältig, daß Vorsorgeprogramme bei der Senkung der Sterblichkeitsziffern kaum ins Gewicht fallen. Mit dem Rauchen aufzuhören und den Cholesterinverbrauch zu drosseln, würde nur die Höhe der statistischen Zahlen senken, die für chronische Erkrankungen genannt werden, sie aber nicht so weit wie in frugalen, nichtindustrialisierten Gesellschaften nach unten korrigieren. Man könnte dadurch die Lebensdauer verlängern, die Gesundheitsdienste entlasten und die Gesundheit der Menschen verbessern, die ein hohes Alter erreichen, aber alles nur geringfügig. Doch wenn wir uns ehrgeizigere Ziele setzen, dann gilt es, die subtile Entwicklung degenerativer Erkrankungen mit feineren Maßnahmen zu bekämpfen, und die finden sich nur außerhalb des konzeptionellen Rahmens unserer derzeitigen Schulmedizin.

Wir haben genau die Arzneimittel, die wir verdienen

Die Probleme mit unseren modernen Arzneimitteln sind zwangsläufig das Ergebnis der Art und Weise, wie man in unserem Kulturkreis Gesundheit und Krankheit definiert. Diese Sichtweise entscheidet darüber, wie Medikamente entdeckt, getestet und nach welchen Kriterien sie zum Handel zugelassen werden. Bei einem Blick auf den Weg, den unsere modernen Pharmaka vom Labor bis zum Ladentisch nehmen, wird deutlich, daß im Verlauf dieses Prozesses überholte biochemische Konzepte zum Tragen kommen.

1932 stach sich Hildegarde Domagle mit einer Stricknadel in den Finger. Daraus entstand eine Blutvergiftung, die vermutlich ein tödliches Ende genommen hätte, wenn ihr Vater nicht in einem deutschen Chemiekonzern tätig gewesen wäre. Er verabreichte seiner Tochter Prontisol, einen roten Farbstoff, der in seiner Firma hergestellt wurde, und sie wurde gesund. Man stellte fest, daß dieser Farbstoff den Wirkstoff Sulfonamid enthielt. Es war das erste von vielen Antibiotika, die von der Industrie entdeckt wurden. Zahlreiche neue Medikamente waren solche Zufallsprodukte. Oft stießen Chemiker auf einen Wirkstoff, wenn sie nach neuen Anwendungen für Substanzen suchten, die sie ursprünglich für ganz andere Zwecke entwickelt hatten. Das galt vor allem für die Farbstoffe. Die größten Pharmakonzerne der Welt – Ciba-Geigy, Hoffmann-La Roche und Sandoz – begannen mit der Herstellung von Farbstoffen für die Schweizer Textilindustrie und sattelten erst später auf Arzneimittel um. Die Forschung im Labor hat weitere Heilmittel hervorgebracht: Fleming entdeckte beispielsweise das Penicillin, indem er eine Bakterienkultur versehentlich mit den Schimmelpilzsporen von Brot infizierte. Ein weiterer Lieferant verschiedener Wirkstoffe ist noch immer, wenn auch inzwischen seltener, das Pflanzen- und Tierreich. Pflanzen wurden auch in der traditionellen Medizin bisweilen wegen ihres Nutzens ausgewählt oder weil bekannt ist, daß bestimmte Gattungen bestimmte chemische Stoffe produzieren. Ein bekanntes Beispiel aus unserem Jahrhundert ist Ephedrin, ein Medikament, das aus einer chinesischen Drogenpflanze gewonnen wird und die Behandlung von Bronchialerkrankungen revolutioniert hat. Ein weiteres Beispiel ist Reserpin, ein Alkaloid, das bei der Therapie mentaler Erkrankungen bahnbrechend war. Die Inhaltsstoffe stammen von einer Pflanze, die in Indien seit Jahrtausenden bei Geisteskrankheiten verwendet wurde.

Neu entdeckte Substanzen müssen eine ganze Reihe wissenschaftlicher Untersuchungen durchlaufen, um schädliche und unwirksame auszusondieren. Sie werden im Labor auf ihre Wirkung getestet: zuerst im Reagenzglas und dann an Versuchstieren wie Mäusen, Kaninchen oder Meerschweinchen. Ein neues Stimulans verabreicht man beispielsweise Mäusen, um festzustellen, ob es Einfluß auf die Schlafdauer, das Verhalten, die Lernfähigkeit, den Stoffwechsel usw. hat. Man versucht außerdem mittels Tests herauszufinden, wie das Mittel vom Körper absorbiert und ausgeschieden wird, ob eine Umsetzung im Rahmen des metabolischen Prozesses erfolgt und welcher Prozentsatz in einen bestimmten Teil des Körpers gelangt. Bei unserem Stimulans würde man dem Gehirn besondere Aufmerksamkeit widmen, um in Erfahrung zu bringen, welche Mengen hier wirksam werden und welche Bereiche des Gehirns davon betroffen sind. Von 500 chemischen Substanzen, die beim Rennen um die Zulassung an den Start gehen, erreichen nicht mehr als ein halbes Dutzend die Ziellinie. Sie werden an Versuchspersonen getestet, die sich freiwillig zur Verfügung stellen, und es bleibt möglicherweise nur ein einziges Mittel übrig, das die Unschädlichkeitshürde passiert und marktfähig ist. Die Forschungsunterlagen für dieses Medikament werden den Gesundheitsbehörden vorgelegt, gemeinsam mit dem Antrag auf Durchführung einer großangelegten Studie über die Auswirkungen des Medikaments bei Patienten, im klinischen Versuch.

Im Rahmen dieses klinischen Versuchs wird dann beurteilt, welche Auswirkung das Arzneimittel in einer kontrollierten Situation hat. Die Wirkung vergleicht man dann mit dem Effekt einer völlig intakten Substanz von ähnlichem Aussehen. Warum benutzt man ein solches Blindpräparat oder Placebo? Wegen der psychologischen Wirkung von Medikamenten auch Placebo-Effekt genannt. Die Erwartungen und Haltung des einzelnen können nämlich die Wirkung eines Medikaments ersetzen. Manchmal lassen sich bei Einnahme eines Placebos alle möglichen medikamentösen Wirkungen beobachten, während jemand, der ein echtes Medikament nimmt, überzeugt werden kann, daß es völlig wirkungslos war. Diese Scheinmedikamente können Bewußtseinszustände verändern, z. B. Ängste beseitigen, und sogar bei Krankheiten wie Asthma, Husten, Diabetes, Angina, Reisekrankheit oder Arthritis gute Dienste leisten.[17] Der klinische Versuch zielt darauf ab, die tatsächlichen Wirkungen von den Scheinwirkungen eines Präparats zu unterscheiden.

Wenn sich im klinischen Versuch gezeigt hat, daß ein Medikament sicher und wirksam ist, versuchen die Pharmaunternehmen eine Zulassung für den Handel zu bekommen. Die Zulassungsbehörden überprüfen normalerweise alle Nachweise, einschließlich der Testergebnisse. Sobald sie grünes Licht geben, kann der Hersteller die nächste Runde einläuten: Das Medikament wird serienmäßig produziert, auf den Markt gebracht und verkauft. Der gesamte Prozeß – von der Entdeckung im Labor bis zur Verschreibung auf dem Rezeptblock vom Arzt – scheint ein bedürfnisgerechtes, vernünftiges Verfahren zu sein, um wirksame neue Arzneimittel zu finden und den Patienten zugänglich zu machen.

Aber eine nicht unbedeutende Schwachstelle dieses Systems ist der Filter, der benutzt wird, um die wirksamen von den unwirksamen Präparaten zu trennen. Es besteht in erster Linie darin, daß man erkrankten Tieren Medikamente verabreicht, um zu sehen, ob sich eine positive Veränderung bemerkbar macht. Diese Vorgehensweise gewährleistet nahezu, daß starke Drogen den Vorzug vor milden erhalten, denn sie machen die Ergebnisse in den Tests deutlicher sichtbar. Es bedeutet auch, daß Präparate, die der allgemeinen Verbesserung der menschlichen Gesundheit und dem generellen Schutz gegen Erkrankungen dienen könnten, schlechter abschneiden als Medikamente, die einen unmittelbaren Behandlungserfolg bei einem spezifischen Krankheitszustand versprechen.

Die Verwendung bestimmter tierischer Krankheitsmodelle als Arbeitsmittel der Humanmedizin schränkt die Möglichkeiten, wirklich neue Arzneien zu entdecken, drastisch ein. Das Tempo ist gedrosselt: Neue Medikamente können nur erprobt werden, wenn neue Testsituationen vorhanden sind. In einem pharmakologischen Standard-Lehrbuch heißt es: »Sobald ein pharmakologisches Modell für eine Medikamentenkategorie allgemein anerkannt ist, lassen sich verhältnismäßig leicht neue Wirkstoffe aufspüren, die den alten ähneln. Doch die Entdeckung völlig neuer Therapieansätze ist unwahrscheinlich... eine ganz anders geartete Gruppe von Arzneimitteln gegen Angstzustände hätte nicht die üblichen vorklinischen Reihenuntersuchungen geschafft.«

Die ungeheuren Kosten der Testphase beeinflussen ebenfalls die Menge der neuen Medikamente, die auf den Markt kommen. Infolge der kostspieligen ›Vorarbeiten‹ qualifizieren sich so wenige Arzneimittel für die nächste Runde, daß die Pharmakologen nur diejenigen herauszupicken wagen, die wirklich spektakuläre Veränderungen bei den Versuchstieren hervorrufen. Auch hier werden die sanften wieder ausgeschlossen. Der klinische Test selbst kann eine weitere Hürde für die Entdeckung neuer Heilmittel darstellen. Er ist auf bestimmte Fragestellungen angelegt und folglich außerstande, dem Unerwarteten Rechnung zu tragen. Falls ein Pharmakologe also zu der Entscheidung gelangt, daß der fiktive Freudenspender ›Soma‹ aus Aldous Huxleys Roman *Schöne neue Welt* ein vielversprechendes brandneues Beruhigungsmittel sein könnte, leitet er alles für klinische Tests in die Wege, um in großem Stil zu prüfen, ob er tatsächlich Angstgefühle beseitigt. Und wenn einige Versuchspersonen erklären, daß sie sich nach der Einnahme entspannt und sexuell stimuliert gefühlt haben, würde man dieser Nebenwirkung vermutlich große Aufmerksamkeit widmen, wobei die tatsächliche Bedeutung der Droge ins Hintertreffen geriete.

Aus dem gleichen Grunde ist ein klinischer Test nur bedingt imstande, allen Nebenwirkungen auf die Spur zu kommen. Es ist weder möglich noch ethisch vertretbar, Medikamente auf gut Glück zu erproben. Die Nebenwirkungen eines neuen Präparats gegen Impotenz würden bei einem klinischen Test an Krankenhauspatienten höchstwahrscheinlich verborgen bleiben. Medikamente werden selten an alten Menschen, Kindern oder Schwangeren erprobt, aber sie werden von ihnen eingenommen.

Bei klinischen Versuchen herrscht ein grundlegendes Prinzip: Die Wirkung eines Medikaments läßt sich nur dann objektiv beurteilen, wenn der Patient nicht weiß, daß er es genommen hat. Aber in der Praxis weiß jemand in aller Regel, daß er medikamentös behandelt wird, und dieses Wissen ist oft ein wichtiger Bestandteil der Therapie. Bei dem Versuch, die psychologische Komponente im Heilungsprozeß durch einen klinischen Test zu neutralisieren, klammert man Medikamente aus, die dem Menschen durch das Wechselspiel zwischen Psyche und Körper zugute kommen. Alle psychosomatischen Arzneimittel fallen durch dieses Raster. Es ist nicht so, daß es keine Alternativen zu den Blindversuchen gäbe. Man könnte Patienten zum Beispiel über die Arzneien aufklären, die sie einnehmen, aber die Dosierung unterschiedlich gestalten. Oder man schult die Ärzte, die mit der Durchführung der Tests befaßt sind, in besonderem Maß darauf, Veränderungen zu registrieren und nur solche Patienten für den Versuch auszuwählen, die in dieser Hinsicht ebenfalls ein gutes Gespür besitzen.

Durch die undifferenzierte Nachfrage nach kontrollierten klinischen Versuchen haben wir uns einer ganzen Kategorie von Arzneimitteln beraubt, die durch das Testraster fallen, obwohl nicht nachgewiesen wurde, daß sie unwirksam sind. Ein anschauliches Beispiel sind die pflanzlichen Heilmittel. »Viele Pflanzen, die man früher für medizinische Zwecke benutzte, kommen im Bereich der rationalen Therapeutik nicht länger in Betracht«, heißt es in einem Lehrbuch. Die sorgfältige Formulierung läßt erkennen, daß die altüberlieferten Arzneimittel nicht etwa ausgemustert wurden, weil sie sich als wirkungslos erwiesen haben, sondern vielmehr, weil sie nicht in das gängige System passen.

Unsere Medikamente entsprechen nicht dem Hippokratischen Gebot der »angenehmen, unschädlichen Heilung«, und schuld daran sind die eingeschliffenen Methoden, diese Arzneimittel aufzuspüren und anzuwenden. Die größte Tragödie der modernen Therapeutik besteht darin, daß die Entdeckung von Arzneien und bestimmte klinische Tests nach ›Schema F‹ ablaufen. Dadurch werden von vornherein alle Substanzen ausgeklammert, die über verborgene gesundheitsfördernde Eigenschaften verfügen. Die neuen Pharmaka, die dringend benötigt werden, um den vorherrschenden chronischen Krankheiten unseres Zeitalters beizukommen, werden weiterhin am Patienten vorbeientwickelt, weil solche ›Fehlgriffe‹ in den Suchmethoden nahezu vorprogrammiert sind. Alle diese Probleme leiten sich unmittelbar aus der Tatsache ab, daß wir den Vorgang des Heilens mit den nüchternen Augen der Wissenschaft betrachten. Er ist für uns ein Verfahren, um den Körper von *spezifischen* Krankheiten zu befreien. Viele der heute auf dem Markt befindlichen Medikamente sind nur ein Produkt dieser Philosophie, die das Fundament des Heilens bildet. Und infolgedessen könnte man durchaus behaupten, daß wir genau die Arzneimittel haben, die wir verdienen.

Ein Blick über die Mauer nach Osten

In unserem Jahrhundert wurden im medizinischen Bereich unvorstellbare Fortschritte erzielt. Aber irgendein Element, das unserem Therapieansatz innewohnt, hat die Erfolge in einen Pyrrhussieg verwandelt. Wir sind blind dem Spezifika-Kurs gefolgt und wurden mittendrin von degenerativen Erkrankungen gestoppt, die inzwischen das Ausmaß einer Epidemie angenommen haben. Sie wurzeln letztlich im Verlust des inneren physiologischen Gleichgewichts, und nur der ›Weg der inneren Harmonie‹ kann uns helfen, sie am Ende doch noch in den Griff zu bekommen.

Wonach müssen wir Ausschau halten, um dieses Problem zu lösen? Erstens nach einer Philosophie, die uns mehr über die Stabilisierung des Gleichgewichtszustands, über Widerstandsfähigkeit gegen Krankheiten und geistige wie körperliche Vitalität allgemein vermittelt. Zweitens gilt es, eine praxisorientierte Wissenschaft zu entwikkeln, die sich mit der Frage befaßt, wie man die Gesundheit und Leistungskraft des Menschen so lange wie möglich bewahrt. Und drittens sollten wir ein neues Instrumentarium schaffen, das uns hilft, diese Zielsetzungen zu verwirklichen. Das bedeutet, daß wir zum einen Ideen und Konzepte und zum anderen Heilmittel und -verfahren miteinander verschmelzen müssen. Hier ist ein Bündel zwischen altüberlieferten Heilverfahren und modernen Mitteln und Methoden erforderlich. Einerseits, um ein Höchstmaß an Gesundheit zu erzielen, andererseits, um Krankheiten auf ein Mindestmaß zu reduzieren.

Es fällt uns indessen schwer, den Weg aus dem Labyrinth unserer eigenen Hypothesen zu finden. Der berühmte rote Faden wäre hier eine ungeheure Hilfe. Worin könnte er bestehen? Müssen wir auf die griechische Antike zurückgreifen? Der Lehre von den vier Elementen/Körpersäften in den heutigen medizinischen Fakultäten zur Wiedergeburt verhelfen? Mit Sicherheit nicht. Doch waren diese Theorien eingebunden in ein lebendiges medizinisches System. Sein Wissen ist andernorts nicht verlorengegangen, anders als im Westen. Das fortschrittlichste dieser Systeme war möglicherweise die chinesische Medizin. Das Gesundheitskonzept, das wir heute so dringend benötigen, befindet sich in China seit 5000 Jahren in praktischem Gebrauch. Der chinesische Heiler oder Arzt traditionellen Zuschnitts stellt sich auf verborgene Befindlichkeiten ein, die sich unserem biochemisch geprägten Bewußtsein entziehen. Der Erhalt innerer Harmonie und Kraft ist seine besondere Stärke. In China läuft derzeit ein faszinierendes Experiment: Man versucht, traditionelle und moderne Medizin miteinander zu verschmelzen. Nirgendwo sonst auf der Welt treffen diese beiden Systeme ohne Konfrontation aufeinander und liefern sich ein Duell, bei dem die sogenannte alternative Medizin schwere Verluste erleidet. Die Ergebnisse des chinesischen Experiments sind auch für uns von außerordentlich großer Bedeutung. Vielleicht entdecken wir dort Heilmittel und -methoden, die uns aus unserer derzeitigen therapeutischen Sackgasse heraushelfen. Wir müssen die Scheuklappen, die uns hineingeführt haben, ablegen und die inneren Barrieren abbauen.

3
Die chinesische Alternative

Das Rätsel

Noch vor fünfzehn Jahren ein schwarzer Fleck auf der Landkarte, war sich der Westen nur vage der turbulenten Umwälzungsprobleme bewußt, die in der Volksrepublik China stattfanden. Die traditionelle chinesische Medizin konnte man getrost ignorieren oder als Quacksalberei oder Selbsthypnose abtun, gestützt auf ein obskures Gerüst bedeutungsloser Philosophien.

Doch die Zeiten haben sich geändert. Heute besteht die Möglichkeit, einen Blick hinter den Bambusvorhang zu werfen und den chinesischen Alltag hautnah zu erleben. Wir durften Zeuge einer beispiellosen Wiedergeburt der traditionellen chinesischen Medizin werden, die allgemein anerkannt und in ein landesweites, ausgereiftes medizinisches System eingebettet wurde. Und da in China auch Arzneimittel westlicher Prägung Verwendung finden, bietet sich uns dort ein außergewöhnliches Schauspiel: Wir finden ›geröstete Froschschenkel‹ Seite an Seite mit modernster medizinischer Ausrüstung und Arzneischränkchen, die zum Bersten gefüllt sind mit den uns vertrauten Tabletten. Niemand kann mit absoluter Sicherheit behaupten, dieses merkwürdig anmutende Sammelsurium sei völlig nutzlos. Heute, da die Akupunktur auch in einigen Krankenhäusern und Arztpraxen des Westens Einzug gehalten hat, weicht die anfängliche, abgrundtiefe Skepsis nach und nach auf und macht zunehmender Verunsicherung Platz. Hinter dem traditionellen chinesischen System scheint sich eine zwingende Logik zu verbergen, die sich der Kenntnis westlicher Experten entzieht.

Bevor wir uns auf die Suche nach möglicherweise neuen Konzepten und speziellen Heilmitteln begeben, werden wir versuchen, den Schleier des Geheimnisses ein wenig zu lüften und einen Blick zurück zu den Anfängen zu werfen.

Das Vermächtnis

China war vor 5000 Jahren eine riesige Landmasse, ein Reich, in dem zerstreut angesiedelte, primitive, unabhängige Feudalherren ihr Unwesen trieben. Die einfachen Menschen fristeten ihr Dasein als Bauern, Jäger, Handwerker und Soldaten, die ihrem Lehnsherrn Lehnstreue schuldeten. Die medizinische Versorgung des gemeinen Fußvolks lag in den Händen primitiver Heiler, die Gesundheit in der Hand der Götter. ›Innere‹ Erkrankungen waren eine Folge der Manifestation von Geistern und also eine Domäne, zu der die Heiler keinen Zugang besaßen. Sie wurden allein durch Gebet, Zaubersprüche und religiöse Rituale bekämpft. Die ›äußeren‹ Erkrankungen, die sich am physischen Körper offenbarten, behandelte man mit Kräutern oder stellte die Diagnose mit Gerätschaften aus Stein. Auf den ausgegrabenen Orakelknochen aus dieser Epoche sind die Namen von Erkrankungen eingeritzt, die Augen, Ohren, Nase, Mund, Zähne und Haut befallen können. Die Heiler verstanden sich auf die Kunst, Knochenbrüche zu fixieren, aber auch Verletzungen und Wunden zu behandeln.[1] Aus dieser Epoche sind nur wenige Dokumente erhalten, doch allem Anschein nach hatte das medizinische Wissen in China vor 5000 Jahren einen ähnlichen Stand wie in Ägypten während des gleichen Zeitraums. Die ägyptischen Papyrusrollen geben uns Aufschluß über eine Fülle von Arzneimitteln, die mit magischen Ritualen gekoppelt waren und auf die mehr oder weniger unsichtbaren inneren Krankheiten abzielten.

Das *Nei Ching Su Wen* (Das Buch der inneren Medizin des Gelben Kaisers)[2] ist das wichtigste und zugleich älteste medizinische Lehrbuch. Es umfaßt eine Reihe von Prinzipien und Orientierungsrichtlinien für die medizinische Praxis und für eine gesundheitszuträgliche Lebensweise allgemein. Es ist ein Markstein auf dem Weg vom altüberlieferten magischen zum wissenschaftlich basierten Heilen, vom ›Zauberdoktor‹ zum Arzt. Der Gelbe Kaiser Huang Ti soll von 2697 bis 2597 v. Chr. gelebt haben und der erste Mensch auf dem Kaiserthron in China gewesen sein. Seine Existenz ist jedoch nicht verbrieft, und das Buch selbst könnte eine Zusammenfassung wesentlich älterer mündlicher Überlieferungen aus dem Jahr 1000 v. Chr. sein. Seither sind unzählige Neuauflagen erschienen, wobei man jedesmal neue Lehrmeinungen und Kommentare hinzufügte. Dessenungeachtet bleibt es ein Schlüsselwerk, das von den chinesischen Ärzten noch heute als Nachschlagewerk zu Rate gezogen wird. Es bildet den Grundstein für die medizinische Literatur Chinas.

Die grundlegende Definition von Gesundheit und Krankheit, die im *Nei Ching* erläutert ist, wäre in Vergessenheit geraten, wenn die chinesische Kultur nicht ein ureigenes Merkmal besäße: den Ahnenkult. Er wurzelt wesentlich tiefer als der Respekt, den man im Westen einem altehrwürdigen Patriarchen zollt. Die Geisteshaltung, die in China damit verbunden ist, wurde in den Lehren des Kong Fu Zi, dessen lateinischer Name Konfuzius lautet, formalisiert. Er empfahl die feste Verankerung in einer Ordnung, die sich auf hohe moralische Ansprüche stützt und das Verhalten des einzelnen gegenüber seinen Mitmenschen und dem Staat, aber auch die Verehrung der Ahnen festschreibt. Diese Prinzipien waren von ausschlaggebender Bedeutung für Gesundheit, Wohlergehen und religiöse Erfahrung. Zu der Zeit, als Konfuzius seine Lehren verbreitete, gewann eine alternative Philosophie in den Dörfern Chinas an Boden: der Taoismus. Seine Wurzeln sind im Schamanentum zu finden, und er wurde zur vorherrschenden religiös-philosophischen Richtung. Diese Philosophie findet im *Taoteking* (Tao = Weg; Te = Tugend, oder das Wirken des Tao in der Welt) ihren Niederschlag, eine Aphorismensammlung, die teilweise auf das 3. Jahrhundert v. Chr. zurückgeht und einem legendären Weisen namens Laotse zugeschrieben wird. Auch hier wurden die Ahnen auf ein ›Podest‹ gehoben, aber aus einem anderen Grund. Man betrachtet sie als Inbegriff der inneren Ruhe und Gelassenheit, unbeeinflußt vom organisierten Sozialverhalten des Menschen. Sie verfügten über die Weisheit, Krankheiten zu vermeiden.

Auf den Gelben Kaiser folgten viele Schlüsselfiguren in den Anfängen der chinesischen Medizin. Die traditionsverhafteten Ärzte kannten sie und eiferten ihnen nach. Da gab es beispielsweise Pien Ch'ueh, dem das Verdienst zugeschrieben wird, die Kunst der Diagnose durch Pulsfühlen begründet zu haben. Er lebte schätzungsweise im 5. Jahrhundert v. Chr., etwa um die gleiche Zeit wie Hippokrates. Kurz danach machte sich Chang Chung-ching (Kurzform Chang chi) einen Namen, ein Zeitgenosse Galens, der prägenden Einfluß auf die Medizin im Westen hatte. Chang Chi verfaßte zwei medizinische Lehrbücher, die bis heute erhalten sind. In dieser Vorschriftensammlung werden Einzelheiten der Akupunktur, Moxibustion, Atemtherapie, Physiotherapie und Massage beschrieben. Auch in früheren Werken finden sich Hinweise auf diese einzigartigen chinesischen Heilverfahren, aber Chang Chis Werk enthält die erste umfassende methodologische Beschreibung. Zu dieser Zeit lebte auch Hua T'o. Er gilt heute als Pionier im Bereich der ›Anästhesie‹ bei chirurgischen Eingriffen: Er benutzte zur Betäubung des Patienten einen Perlwein, der möglicherweise mit Opium versetzt war. Er soll sensationelle Operationen durchgeführt haben, einschließlich Organtransplantationen, und er veröffentlichte Schaubilder und Diagramme, die das Innere des menschlichen Körpers darstellten. Ein Produkt seiner fruchtbaren Fantasie waren therapeutische, sportlich-meditative Übungen, bei denen die Bewegungen wilder Tiere nachgeahmt wurden, z. B. von Rotwild, Tigern, Bären, Affen und Vögeln.[3]

Das waren einige der Gründerväter. Ihre traditionellen Konzepte und Methoden haben, mit einigen Wandlungen und Ergänzungen, die Zeiten überdauert. Die chinesischen Heiler und Ärzte, die dieser Tradition verhaftet sind, leben und erfreuen sich bester Gesundheit. Ihr medizinisches System wollen wir nun eingehend betrachten.

Die Elemente

Ein Gesundheitskonzept entsteht nicht wie das Archimedische Prinzip, als Ergebnis eines Geistesblitzes, sondern entwickelt sich schrittweise aus kulturell bedingten Lebensweisen und den damit verbundenen philosophischen Leitsätzen. Es wurzelt nicht zuletzt in der Haltung einer Gesellschaft gegenüber der Natur. In China wurde es stark vom Taoismus beeinflußt, und die Medizin stützte sich daher auf ein taoistisches Rahmenwerk. Die ersten Anhänger des Taoismus waren Eremiten, die sich das Schweigegebot auferlegt hatten. Wie Heraklit vertraten sie die These, *daß sich alles im Fluß befindet.* Das ist das Tao. Oft wird dieser Begriff mit Fluß des Lebens übersetzt, aber er beinhaltet mehr als das. Am besten beschreibt man es als ›der Weg‹. »Das Leben ist zu vielschichtig und ändert sich zu schnell, als daß der begrenzte menschliche Geist es zu erfassen vermag; deshalb laß dich vom Tao, dem Fluß, leiten«, heißt es in der ersten Zeile des *Tao Te Ching*. Der Mensch stellt nur eine zeitweilige Ansammlung von Elementen in einem Universum dar, das durch stetigen Wandel und vielfältige Wechselbeziehungen gekennzeichnet ist. Er gleicht einem Sandkorn in der Wüste, neigt aber dazu, sich gegenüber allen anderen Kreaturen überlegen zu fühlen. Die Essenz der Gesundheit besteht darin, sich in das Lebensmuster einzufügen, in Einklang mit dem Tao zu sein. Krankheit, oder mangelnde Gesundheit, wird dadurch verursacht, daß man versucht, gegen den Strom zu schwimmen, durch »Aufbegehren« gegen das Tao, wie es im *Nei Ching* heißt.

Unsere heutigen Wissenschaftler würden die These von den Wechselwirkungen zwischen Mensch und Kosmos/Natur unterstützen. Alle Lebensformen bestehen aus Zellen. Sie enthalten ähnliche biologische Grundsubstanzen, die in einer Wechselbeziehung zu ihrem Umfeld stehen. Nicht ein winziger Bruchteil des Körpers, der zum Zeitpunkt der Geburt vorhanden ist, überdauert bis zum Tod des Menschen. Die Wissenschaft hat kein Konzept für die Harmonie in dieser symbiotischen Beziehung zur Natur. Das war ein charakteristisches Merkmal der Taoisten. Sie hatten erkannt, daß die Natur grundlegende Eigenschaften besitzt, die sich durch bestimmte Symbole oder Schlüsselbegriffe beschreiben lassen. Der wichtigste Begriff ist die Polarität.

Die Chinesen glauben, daß die Welt als Ergebnis eines Wechselspiels von Gegensätzen geschaffen wurde. Die beiden entgegengesetzten Prinzipien werden als Yin und Yang bezeichnet. Yin, ursprünglich eine Bezeichnung für die Nordseite der Berge, repräsentiert den dunklen, kalten, passiven, inneren, weiblichen negativen Aspekt. Yang ist die Südseite, hell, warm, aktiv, ausdrucksvoll, männlich, positiv. »Das Prinzip des Yin und Yang ist das grundlegende Prinzip im gesamten Universum … Der Himmel wurde durch eine Anhäufung des Yang, das Element des Lichts, geschaffen, die Erde durch eine Anhäufung des Yin, das Element der Dunkelheit.« Im Körperinneren ist »die Yin-Energie aktiv; sie dient als Hüterin des Yang. Die Yang-Energie wirkt von außen auf den Organismus ein, aber reguliert die Yin-Energie.« Auch die Organe haben ein Yin-Inneres und ein Yang-

Tabelle 1: Das Quinarium

ELEMENT	Holz	Feuer	Erde	Metall	Wasser
SINN	Auge	Zunge	Mund	Nase	Ohren
KLIMA	Wind	Hitze	Feuchtigkeit	Trockenheit	Kälte
JAHRESZEIT	Frühjahr	Sommer	Spätsommer	Herbst	Winter
PUNKT	Ost	Süd	Mitte	West	Nord
GEFÜHL	Wut	Freude	Zuneigung	Traurigkeit	Angst
EINGEWEIDE	Leber	Herz	Milz – Bauchspeicheldrüse	Lunge	Niere – Blase
PLANET	Jupiter	Mars	Saturn	Venus	Merkur
GESCHMACK	sauer	bitter	süß	scharf	salzig

Äußeres. Bei kompakten Organen wie Leber und Herz sind die Yin-Kräfte vorherrschend, während bei aktiven Sekretionsorganen wie Magen und Blase das Yang-Prinzip dominiert.

Der Fluß der Natur ist gemäß der traditionellen chinesischen Metaphysik ebenfalls in fünf Teile aufgeteilt. Sie bilden das sogenannte Quinarium, das aus fünf grundlegenden Elementen besteht. Diese Elemente sind Holz, Feuer, Erde, Metall und Wasser. Das ist die chinesische Version eines sehr ähnlichen, frühen Systems, das in der griechischen Antike entwickelt wurde. Die Elemente arbeiten Hand in Hand oder gegeneinander. Sie sind ungeheuer eng mit allen Aspekten der wahrnehmbaren Realität verknüpft. Jedes Element entspricht einer bestimmten Farbe, Geschmacksrichtung, klimatischen Eigenschaft, einem bestimmten Körperorgan und einem Gefühl (Tab. 1).

Das Zusammenspiel dieser Einflußfaktoren schafft ein breitgefächertes Netz von Ursache und Wirkung. Die fünf Elemente können die Yin- und Yang-Kräfte stärken oder schwächen. Sie werden gemehrt oder gemindert, je nachdem, welche Jahreszeit, Grundstimmung usw. gerade vorherrscht. Eine ungebührliche Vorrangstellung des einen oder anderen Elements zur falschen Zeit verursacht Krankheiten. Beziehungen aller Art wurden anhand dieser fünf Elemente beschrieben, zum Beispiel:

Der Osten bringt Wind, der Wind bringt Holz, und das Holz erzeugt wiederum einen sauren Geschmack. Der saure Geschmack kräftigt die Leber, die Leber nährt die Muskeln, die Muskeln stärken das Herz, und die Leber beeinflußt darüber hinaus auch die Augen. Die Augen erblicken das Geheimnis des Himmels und entdecken das Tao der Menschheit.[3]

Die traditionellen chinesischen Ärzte betrachten den Körper als ein System rein funktionaler Vorgänge, z. B. Speichern, Wärmeerzeugung, Verdauung, Ausscheidung und Energieproduktion. Sie benutzen den Begriff ›Viszera‹ oder Eingeweide, um diese Funktionen zu beschreiben. Von Anatomie halten sie nicht viel. Sie führen nur selten Obduktionen und noch seltener chirurgische Eingriffe durch. Der Körper ist in ihren Augen ein dynamisches Ganzes, eine Art ineinanderfließende Ansammlung von Protoplasma, die sich nicht in einzelne Arbeitseinheiten oder Organe zerlegen läßt. Die Verdauung findet laut Beschreibung im *Nei Ching* beispielsweise im Magan-Viskus statt. Das Gros der Nahrung wird zur Leber transportiert, die dann die Nahrungsenergie an die Muskeln weiterleitet. Die energielosen Substanzen erreichen das Herz, ihre Auswirkungen lassen sich am Puls messen, und der größte Teil wird durch den After ausgeschieden.[4] Obwohl vor 2000 Jahren geschrieben, ähnelt dieses Erklärungsmodell der funktionalen Beschreibung des Verdauungssystems, wie man sie in einem modernen Biologiebuch fürs Gymnasium nachlesen könnte. Und doch gibt es einige entscheidende Unterschiede. Die Eingeweide könnte man als Magen, Leber und Niere übersetzen, denn dies sind die einzigen Begriffe, um die ursprünglichen chinesischen Ideogramme zu beschreiben. Die Chinesen verstehen darunter gleichwohl physiologische Vorgänge und nicht Organe. Sie befassen sich in erster Linie mit dem Fluß der Verdauungs- und Stoffwechselsekrete. Verdauungs- und Stoffwechselprozesse nehmen Yin- oder Yang-Energie aus der Nahrung auf und werden dadurch verändert, je nach dem eigenen Yin- oder Yang-Anteil. Dominieren die Yin- oder Yang-Kräfte, ist das physiologische Gleichgewicht gestört.

Wenn bei einem Organ die Yang-Energie die Überhand gewinnt, macht sich die Unausgewogenheit durch ›Hyperaktivität‹, Hitze, Verschleißerscheinungen und Energieverlust bemerkbar. Wiegen die Yin-Kräfte eines Organs schwerer, ist es träge, kalt und statisch. Innerhalb der Viszera, aber auch zwischen den einzelnen Organen, den Yin- und Yang-Eigenschaften der Jahreszeiten, der Geographie, des Erbguts usw. muß ein Gleichgewicht zwischen Yin und Yang herrschen. Das heißt nicht, daß man hier stets die goldene Mitte anstreben sollte. Es bedeutet vielmehr, daß sich alles im Fluß, in stetigem Wandel befindet, wobei Yin oder Yang abwechselnd die Vorherrschaft zukommt, als Reaktion auf Veränderungen im Umfeld.

Ein wesentlicher Faktor in diesem Bild ist das Qi, die Lebensessenz oder Lebenskraft. Es entspricht in etwa unserem Begriff der Lebenskraft oder des Energiepotentials, das bewahrt werden muß, um die Gesundheit zu erhalten. Es läßt sich mit *prana* in Sanskrit, mit dem griechischen Wort *pneuma* oder dem hebräischen *ruach* vergleichen. Hier handelt es sich um eine Kraft, die durch eine angemessene Lebensweise in Einklang mit dem Tao gesammelt und gestärkt werden kann. Das Qi wird gestärkt, wenn Yin- und Yang-Kräfte ausgewogen sind, aber auch durch bestimmte psycho-physiologische Übungen. Da das Qi bis zu einem gewissen Grad unerläßlich ist, um Krankheiten abzuwehren, widmet man seinem Erhalt im Heilungsprozeß besonders große Aufmerksamkeit. Dieser Punkt wird auch in den Verhaltensmaßregeln besprochen, die der Arzt Gesunden als vorbeugende Maßnahmen empfiehlt.

Die Identität des Menschen und sein Umfeld deuteten in den Augen der Chinesen darauf hin, wie gut es ihm gelungen war, das innere physiologische Gleichgewicht herzustellen, also die Yin- und Yang-Kräfte optimal auszutarieren. Um sich dem Fluß der Natur anzupassen wie ein Kanufahrer den Stromschnellen, bedurfte es großen Geschicks und einiger Weisheit, denn Disharmonie und ihre Folgen, die Zerstörung des physiologischen Gleichgewichts und somit Krankheit, konnten an jeder Ecke lauern. Jahreszeiten, klimatische Bedingungen und sogar unterschiedliche Windarten wirkten auf die fünf Elemente ein und schufen somit die Voraussetzungen für die entsprechende Disharmonie im Körper. Da die fünf Viszera ebenfalls mit den fünf Jahreszeiten verknüpft waren, bestand zwischen den Jahreszeiten und den inneren Organen eine besondere Beziehung. Im Winter waren die Nieren leicht anfällig, der Sommer war die Zeit, in der man sich vor Kreislauferkrankungen in acht nehmen mußte, und im Frühjahr war es angeraten, die Leber im Auge zu behalten. Bei Kälte und Wind sind, wie wir wissen, rheumatische Beschwerden eine ganz besonders schlimme Plage. Und das Ganze wurde untermalt, wie eine ständige leise Musik im Hintergrund, vom Grad der Yin- und Yang-Energie in jeder Jahreszeit und Witterung.

Auch die Stimmungen waren an die fünf Elemente gekoppelt. Sie konnten das empfindliche Gleichgewicht von Yin und Yang kippen. Wut wirkte sich negativ auf die Leber aus und beeinträchtigte die Milz. Angst und Schrecken schädigten die Blutgefäße, eine Tatsache, die wir heute hundertprozentig bestätigen können. Noch entscheidender als das emotionale Stimmungsbarometer war die Nahrung. Neben ihren Yin/Yang-Merkmalen sah man auch eine Verbindung zwischen den Geschmacksrichtungen und den fünf Elementen. Scharfe, saure, süße, bittere und salzige Speisen hatten verteilende, verdichtende, verzögernde, energiespendende und aufweichende Auswirkungen auf den Organismus. Einige der Beziehungen zu den Krankheiten, die dadurch entstehen konnten, sind uns vertraut, z. B. daß Süßes »Schmerzen in den Knochen« (Arthritis) Vorschub leistet oder Salziges »starre und empfindliche Blutgefäße« (Bluthochdruck) verursacht.[2] Andere sind neu, beispielsweise die Behauptung, daß bittere Nahrungsmittel Hauterkrankungen hervorrufen.

Ein Gesundheitskonzept, das alle Zeitläufe überdauert

Es ist nicht leicht zu erkennen, welche praktischen Folgen eine traditionsbefrachtete Weltsicht haben könnte. Die Theorie vom kosmischen Wechselspiel zwischen Mensch und Natur stellt eine kurzweilige mentale Übung dar, aber in welchem Zusammenhang steht sie beispielsweise mit der Heilung von Hämorrhoiden?

Um eine Krankheit zu diagnostizieren, pflegte der traditionelle chinesische Arzt von den Symptomen zu den ursprünglichen Disharmonien zurückzugehen, die sie verursacht haben. Sein Ziel bestand in einer Beurteilung des Funktionszustands aller organischen Systeme. Danach bemühte er sich, diejenigen Faktoren in der Lebensführung oder im Umfeld des Patienten zu isolieren, denen eine ursächliche Wirkung zukommen könnte. Die Informationen, die ihm für die Diagnose zur Verfügung standen, beruhten auf dem rein physischen Erscheinungsbild der verschiedenen Kräfte, Eigenschaften und Elemente, die wie bei einer Kinoleinwand auf den Körper projiziert wurden.

Die primäre Informationsquelle war der Puls: Wurde er von einem Experten überprüft, fanden sich zahlreiche Hinweise auf die Beschaffenheit der inneren Disharmonie. Der Puls gab Aufschluß über den Grad der Erkrankung und die Heilungschancen (Prognose). Jedes der fünf inneren Organe erzeugte eine Art Pulsschlag, der sich klar von den anderen unterschied, und die Krankheit ließ sich somit im entsprechenden System lokalisieren. Drei Pulsschläge ließen sich an jeder Hand und weitere an verschiedenen Stellen der Gliedmaßen fühlen. Der Arzt mußte Frequenz, Stärke, Geräusch und Muster beobachten. Je feiner und empfindsamer sein Wahrnehmungsvermögen war, desto mehr Informationen konnte er über den Zustand der inneren Organe eines Patienten gewinnen.

Weitere wertvolle Hinweise erhielt er, wenn er die Farbe der Haut, der Nase, Zunge, von Mund, Zähnen und Zungenbelag untersuchte. Er achtete auf den Atem, die Sprechweise und die Lungen. Er prüfte durch Riechen den Schweiß, den Urin und die Exkremente. Er stellte detaillierte Fragen, die den Patienten und seine Lebensweise betrafen.

Der traditionsverhaftete Arzt oder Heiler mußte imstande sein, den funktionalen Zustand des Körpers mit so großem Gespür und hintergründigem Wissen zu erkennen, daß ihm einfache Menschen nahezu übernatürliche Kräfte zuschrieben. Aber im Buch *Nei Ching* heißt es ganz klar, daß Magie nichts mit Heilkunst zu tun hat. Hier heißt es, die fortwährende Weiterentwicklung der Diagnoseverfahren im Lauf der Jahrhunderte erkläre die außerordentlichen Fähigkeiten des Arztes.

Der Arzt hat also seine Diagnose gestellt und die Ursache der Krankheit, eine Störung im Gleichgewicht der Elemente, erkannt. Er konnte sich ein Bild von der Stärke und Lebenskraft des Patienten machen. Er weiß, welche Körperfunktionen in Mitleidenschaft gezogen sind. Nun beginnt die Behandlungsphase. Sein Hauptaugenmerk gilt dem Bemühen, die Harmonie zwischen den inneren, physiologischen Elementen und dem Umfeld des Patienten wiederherzustellen. Er stärkt die Widerstandskraft des betroffenen Organs, seine Yin- oder Yang-Energie. Gleichzeitig wendet er Purifikationstechniken (Reinigungsverfahren) an, die den Körper von Giftstoffen und Krankheitserregern befreien. Das wäre ein Teil des Heilungsprozesses, wie er auch im Westen bekannt ist, weil er der Anwendung moderner Antibiotika und Antitoxine gleicht. Der Arzt/Heiler leitet seinen Patienten aber auch an, sein Qi zu stärken, denn sonst besitzt der Körper keine Selbstheilungschance. In manchen Fällen zielt man zuerst auf eine Stärkung des Qi ab. Die Krankheit selbst wird zu einem späteren Zeitpunkt ins Visier genommen.

Im Gegensatz zu ihren griechischen Zeitgenossen machten sich die chinesischen Heiler in aller Regel nicht die Mühe, Gesundheitszustände zu klassifizieren. Für sie galt ein einziges breitgefächertes Spektrum, das von einem Höchstmaß an Vitalität bis zum Tod reicht. Bei der Einschätzung des Gesundheitszustands legten sie den strengsten Maßstab an: Lebenskraft und Lebensdauer. Die Lebensdauer ist deshalb eine so starre Meßlatte, weil sie ein Gesundheitskonzept voraussetzt, das alle Zeitläufe überdauert. Im *Nei Ching* wird gute Gesundheit als die Fähigkeit betrachtet, hundert Jahre alt zu werden. Nach dieser Definition würde man den größten Teil der weltweiten Bevölkerung alles andere als gesund bezeichnen.

Gemäß dem altüberlieferten medizinischen System, das sich auf das Taoistische Gesundheitskonzept stützt, sollte die wichtigste Aufgabe darin bestehen, innere Harmonie zu schaffen, um Krankheiten zu vermeiden. »Die alten Weisen haben keine Menschen behandelt, die bereits krank waren. Sie gaben denjenigen Anleitungen, die nicht krank waren.«[3] Die Kunst der Prävention wurde folglich in nie gekanntem Ausmaß entwickelt. Die Ärzte waren in allererster Linie darauf bedacht, die Gesundheit ihrer Patienten zu erhalten. Wenn jemand erkrankte, trug der Arzt einen Teil der Schuld und erhielt keine Bezahlung. (Was wäre, wenn wir unser System im Westen umkehren und Ärzten nur solange wir gesund sind ein Honorar zahlen würden?) »Ein minderwertiger Arzt schafft erst dann Abhilfe, wenn die Zerstörung bereits begonnen hat, und deshalb sagt man ihm nach, er sei unfähig.«[2]

Der traditionelle chinesische Arzt bietet in erster Linie Orientierungshilfen für das Leben, da Gesundheit und Krankheit häufig aus einer unangemessenen Lebensführung erwachsen. Der Arzt ist ein Weiser, der Weise ein Heiler, der Heiler ein Philosoph. Im Gegensatz zu seinen westlichen Entsprechungen, die bei der Untersuchung pathologischer Symptome großes Geschick beweisen, kann der Traditionalist einschätzen, ob die Lebensumstände eine Erkrankung fördern. Er forscht nach den Ursachen. Er ist sensibilisiert für die grundlegenden Strukturen und Persönlichkeitsmerkmale des Patienten, da jeder Mensch seine eigene wandelnde Entwicklungsgeschichte repräsentiert. Aber er muß auch Vorbild sein. In der traditionellen Medizin ist die Messung der Atemfrequenz und der Vergleich mit der Herzfrequenz Teil der Diagnosestellung. Früher gab es keine Instrumente oder Uhren, um solche Messungen vorzunehmen; folglich mußte der Arzt die Atmung mit seiner eigenen vergleichen, um sich einen Eindruck zu verschaffen. War er selber nicht rundum gesund, wirkte sich dies auf seine eigene Atmung aus, und infolgedessen stellte er eine Fehldiagnose.

Es ist schwierig, den Erfolg des traditionellen medizinischen Gesundheitskonzepts objektiv zu beurteilen. Wir wissen, daß viele Menschen schon im Säuglingsalter oder an Seuchen starben, doch ebenso viele überlebten und erreichten ein biblisches Alter. Als die traditionelle Medizin in den Kinderschuhen steckte, kannte man noch keine Statistiken. Was wir wissen ist, daß die chinesische Medizin in ihrer Blütezeit bahnbrechende Erfolge erzielte. Die Blutzirkulation wurde 2000 Jahre vor William Harvey erforscht und die Vollnarkose etwa zur gleichen Zeit entwickelt. Man kannte die Immunisierung gegen Pocken mit Hilfe eines Schnupfpulvers, gewonnen aus den Pusteln von Rindern, die an Kuhpocken erkrankt waren. Schon im sechsten Jahrhundert stellte man Zahnfüllungen aus Quecksilber-Amalgam her und entdeckte einige Hundert einzigartige Arzneimittel, um nur einige Beispiele zu nennen. Doch der wahre Erfolg der traditionellen chinesischen Heilkunst lag indessen auf dem Gebiet der Präventivmedizin, wobei die Methoden zum längstmöglichen Erhalt der Gesundheit in Übereinstimmung mit ihrer anspruchsvollen Definition des Gesundheitsbegriffs standen. Ihr Versagen war, wie bei jeder traditionsverhafteten Medizin, die Unfähigkeit, die lebensbedrohlichen Aspekte einer Krankheit in den Griff zu bekommen, sobald diese erst einmal Fuß gefaßt hat.

Dort, wo die traditionelle chinesische Medizin versagt hat, war der modernen Medizin Erfolg beschert, und in Bereichen, wo sie Erfolge verzeichnen konnte, ist der Westen gescheitert. Es ist daher interessant zu beobachten, was sich heute in China tut, wo beide Systeme friedlich nebeneinander existieren.

Chinesische Medizin in heutiger Zeit

Die chinesische Geschichte ähnelt einem Teppich, der langsam ausgerollt wird. Eine Herrscherdynastie nach der anderen knüpft an das vorgefundene Entwicklungsmuster an. Das tradierte kulturelle Erbe wird bewahrt und im Lauf der Jahrtausende erweitert. Die kulturelle Entwicklung im Westen gleicht im Gegensatz dazu einem Teppich, der hinter jeder Epoche zusammengerollt wird. In Griechenland entstand eine Hochkultur, doch ihr Vermächtnis ist nur noch bruchstückhaft vorhanden. Eine andere erlebte in Byzanz ihre Blütezeit, aber auch sie stirbt, und die Kultur der arabischen Welt befand sich bereits im Würgegriff des Todes, als sie nach Europa gelangte. Der Westen hat seine Wurzeln aus den Augen verloren, und nirgendwo wird dies sichtbarer als in der Entwicklungsgeschichte der modernen Medizin. Wir sind von den Lehren des Hippokrates heute genauso weit entfernt wie von den Lehren des Kaisers Huang Ti. Die heutige chinesische Medizin ist dagegen das Ergebnis eines fortlaufenden Evolutionsstrangs mit zeitweiligen Kurskorrekturen. Traditionelle Ärzte leiten ihre Eingebungen noch immer aus den alten, überlieferten Lehrbüchern her, vor allem dem *Nei Ching*.

Die chinesische Denkweise ist nicht zuletzt auf die Verzahnung von Vergangenheit und Gegenwart zurückzuführen. Sie ermöglichte der Medizin ein organisches Wachstum. Neue Zweige ließen sich dem tragfähigen Stamm leicht aufpfropfen. Das hatte indessen auch eine ganze eigene Terminologie, übermäßigen Formalismus und einige nutzlose Überreste aus alter Zeit zur Folge. Das offenbarte sich, als die traditionelle Medizin, vielleicht zum ersten Mal in ihrer Geschichte, bis auf die Grundfesten erschüttert und von einem Konkurrenten in die Ecke gedrängt wurde: von der westlichen Medizin.

Sie schlich sich auf leisen Sohlen ein, im Gepäck europäischer Missionare, die im siebzehnten Jahrhundert nach China kamen. Kaiser K'ang Hsi wurde mit Chinin von einem Malariaanfall geheilt. Er genoß die Konfrontation zwischen chinesischen, westlichen und tibetischen Ärzten, solange sie der Zerstreuung seines herrschaftlichen Intellekts dienten. Er muß jedoch auch ihre Gefahren gespürt haben, denn als eine westliche Anatomiestudie veröffentlicht werden sollte, konfiszierte er das Manuskript und hielt es unter Verschluß. Doch mit der Gründung der mächtigen Ostindischen Kompanie bahnte sich die westliche Medizin ihren Weg in das Reich der Mitte. Die englische Handelsgesellschaft beaufsichtigte den Bau von Missionskrankenhäusern, mit angegliederten Ausbildungsstätten für Ärzte und Krankenschwestern. Ärzte der britischen Streitkräfte gaben ihre Kenntnisse auf dem Gebiet der Chirurgie und Impfstoffbehandlung weiter, und medizinische Werke wurden ins Chinesische übersetzt. Die traditionellen chinesischen Ärzte waren darauf erpicht, westliche Methoden und Verfahren zu erlernen, fanden es aber schwierig, beide Systeme miteinander zu verbinden. Yu Li-ch'u war beispielsweise so verwirrt, daß er schrieb, bei Chinesen und Europäern befänden sich Herz und Leber an unterschiedlichen Stellen im Körper, und das müsse die Ursache der unterschiedlichen Religionen sein. Folglich wären nur Chinesen mit fehlplazierten inneren Organen für die Bekehrung durch christliche Missionare empfänglich, und er fragte sich, warum sich diese mit solchen Mißgeburten abgaben![3]

Die traditionelle chinesische Medizin erlitt erhebliche Einbußen. Ihre Beliebtheit nahm stetig ab, als sich die Elite in den Städten zunehmend zur europäischen Lebens- und Denkweise bekehren ließ. Der Arzt traditionellen Zuschnitts verlor buchstäblich seinen Status. Während der ersten Hälfte jenes Jahrhunderts herrschten in China soziale Unruhen und Krieg. Seuchen wie Cholera, Typhus, Tuberkulose und andere Krankheiten suchten das Land heim, ein Phänomen, dem der traditionelle Arzt nicht beizukommen vermochte. Und doch war es merkwürdigerweise ein Krieg, der ihn vor dem Untergang rettete. Denn während der Turbulenzen, die mit dem Bürgerkrieg und der japanischen Invasion einhergingen, standen für Zivilbevölkerung und Soldaten nur die traditionellen Heilmethoden zur Verfügung. Sie waren wirksam, erschwinglich und einfach in der Anwendung – Eigenschaften, die sich gerade in Notzeiten bewährten. Ein ähnlicher Prozeß ließ sich während des Vietnamkrieges beobachten.

Nach der Revolution in China sahen sich die Mediziner gezwungen, die traditionellen Methoden genau unter die Lupe zu nehmen und sie in ihre westliche Ausbildung zu integrieren. Es entstanden Spezialkliniken, die traditionelle Verfahren anwendeten, Universitäten, in denen die traditionelle Medizin gelehrt wurde, und Institute, die mit Akupunktur und Pharmakologie experimentierten. Das Central Research Institute of Traditional Medicine in Peking koordinierte die ›Wiederbelebungsmaßnahmen‹. Die Traditionalisten strebten gemeinsam mit ihren westlich geschulten Kollegen die Mitgliedschaft im chinesischen Medizinerverband an, und eine wahre Flut alter Lehrbücher, neuer Leitfäden und Nachschlagewerke wurde veröffentlicht. Die traditionellen Ärzte mußten mit ihrem Können nicht länger hinter den importierten medizinischen Techniken stehen. Ihr Wissen und Können galten nicht länger als geheim, sondern wurden an eine neue Ärztegeneration weitergegeben, die sich der altüberlieferten medizinischen Tradition verpflichtet fühlte. Die traditionelle Heilkunst entwickelte sich zur Volksmedizin, wie zur Zeit vor der Ankunft der Europäer, obwohl sie auf diesem Weg Federn lassen mußte, wie wir später noch sehen werden.

Der kritische Zustand, in dem sich die Gesundheit der chinesischen Bevölkerung nach der Revolution befand, spornte zu spektakulären und einmaligen Neuerungen in der westlichen Medizin an. Die wenigen medizinischen Zentren in den Städten begannen mit der Ausbildung von Ärzten, die in die ländlichen Regionen ausschwärmten. Medizinische Ausbildungsstätten entstanden, vor allem nach russischem Vorbild auf der mittleren Ebene, wo man Assistenzärzte für die Arbeit in den Gemeinden schulte. Paramedizinisches Personal wurde angeworben und vor Ort ausgebildet, vor allem nach der Kulturrevolution von 1965–1966. Der berühmte ›barfüßige Doktor‹ (der weder barfuß herumlief, noch sich zu Recht als Arzt bezeichnen durfte) war in Wirklichkeit in der Industrie und Landwirtschaft tätig, nachdem er von den Ärzten und Assistenzärzten einen kurzen, intensiven Kurs in Sachen Gesundheit erhalten hatte. In einem kleinen Betrieb mit zweihundert Mitarbeitern sind im Schnitt zwei für die gesundheitlichen Belange zuständig. Ihre Funktion besteht darin, einfache Krankheiten zu diagnostizieren und zu behandeln, den Leuten Ratschläge bezüglich der persönlichen Hygiene zu geben, ihre Gruppe gegen Infektionskrankheiten zu impfen, an der Bekämpfung von Krankheitserregern zu arbeiten, das Abwassersystem zu kontrollieren und die Programme zur Geburtenkontrolle zu überwachen. Die barfüßigen Ärzte sind bemüht, dem Thema Gesundheit in jeder Familie Geltung zu verschaffen. Gesundheit ist jedermanns Sache. Es gibt keine elitäre Expertengruppe, die dem einzelnen die persönliche Verantwortung für seine Gesundheit abnimmt. Gesundheit gilt als unerläßlicher Bestandteil des revolutionären Bewußtseins.

Der Erfolg der übergeordneten chinesischen Strategie steht außer

Zweifel. China hatte früher eine der höchsten Sterblichkeitsraten der Welt. In nur dreißig Jahren konnte die Volksgesundheit dramatisch verbessert werden. Die erhöhte Lebenserwartung war weniger ein Verdienst der Medizin, als vielmehr auf die verbesserten Maßnahmen im öffentlichen Gesundheitswesen zurückzuführen, wie in Europa während des vergangenen und zu Beginn dieses Jahrhunderts. Den Aktivitäten des medizinischen Personals, die vor Ort in den ländlichen Regionen mit Desinfektions- und Hygienemaßnahmen, mit Impfen und Aufklärung befaßt waren, ist der Erfolg vermutlich in erster Linie zu danken. Ein Teil geht jedoch auf das Konto der Verquickung von alten und neuen Heilmethoden. Die Traditionalisten bildeten eine medizinische Kerntruppe. Sie verordneten erschwingliche, heimische Arzneien, deren Herstellung keine aufwendige industrielle Infrastruktur erforderte. Sie waren überall präsent. In gewissem Sinn waren diese traditionellen Heiler die ersten barfüßigen Ärzte.

Es bleibt natürlich die Frage, ob der ›neue‹ barfüßige Doktor besser ist als der alte. Obwohl seine Fähigkeiten auf dem Gebiet des öffentlichen Gesundheitswesens und der Familienplanung unbestritten sind, hat er nur eine oberflächliche Ausbildung genossen und wird, bewaffnet mit einem dicken Nachschlagewerk, auf die Landbevölkerung losgelassen. Hier sind die Vorschriften für die Diagnose und Behandlung jeder Art von Erkrankung aufgeführt, angefangen von sehr schweren wie Tumore und Kinderlähmung, bis hin zu den weniger lebensbedrohlichen wie einem verrenkten Knöchel. Es wird erwartet, daß der barfüßige Doktor zwischen beidem unterscheidet und die Fälle weitergibt, die er nicht behandeln kann.

Ein Teil des Problems liegt darin, daß heute immer größere Kraftanstrengungen nötig sind, um die angeschlagene Gesundheit der Menschen zu verbessern. Deshalb haben heilende und immunisierende Arzneien allerhöchste Priorität. Nicht ein langes Leben, sondern ein Leben ohne Seuchen war das A und O, und folglich mußte die traditionelle Medizin in einem Bereich tätig werden, für den sie nicht angemessen gerüstet war. Sie mußte auf Anhieb heilende Antworten für Krankheiten und Symptome finden, obwohl der Erhalt der Gesundheit durch subtile, immer wieder verfeinerte, langfristig wirksame Techniken ihre Domäne ist. Die grundlegenden Prinzipien ihrer Methoden und Verfahren, insbesondere die Yin-Yang-Polarität, die fünf Elemente, die Kräftigung der Organe, die Meridiane und bis zu einem gewissen Grad das Konzept der inneren Harmonie haben bis zum heutigen Tag überlebt.

Wir interessieren uns vor allem für diejenigen Methoden, mit denen die Chinesen ein Gesundheitskonzept umsetzen, das alle Zeitläufe überdauert, und für Therapien, mit denen man Kriege und nicht nur einzelne Schlachten gewinnt. Diese Methoden sind inzwischen bekannt. Sie wurden schon vor der Ära des Taoismus angewendet und seither stetig weiterentwickelt. Zu ihnen zählen Akupunktur, Moxibustion, Massage, Körperkultur und Arzneimittel. Wir beschränken uns auf die letzte Kategorie, wobei wir uns gleichzeitig vor Augen halten, daß sie sich alle auf die gleichen grundlegenden Konzepte stützen.

Chinesische Drogenpflanzen und der ›Kräuterkaiser‹

Drei legendäre Gestalten prägten die frühe chinesische Gesellschaft. Die drei Erhabenen Kaiser waren Fu Hsi, dem das *I Ging*, das Buch der Wandlungen, zugeschrieben wird, Huang Ti, genannt der Gelbe Kaiser, den wir bereits kennengelernt haben, und Shen Nung. Er trug den Beinamen Himmlischer Gärtner und gilt bis zum heutigen Tag als Vater der Landwirtschaft und Herbalmedizin, Verfasser der ersten chinesischen Pharma*kopöe* und Mentor der Ärzte und Heiler. Er soll das *Shen Nung Pen Tshao Tching* verfaßt haben. Sein Werk enthält neben 365 Drogenpflanzen auch die grundlegenden Lehren der chinesischen Kräuterheilkunde. Es geht über eine einfache Arzneimittelliste hinaus, denn Pen Tshao bedeutet soviel wie »Lehren, die sich auf das Verständnis von Arzneimitteln stützen«.

Einigen Quellen von zweifelhafter Verfasserschaft zufolge soll Shen Nung rund 3000 Jahre v. Chr. gelebt haben. Andere behaupten, er habe nie wirklich existiert. Aber sehr wahrscheinlich waren die Legenden, die sich um ihn ranken, und die meisten seiner Lehren bereits 1000 Jahre v. Chr. in der chinesischen Kultur verankert. Das Buch *Pen Tshao* war mindestens schon im zweiten Jahrhundert v. Chr. bekannt, wenn man dem China-Experten Joseph Needham Glauben schenken darf.

Das Bild, das man sich von Shen Nung macht, ist das eines schlichten Mannes, eines Weisen, Neuerers und Lehrers. Sein Wissen und sein experimenteller Ansatz wurden als Gabe des Himmels betrachtet, und im Verlauf der chinesischen Geschichte war bei vielen chinesischen Pharmakopöen sein Name respektvoll auf der Titelseite vermerkt.

Ein Blick in sein Werk, das *Pen Thao*, zeigt, daß es sich hier um einen Leitfaden für den Erhalt der Gesundheit mittels Drogenpflanzen handelt. Ähnlich würde ein Lehrbuch über Ackerbau angehenden Landwirten von heute beibringen, wie man eine reiche Ernte erzielt, Felder bewässert, den Boden düngt und das Getreide vor Schädlingen schützt. Diese beiden wissenschaftlichen Disziplinen sind in der chinesischen Denkweise eng miteinander verknüpft.

Im Westen ist die Einstellung zur Gesundheit von Feldfrüchten und Menschen eine völlig andere. Wir sehen keine Verbindung zwischen Landwirtschaft und Pharmakologie. Shen Nung würde vermutlich sagen, daß in unseren Breiten sogar die Landwirtschaft einen höheren Stellenwert hat. Ein Bauer im Westen bemüht sich, immer neue leistungsfähigere Getreidesorten anzubauen, er betreibt Fruchtwechsel, läßt die Felder eine Zeitlang brachliegen, dünnt die Saat aus und kultiviert sie. Alle diese Verrichtungen sollen verhindern, daß die Ernteerträge durch Krankheit dezimiert werden. In der Landwirtschaft hält man nicht viel vom sogenannten heilenden Ansatz. Wer kauft schließlich einen faulen Apfel, selbst wenn der größte Teil des Fruchtfleisches nicht befallen und genießbar ist? Dagegen leiten nur wenige Ärzte im Westen Maßnahmen ein, um die Widerstandskraft der Patienten zu stärken, und unsere Pharmakologen entwickeln Medikamente, die auf Heilung und nicht auf Prävention abzielen.

Die Arzneien in der ersten Auflage des *Pen Tshao* spiegeln die elementare Einstellung zur Gesundheit wider. Sie werden weitgehend der Natur entnommen. Von den 365 Heilmitteln, die hier aufgelistet sind, stammen 237 aus dem Pflanzenreich, 65 aus dem Tierreich, 43 sind mineralischen Ursprungs, und der Rest konnte bisher noch nicht bestimmt werden.

Die Arzneimittel sind in Gruppen unterteilt. Gemäß ihrer Toxizität wurden sie drei Kategorien zugeordnet. (Die Namen spiegeln die damalige Gesellschaftsstruktur wider.) Zur ersten, der wichtigsten, gehören die ›Herrscherdrogen‹. Sie galten als absolut unschädlich und wurden von Kranken und Gesunden gleichermaßen für die verschiedensten medizinischen Zwecke benutzt. Charakteristisch ist auch ihre

Fähigkeit, die Vitalität des Menschen zu stärken. Zu ihnen zählen u. a. Panax ginseng, Schizandra chinensis, Süßholz und Ingwer.

In der zweiten Gruppe sind die ›Ministerdrogen‹ zu finden. Sie galten als hochwirksam gegen einige Krankheiten und sind leicht giftig. Dazu gehören z. B. Braunwurz, Natterwurz und Angelika sinensis.

In der dritten Kategorie haben die ›Assistentendrogen‹ ihren Platz, deren giftige Dosis beinahe identisch mit der therapeutischen Dosis ist. Sie werden nur dann bei bestimmten Krankheiten angewendet, wenn alle anderen Mittel und Methoden versagt haben. Eisenhut, Nieswurz und Adonisröschen sind hier die bekanntesten.

Darüber hinaus gibt es noch die Gruppe der ›Botendrogen‹. Sie geleiten andere Arzneien an die Stelle im Körper, an der sie ihre Wirkung entfalten sollen.

Diese Einteilungsprinzipien sind das genaue Gegenteil der Prioritätenliste, die sich im Westen entwickelt hat. Hier gelten die hochwirksamen heilenden Medikamente als wichtigster Stützpfeiler der Medizin und die milden als sekundär. Die chinesischen Pharmakologen würden fast alle Arzneimittel im Westen aufgrund ihrer schädlichen Nebenwirkungen in die Kategorien der Botendrogen einordnen. Die Klassifizierung spiegelt die grundlegend verschiedenen Prioritäten wider, die jedes medizinische System setzt. Die chinesische Medizin mißt den sanften Drogen einen hohen Stellenwert bei, die gewissermaßen zur Feinabstimmung physiologischer Vorgänge verwendet werden können und ein Höchstmaß an Energie und Resistenz gegen Erkrankungen gewährleisten. Die westlichen Pharmaka sollen Krankheiten heilen, wenn sie auftreten, und ihre toxische Wirkung wird als notwendiges Übel in Kauf genommen. Die chinesischen Heilmittel richten sich in der Mehrzahl am Prinzip der Unschädlichkeit aus. Man verwendet nur wenige toxische Heilpflanzen oder entfernt die Giftstoffe im Rahmen der Weiterverarbeitung. Die Medikamente in unseren Breiten werden zumeist synthetisch hergestellt, und wenn Pflanzen als Wirkstofflieferant dienen, dann solche, deren giftige Komponenten selbst das Heilmittel darstellen.

In den zwei Jahrtausenden, die seit der ersten Auflage des *Pen Tshao* vergangen sind, haben sich die Prinzipien der chinesischen Arzneimittelanwendung nur wenig geändert. Sie sind heute nur ein wenig komplexer und wissenschaftlich ausgefeilter, und man hat der Liste immer neue Heilmittel hinzugefügt.

Diese Arzneien zielten in der Mehrzahl nicht auf die Behandlung einer *spezifischen* Erkrankung ab, sondern sollten auf den gesamten Körper korrigierend einwirken. Sie sollten die Leistungsfähigkeit und Funktionstüchtigkeit der verschiedenen physiologischen Vorgänge verbessern. Im Westen würden sie unter der lapidaren Bezeichnung Tonikum oder Stärkungsmittel rangieren. Andere Drogenpflanzen hatten eine lokal begrenzte Wirkung auf bestimmte erkrankte Körperregionen, oder sie wurden als Therapeutikum für die Behandlung seriöser Krankheiten und zur Milderung verschiedener Symptome verordnet. Jedes Arzneimittel enthielt mindestens eine dieser tonischen Drogenpflanzen. Die nächsthäufig verwendeten waren die harn- oder schweißtreibenden Arzneien, danach kamen solche, die den Körper vor schädlichen Substanzen schützten, und zum Schluß die pflanzlichen Mittel gegen Husten und mit schleimlösender Wirkung.

Die Techniken der chinesischen Arzneimitteltherapie

Die therapeutischen Konzepte, die mit der Anwendung von Arzneimitteln verbunden sind, rangieren vom einfachen Kräutertrank, den man vor allem in den ländlichen Regionen gegen bestimmte Krankheiten zusammenbraute (zum Beispiel Vitex negundo gegen Bronchitis), bis hin zu Extrakten, deren Zusammensetzung nach langwierigen Überlegungen von kompetenten Fachleuten bestimmt wurde. Sie wirken auf die Klaviatur der inneren Energieströme ein wie ein Mensch, der die Orgel spielt. Sie können ›Feuer‹ oder ›Kälte‹ aus dem Körper ableiten, die ›Feuchtigkeit‹ erhöhen oder Schleim auflösen, auf die Milz einwirken und gleichzeitig das Herz schützen. Oder sie dienen der Entgiftung und Stärkung, wobei sie stets die externen Faktoren berücksichtigen, selbst so grundverschiedene wie die Mondphasen und die Gesichtszüge des Patienten.

Ein typisches Beispiel für ein System der traditionellen chinesischen Medizin, das der Ermittlung und Nutzung von Heilpflanzen dient, sind die fünf Geschmacksrichtungen. Arzneien wurden als bitter, sauer, salzig, scharf oder süß klassifiziert, die chinesische Entsprechung unserer heutigen chemischen Gruppierung. Die Geschmacksrichtungen entsprechen den dazugehörigen Primärelementen: Sauer schmeckende Medizin wirkt sich auf die Leber aus und hat verfestigende, ›hölzerne‹ Merkmale, während eine bittere das Herz stärkt. Der süße Geschmack besitzt milde, ›erdige‹ Eigenschaften und beeinflußt die Milz-/Bauchspeicheldrüsenfunktion. Scharfe Arzneien haben einen Effekt auf die Lunge und zeichnen sich durch ›metallische‹ und verteilende Merkmale aus, während salzige delikat und ›wäßrig‹ sind und Leber und Harnsystem beeinflussen.[1]

Der Heiler hat einen wichtigen Orientierungspunkt bei der Zusammenstellung einer Rezeptur: Sie muß stets dem Erhalt der körperinternen Vitalität dienen. Die inneren Kräfte des Patienten, die er im Kampf gegen Krankheiten braucht, gilt es zu pflegen, zu schützen und zu fördern, wobei man gleichzeitig versucht, die normalen Funktionen weitmöglichst wiederherzustellen. Die Maxime lautet: Eine Behandlung muß den Patienten stärken und nicht schwächen. Zum Beispiel enthält der ›tung-tan sie-chan‹-Sud gegen ›feuchte Hitze‹, die aus einer Blockade in der Leber und Gallenblase resultiert, Pflanzen mit stark bitteren und kalten Eigenschaften. Sie werden mit Süßholz kombiniert, um die Magenfunktion während der Behandlung aufrechtzuerhalten. Der schweißtreibende und purgierende (reinigende) Effekt wird ohne schädliche Nebenwirkungen erreicht. Die Drogenaktionen innerhalb der Rezeptur sind sorgfältig aufeinander abgestimmt. Manchmal kombiniert man die Komponenten so, daß giftige Inhaltsstoffe unwirksam gemacht werden. Eisenhut ist beispielsweise hochpotent und toxisch. Seine Wirkung läßt sich jedoch durch Beigabe von Honig abschwächen.[3]

Die Behandlungsform muß immer auf den Patienten und seine Erkrankung zugeschnitten sein. Während er die verschiedenen Phasen des Genesungsprozesses durchläuft, wird die Arznei ständig angepaßt. Der Ausgleich von Yin und Yang muß gewährleistet sein und der Grad der Aktivität oder Inaktivität der Körperfunktionen durch die Drogenaktionen erhalten werden.

Die Symptome dienen dem Arzt als Orientierungshilfe bei der Zusammenstellung der Rezepturen. Oft legt er die vorrangige, die Herrscherdroge fest, bestimmt die Dosierung und gruppiert dann die dazugehörigen Wirkstoffe der mittleren Kategorien – die Minister und Assistenten – um diese Leitmedizin. Dann werden die Botendrogen als Wegweiser hinzugefügt, um die wichtigsten Wirkungskomponenten zur erkrankten Stelle im Körper zu führen.

Viele der chinesischen Heilmittel sind auch uns bekannt, z. B. verschiedene Salbeiarten, Minze, Süßholz, Eisenhut, Schlafmohn, Rhabarber. Einige gehören zur Gruppe der Gewürze, wie Ingwer, Fenchel, Zimt, und einige kennen wir als Nahrungsmittel, beispielsweise Rundkornreis bzw. stärkereicher Reis, Bohnengallerte, Honig und Sesam. Viele muten äußerst exotisch an. Im Rahmen der weitläufigen Suche nach wirksamen Arzneien wurden alle tierischen, pflanzlichen und mineralischen Substanzen erforscht. Die chinesische Medizin ist bekannt für ihre Vielseitigkeit. Das gilt natürlich für die Mehrzahl der traditionellen medizinischen Systeme. In alten ägyptischen Pharmakopöen ist nachzulesen, daß man verwesendes Fleisch und Ohrenschmalz von Schweinen verwendete, und im Ebers-Papyrus wird empfohlen, Babys zur Beruhigung Fliegenexkremente zu verabreichen! Die traditionelle Medizin sieht keinen Grund, natürliche Substanzen aus rein emotionalen Gründen auszuklammern. Das gilt vor allem in China, wo der Mensch als Bestandteil des Flusses organischer Stoffe in der Biosphäre betrachtet wird.

Die unterschiedlichen Merkmale der traditionellen chinesischen Medizin und der modernen medikamentösen Therapie in den Ländern des Westens sind in Tabelle 2 zusammengefaßt.

Die Reiseapotheke eines barfüßigen Doktors

1578 erschien ein monumentales Werk, das *Pen Tshao Kang-mu*, ein Arzneibuch, das von Li Shih-chen in mühevoller Kleinarbeit zusammengestellt wurde. Er wählte Informationsmaterial aus 500 medizinischen Abhandlungen aus, die vor seiner Zeit verfaßt wurden. Daraus sammelte und kategorisierte er die besten Arzneimittel und ergänzte sie durch neue, auf die er im Verlauf seiner eigenen Forschungen gestoßen war. In diesem Werk sind 1892 verschiedene Drogen und rund 10000 ärztliche Vorschriften beschrieben. Es wurde inzwischen vom Pharmakologischen Institut in Nanking überarbeitet[7], indem 2000 Substanzen nach Kategorien geordnet wurden, z. B. nach chinesischen und lateinischen Namen, nach Anwendungen, Geschichte, Präparat, Inhaltsstoffen und anderen Einzelheiten.

Diese Pharmakopöe wird noch heute verwendet. Doch in den Krankenstationen der Volkskommunen türmen sich neben den Kräu-

Tabelle 2: Traditionelle chinesische und moderne Medizin

	Chinesische Medizin	*Moderne Medizin*
Entdeckung	Erfolgslernen (durch Versuch und Irrtum) über einen langen Zeitraum. Schlußfolgerung. Intuition – Selbstbeobachtung	Erfolgslernen über einen sehr kurzen Zeitraum. Schlußfolgerungen anhand pharmakologischer Prinzipien
Typisches Labor	Der menschliche Körper im Alltag	Rattenkörper, an Instrumente angeschlossen
Bandbreite	Tier, Pflanzen, Mineralien	Pflanzen und Mineralien. Heute weitgehend synthetisch
Typische Prinzipien	Koordination von Yin/Yang. Anpassung der fünf Elemente. Verbesserung der Vitalität. Entgiften	Abtöten von Krankheitserregern. Wettbewerb unter den Rezepturen. Abklingen der Symptome
Wertigkeit	Harmlose, sanfte Drogen sind die besten, hochpotente kurative die schlechtesten	Kurative Medikamente stehen an erster Stelle, milde an letzter Stelle
Beispiele für wichtigste Heilmittel	Ginseng, Rehmannia, Süßholz, Dioscorea	Kortison, Penicillin, Morphine, Barbiturate, Digoxin
Beispiele für unwichtige Heilmittel	Adonis, Veratrum	Stärkungsmittel, alte Hausmittel gegen Husten, Kräutertees, Abführmittel
Nahrungsmittel und Gewürze als Arzneimittel	Ja	Nein
Rezeptur	Mehrere Drogen in Wasser	Chemischer Wirkstoff allein in reiner Form
Dosierung	Hoch (1,0–100,0 g)	Niedrig (0,0001–5,0 g)
Anwendung	Oral und Haut	Oral, Injektion und Haut
Verarbeitung	Minimal. Manchmal werden Giftstoffe entfernt	Maximal. Ganze Pflanze, bis auf Wirkstoff. Rest wird weggeworfen
Typischer Therapieerfolg	Zunehmende Resistenz gegen Krankheit. Eindämmung chronischer Erkrankungen, z. B. Hepatitis, geriatrische Beschwerden, Erschöpfungszustände	Vollständige Kontrolle bei Infektionskrankheiten, z. B. Lungenentzündung. Kontrolle einiger schwerer Krankheiten, z. B. Diabetes

	Chinesische Medizin	Moderne Medizin
Typische Mißerfolge	Krankheiten in fortgeschrittenem Stadium. Epidemien. Unfälle	Chronische Krankheiten. Herz-Kreislauf-Erkrankungen. Leichte, aber anhaltende Beschwerden, vor allem altersbedingt

terheilmitteln auch Medikamente aus dem Westen. Ärzte, die während ihrer Ausbildung in beiden Systemen geschult wurden, arbeiten Seite an Seite in den Gemeinde- und Landkrankenhäusern. Der barfüßige Doktor überläßt dem Patienten gewöhnlich die Wahl zwischen einer Behandlung traditionellen und westlichen Zuschnitts. Manchmal empfiehlt er aufgrund der Beschaffenheit einer Erkrankung das eine oder andere System. Die traditionellen Methoden erhalten oft den Vorzug, wenn es um geringfügige Beschwerden vor Ausbruch einer Krankheit geht oder um eine leichte Infektion, Abgespanntheit, Migräne und viele chronische Erkrankungen, um Leberleiden, Anämie, Hepatitis, Impotenz usw. Zur westlichen Medizin greift man vor allem bei akuten Erkrankungen, Verletzungen, schweren Infektionen wie Lungenentzündung oder Cholera und Funktionsstörungen des Verdauungstrakts, Parasitenbefall usw. Viele barfüßige Ärzte verstehen sich auf Kräuterheilkunde, Akupunktur, Moxibustion, Heilmassage und Bewegungstherapie, sind aber auch mit einer Fülle von Medikamenten aus dem Westen vertraut, die sich in ihrer Reiseapotheke – also der Notfalltasche – befinden.

Die traditionellen Arzneien, die in Fernost verwendet werden, sind regional unterschiedlich. Die Tibeter schwören auf Kräuter aus dem Himalaya. Die Mongolen, die ihre Joghurtkulturen in den Westen gebracht haben, verfügen über ein fundiertes Wissen im Bereich der Pflanzenheilkunde, und die Koreaner sind Experten auf dem Gebiet der Konstitutionserkrankungen, d. h., sie verordnen eine einfache, auf den einzelnen abgestimmte ›Diät und einen Extrakt‹. Darüber hinaus gibt es noch eine Fülle alter Hausmittelchen, die sich von Ort zu Ort und Familie zu Familie unterscheiden. Die Rezepturen werden heute gesammelt und in den ungeheuer umfangreichen Archiven der führenden medizinischen Zentren erfaßt. Dazu kommt ein neues Phänomen: die Forschung.

Die chinesischen Forschungsaktivitäten im Bereich der traditionellen und westlichen Arzneimittel werden vom pragmatischen sozialen Klima beeinflußt. Ein Großteil der laufenden Projekte ist mit der Vereinheitlichung und Herstellung der Kräuterpräparate in geeigneten Formen befaßt. Das hat zu großen Problemen in der Pharmabranche geführt, die plötzlich zur Massenproduktion von patentierten Arzneimitteln übergehen soll: In manchen Werken laufen rund 700 verschiedene synthetische Präparate vom Band. Grundlagenforschung und zweckfreier, wissenschaftlicher Arbeit hat man in China noch nie viel abgewinnen können, und sie wurden vor allem während der Herrschaft der Viererbande stiefmütterlich behandelt. Doch die Erforschung althergebrachter Heilmittel im Labor hat in den letzten Jahren immer mehr Schubkraft erhalten. Hier liegt der Schwerpunkt im allgemeinen auf Tests, die fernöstliche und westliche Arzneien miteinander vergleichen. Beispielsweise wurden mit einem Präparat, das aus sechs Wirkungskomponenten bestand, Experimente an Tieren mit Nierenfunktionsstörungen durchgeführt. Es zeigte sich, daß es die Nierenfunktion merklich verbesserte und den Blutdruck über einen langen Zeitraum senkte. Die chinesischen Wissenschaftler glauben, daß die Droge imstande ist, die Gefäße zu erweitern, welche die Nieren mit Blut versorgen, und auf den Filtervorgang in der Niere selbst einzuwirken. Sollte sich diese Hypothese als richtig bestätigen, wäre das auch im Westen von großem Interesse für die Behandlung von Herz-Kreislauf-Erkrankungen.

Pharmaka mit harmonisierender Wirkung

Bestimmte Arzneien fördern die Vitalität und Immunabwehr des Menschen. Sie wirken auf die körpereigene Energie ein, weniger, um akute Krankheiten zu heilen, sondern vielmehr, um das physische und mentale Wohlbefinden sowohl von Kranken als auch von Gesunden zu fördern. Die traditionellen chinesischen Ärzte benutzen sie, um die verschiedenen Organsysteme ›auf Trab‹ zu bringen und ein harmonisches Gleichgewicht zwischen ihnen herzustellen. Sie gehören zu den Herrscherdrogen des *Shen Nung*, zu den kostbarsten und namhaftesten Pflanzen der fernöstlichen Materia medica. Ihre sanfte Wirkung ist für Menschen, die in der westlichen Hemisphäre leben und sie nicht aus eigener Anschauung kennen, schwer zu verstehen. In unseren Breiten werden sie oft als Tonikum bezeichnet, als stärkendes, belebendes Mittel. Der Begriff leitet sich vom griechischen Wort *tonos* her, was soviel wie Spannkraft bedeutet. Er deutet auf einen erfrischenden, stärkenden und leicht stimulierenden Wirkstoff hin. Aber damit ist bei weitem nicht das wesentliche Merkmal dieser Heilmittel beschrieben, nämlich ihre integrative, harmonisierende Wirkung auf die Körperkräfte. Es gibt keine vergleichbaren Medikamente im Westen, und nur wenige pharmakologische Prinzipien, die als Bezugsrahmen für eine Erklärung dienen könnten. Die tonisierenden Mittel im Westen, mit Inhaltsstoffen wie Zuckerphosphate, Glucose, B-Vitaminen und winzige Mengen des tödlichen Gifts Strychnin, sind völlig anders und in ihrer Bandbreite so begrenzt, daß es nur zu Verwirrung führen würde, wollte man östliche und westliche Mittel in einen Topf werfen. Deshalb bezeichnen wir die Herrscherdrogen als *harmonisierende Arzneien*. Daß dieser Name gerechtfertigt und zutreffend ist, werden wir später sehen, wenn wir die Anwendungen und vielfältigen Wirkungen untersuchen.

Die Arzneimittel in der fernöstlichen Medizin wurden manchmal in Gruppen unterteilt: Es gab die *großen Arzneimittel*, bestehend aus hochwirksamen, heilenden Präparaten, die *kleinen Arzneimittel*, die leichte Beschwerden oberflächlich abklingen lassen, und die *nachwirkenden Arzneimittel*, die chronische Erkrankungen bei der Wurzel packen. Dann gab es noch die *Notfall-Arzneimittel*, die bestimmte Symptome sofort unter Kontrolle bringen, und die *tonisierenden Arzneimittel*, die man heute in harmonisierende umgetauft hat. Sie werden verordnet, um die innere Vitalität und Energie zu erhöhen, die körpereigenen Abwehrkräfte zu mobilisieren und ein Höchstmaß an Harmonie auf der physischen und mentalen Ebene zu erreichen.

Eine Liste dieser Arzneien finden Sie in Tabelle 3 (Seite 84). Einige sind nicht nur in Fernost, sondern auch im Westen weitgehend bekannt. Sie verleihen den klassischen medizinischen Vorschriftensammlungen und Pharmakopöen Chinas einen ganz eigenen Reiz und befinden sich auch heute noch allenthalben in Gebrauch. Diese tonisierenden Drogen sind festgefügter Bestandteil der koreanischen, japanischen, laotischen, mongolischen und tibetanischen Materia medica. In der Mehrzahl handelt es sich dabei um Pflanzen, aber man verwendet auch einige tierische Produkte, beispielsweise die pulverisierten Ge-

Tabelle 3: Chinesische harmonisierende Arzneimittel

Name	*Beschreibung und verwendeter Teil*
Glycyrrhiza glabra	Süßholz (Wurzel)
Rehmannia chinensis	Verwandte der Braunwurz (Wurzel)
Panax ginseng	Ginseng (Wurzel)
Poria cocos	Pilz, wächst auf Kiefernwurzeln
Zingiber officinalis	Ingwer (Wurzel)
Ziziphus jujuba	Jujube, Chinesische Dattel
Paeonia suffraticosa	Päonienart (Wurzel)
Dioscorea batatas	Yamswurzel (Knolle)
Beuplurum chinensis	Doldengewächs (Wurzel)
Eucommia ulmoides	Baumrinde
Schizandra chinensis	Kraut (Frucht und Samen)
Lycium chinensis	Bocksdorn (Frucht)
Achyranthes bidentata	purpurrotes Kraut (Wurzel)
Salvia multiorrhiza	Salbei-Gattung (Wurzel)
Panax pseudoginseng	Ginseng-Gattung (Wurzel, Blätter)
Panax japonicus	Ginseng-Gattung (Wurzel, Blätter)
Aralia cordata	Ginseng-Gattung (Wurzel, Blätter)
Acanthopanax spinosum	Indische Narde (Wurzel, Blätter)
Aralia racemosa	Araliengewächs (Wurzel, Blätter)
Angelica sinensis	Engelwurz-Art (Wurzel)
Nelumbo nucifera	Lotos (Samen)
Nephelium longana	Aronstabgewächs (Frucht)
Polygonum multiflorum	Salomonssiegel oder Weißwurz (alle Teile)
Smilax chinensis	Chinawurzel (Wurzel)
Sika	Geweihknospen von jungem Rotwild
Aweto	Raupen, mit Fungus infiziert
Schildkröte	Panzer (pulverisiert)

weihsprossen von jungem Rotwild, Schildkrötenpanzer, Seepferdchentorso oder die Blase von Stören und verschiedenen Eidechsenarten, wie z. B. vom Gecko. Des weiteren gibt es noch Aweto, eine tibetische Medizin, hergestellt aus einer Raupe, die mit einer Mutterkorn-Art vergiftet wurde. Im nächsten Kapitel beschäftigen wir uns mit diesen harmonisierenden Arzneien, um zu sehen, welche Wirkstoffe sie enthalten, wie sie verwendet werden und was die orthodoxe Wissenschaft davon hält. Dabei konzentrieren wir uns auf eine Drogenpflanze, von der im *Shen Nung* – dem klassischen Arzneimittelbuch – behauptet wird, sie sei die bedeutendste von allen: Ginseng.

Ginseng und die artverwandten harmoniefördernden Drogen stärken in den Augen der traditionellen bzw. alternativen Medizin die Lebenskraft des Menschen und das körpereigene Immunsystem. Sie sind im Westen weniger als hochwirksames *Arzneimittel* bekannt. Und doch nehmen sie im *Shen Nung* eine Vorrangstellung ein: Sie zählen zu den Herrscherdrogen, zu den wichtigsten in der klassischen Pharmakopöe, zu den unschädlichsten und trotzdem wirksamsten. Solche Arzneimittel sind es, die wir heute im Westen am meisten brauchen.

Sie stammen von zarten ›hintergründigen‹ Heilpflanzen, die soviel Feinsinn erfordern, daß sie sich mit den im Westen gebräuchlichen Methoden nur schwer im Labor testen lassen. Doch wenn wir imstande sind, ihre Wirksamkeit hieb- und stichfest nachzuweisen, könnten sie wie ein Ritter in schimmernder Rüstung einer überladenen, allopathischen Medizin* zur Hilfe eilen.

Die Bedeutung der Ginsengpflanze liegt nicht nur darin, daß sie die Vorhut bildet und sich im Westen bereits im Handel befindet, sondern daß sie inzwischen auch zum Gegenstand wissenschaftlicher Untersuchungen geworden ist. Davon abgesehen steht sie an erster Stelle auf der Liste der Herrscherdrogen. Wir brauchen ein wirksames Anpassungs- oder Leitvehikel, das als Mittler dient und die Erfahrungen der fernöstlichen Heilkunde behutsamer und schneller in den Westen bringt. Ginseng ist für diese Aufgabe bestens gerüstet und bildet eine ideale Brücke zwischen Ost und West.

---

* mit Arzneimitteln, die eine der Krankheitsursache entgegengesetzte Wirkung haben

Teil II

4
Ginseng

Es gibt kaum eine Pflanze, die so viele Menschen fasziniert und in ehrfürchtige Scheu versetzt. Kriege wurden um den Besitz von Wäldern geführt, in denen sie wächst. Ein Tatarenherrscher ließ einen Palisadenzaun rund um eine ganze Provinz errichten, um seine Ginsengpflanzen vor Dieben zu schützen, die teilweise mit der Todesstrafe rechnen mußten, wenn sie auf ihren Raubzügen erwischt wurden. 1709 schickte der Tatarenfürst 10000 seiner Reiter auf die Suche nach Ginsengwurzeln. Jeder mußte ihm zwei Katt (etwa ein Kilo) der besten Exemplare überlassen und durfte den Rest der Ausbeute verkaufen, wofür man ihm das Gewicht in Silber zahlte. In den Monarchien der damaligen Zeit wurden phantastische Preise für wildwachsende Ginsengpflanzen auf den Tisch geblättert. Tatsache ist, daß Ginseng teurer war als jede andere Pflanze seit Menschengedenken. Eine alte Wurzel von erstklassiger Qualität war weit mehr als ihr Gewicht in Gold und das 250fache ihres Gewichts in Silber wert. Historisch verbrieften Berichten zufolge soll ein chinesischer Kaiser für eine einzige Wurzel rund 30000 US-Dollar (nach heutigem Wert) gezahlt haben. An dieser Entwicklung hat sich bis heute wenig geändert: Unlängst wurden von einem chinesischen Apotheker in New York 10000 Dollar für eine wilde Ginsengwurzel der Spitzenklasse geboten, und in der ständigen Landwirtschaftsausstellung in Moskau ist ein Exponat zu sehen, dessen Wert auf 25000 Dollar geschätzt worden ist. Kein Wunder, daß es in der Mandschurei heißt: »Iß Ginseng, und du bist ruiniert.«

Die erste ›Begegnung‹ zwischen Mensch und Ginsengwurzel ist in geheimnisvolles Dunkel gehüllt. In den meisten Legenden heißt es, in der Pflanze wohne ein wohlwollender Naturgeist. Die Ginsengwurzel sei nicht von einem Menschen, sondern der Mensch von der Wurzel gefunden worden.

Anderen Geschichten zufolge hat der Mensch die Ginsengwurzel mit Hilfe von Botschaften entdeckt, die ihm in Träumen übermittelt wurden. Solche Mythen ranken sich in vielen Kulturen um die Entdeckung wichtiger Pflanzen mit medizinischer oder kultischer Bedeutung: Ein Beispiel ist der Cocastrauch, auf den die Andenbewohner stießen, oder Amanita, der Fliegenpilz, den sibirische Volksstämme fanden. Sie stimmen mit der Annahme überein, daß Ginseng durch die übersinnlichen Erkenntnisse des Schamanismus entdeckt worden sein könnte.

An der Begeisterung, die ›König und Bettelmann‹ gleichermaßen für die Wurzel hegen, kann dagegen kein Zweifel bestehen.[1] Die Chinesen, insbesondere betagte Männer, erstehen die besten Wurzel-Bruchstücke, die sie sich leisten können. Sie werden in Balsaholzkästchen verkauft, die manchmal mit Blei versiegelt sind, um »die Strahlen zu erhalten, die von der Wurzel ausgehen«. Die Wurzel selbst wird sorgfältig in Seide oder Seidenpapier eingewickelt. Zu Hause wird sie dann in erbsengroße Stücke geschnitten und in einem kleinen, extra diesem Zweck vorbehaltenen Silberkessel gekocht. Oder man legt die Wurzel über Jahre in Weinbrand ein. Die Familie geht sehr sparsam mit der kostbaren Flüssigkeit um und trinkt sie in kleinen Schlückchen, wobei nur wichtigen Ehrengästen ein Fingerhut voll angeboten wird. Viele Chinareisende, von Marco Polo angefangen, haben auf den großen medizinischen Wert der Ginsengwurzel hingewiesen.

Es gibt viele Namen für die Ginsengwurzel. Sie spiegeln das Ansehen wider, das sie im jeweiligen Land genießt, oder enthalten Anspielungen auf die Legenden, die sich um ihre Entdeckung ranken. Ginseng, im Chinesischen *jen-shen*, bedeutet soviel wie ›Menschenwurzel‹. Die chinesische Schrift ist keine Lautschrift, sondern vielmehr eine Wortschrift, eine komplexe Darstellung von Inhalten. Mit dem Symbol für *jen* sind mehrere Bedeutungen verknüpft, einschließlich Geist, Form oder Dimensionen des Menschen. *Shen* oder seng bedeutet Wurzel, aber auch »Kristallisierung des innersten Wesens der Erde«. Dieses mächtige Bild wurzelt ebenfalls in einer Legende. Es heißt, Ginseng sei dort zu finden, wo der Blitz in eine klare Quelle einschlägt, denn das Verschmelzen der Feuerenergie mit der Bindekraft des Wassers und der Festigkeit der Erde bringt diesen kristallisierten Kern hervor.

Ginseng wird auch das »Gefäß des Geistes« genannt, in Anlehnung an den freundlichen Naturgeist, der in der Mythologie damit in Verbindung gebracht wurde, und »Lebenswurzel« oder »fruchtbare Essenz der Erde«, weil man glaubte, die Wurzel sei eine Verdichtung der Erdenergien, die für den Menschen lebenswichtig sind. Man bezeichnete sie auch als »gelbe Wurzel« wegen ihrer Farbe, als »Blutwurzel«, weil sie Ähnlichkeit mit den Körpersäften des Menschen besaß, als »magisches Kraut« oder »Tatarenwurzel« und ganz prosaisch als »regeneratives Elixier gegen Gesichtsfalten«. In Tibet spricht man von der »Heilpflanze, die ein langes Leben verleiht«, und in Korea heißt sie »Pough-wang«, was soviel wie koreanischer Phoenix bedeutet und sich auf die Blätter bezieht, die jeden Winter verwelken und im Frühjahr nachwachsen. In den asiatischen Ländern von Japan bis Afghanistan sind noch zahllose weitere Namen bekannt.

Die Pflanze

Der botanische Name der Ginsengpflanze spiegelt ebenfalls ihr Ansehen wider. Der deutsche Botaniker Nees van Esenbeck taufte sie zuerst, und zwar auf den Namen *Panax schinseng Nees*. 1842 wurde sie von Carl Anton Meyer in Panax ginseng C. A. Meyer umbenannt. Panax stammt vom griechischen *pan-axos* ab, was soviel wie Allheilmittel bedeutet (pan = ganz, akos = Heilung).

Die Pflanze gehört zur Familie der Araliengewächse, zusammen mit dem gemeinen Efeu und der Indischen Narde oder Traubigen Aralie. Ginseng hat eine dicke, fleischige, gelbe Wurzel. Sie biegt sich oft seitwärts, wenn sie größer wird; normalerweise hat sie einen oder zwei dicke Wurzelstränge, von denen sich lange, zarte Wurzelfasern verzweigen. Oben an der Wurzel sitzt ein ›Hals‹, bei dem es sich in Wirklichkeit um ein Rhizom handelt, einen kurzen Wurzelstock unter der Erde. Manche Wurzeln ähneln in ihrer Form einer menschlichen Gestalt oder einem Alraunmännchen, selbst bei einem flüchtigen Blick. Sie haben einen leicht bitteren Geschmack mit einer Spur aromatischer Süße.

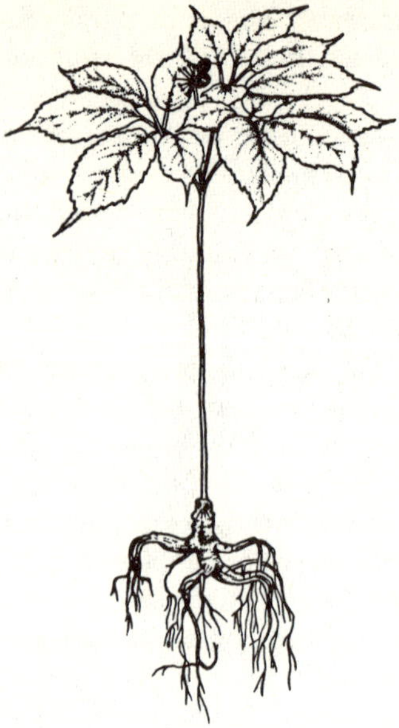

Abbildung 1: Panax ginseng

Das Blattwerk ist im Gegensatz zur Wurzel ziemlich schlicht. Die Ginsengwurzel hat einen geraden, unverzweigten Stengel, der bis zu einem Meter hoch werden kann, und am Ende sind die gezackten, quirligen Blätter in Fünfergruppen angeordnet. Die blaßgrünen, endständigen Dolden erscheinen erst, wenn das Gewächs drei oder vier Jahre alt ist. Es trägt kräftige rote, eßbare Beeren, die der Fortpflanzung dienen. Die Vögel bevorzugen sie als Nahrung und verteilen den Samen in ihren Exkrementen. Bei älteren Gewächsen findet man weitere Stengel, und ein sehr altes Exemplar kann einen Stengel in der Mitte haben, der bis zu fünf separate Zweige stützt. In diesem Stadium wird es von den Chinesen die Pflanze mit den ›100 Füßen‹ genannt. Sie gehört zu den laubwechselnden, winterharten Gewächsen. Das heißt, die Blätter verwelken jeden Herbst und wachsen im Frühjahr nach. Merkwürdig ist, daß dieses alljährliche Wachstum von einer Knospe an der oberen Spitze des Wurzelstocks ausgeht. Dieses Rhizom wird jedes Jahr länger, und um die Knospe genau auf Erdebene zu halten, schrumpft die Wurzel und zieht sich in den Boden zurück, und zwar genau im erforderlichen Maß. Dieser alljährliche Schrumpfungsprozeß hinterläßt Ringe am Wurzelhals, anhand derer sich das Alter der Pflanze bestimmen läßt. Die Chinesen glauben, daß die Pflanze uralt werden kann. Der russische Ginseng-Experte Gruschwitzky behauptet, er habe eine 400 Jahre alte Wurzel gefunden.[2] Ein Fachmann der Royal Botanic Gardens zweifelte diese sagenhafte Zahl jedoch an, gab aber zu, daß er sich außerstande sehe, hieb- und stichfeste Gegenbeweise zu liefern.

Die Wurzel, die sich vor den Menschen verbirgt

Zwischen den 35. und 45. Breitengraden, in den gebirgigen Landstrichen der nördlichen, gemäßigten Klimazonen Asiens, ist die Ginsengpflanze beheimatet. Der wilde Ginseng wächst inmitten von Laubwäldern in nährstoffreichem, feuchtem Lehmboden, versteckt und geschützt. Sie scheint sich vor den Menschen zu verbergen, denn sie hat eine Vorliebe für schattige und schwer zugängliche Standorte.

Oft wird behauptet, Ginseng leuchte im Dunkeln. Die Ginsengsammler pflegten des Nachts regelrecht auf Jagd zu gehen und von ferne mit Pfeil und Bogen auf die Pflanze zu schießen. Wenn sie bei Tagesanbruch zurückkehrten, fanden sie die kostbare Beute genau an der Stelle, an der ihr Pfeil steckte. Das führte zur Entstehung zahlreicher Legenden, von denen manche wie unheimliche Spukgeschichten klingen. In einer modernen Variante heißt es, Ginseng sende phosphoreszierende Strahlen aus – das ist allerdings unwahrscheinlich. Eine prosaischere Erklärung wäre, daß dieses Licht von Glühwürmchen erzeugt wird, die von der Pflanze offenbar ebenso magisch angezogen werden wie die Menschen.

Wilder Ginseng war immer eine Rarität. Die Ginsengsammler in China wurden *va-pang-suis* genannt, und ihre Tätigkeit galt als lebensgefährlich. Wegelagerer, die vor nichts zurückschreckten und Weiße Schwäne genannt wurden, lauerten ihnen oft auf und töteten viele, um in den Besitz der Wurzel zu gelangen. Das einzige, was man diesen Banditen zugute halten kann, war ihr Grundsatz, ein und dieselbe Person nie zweimal auszurauben. Sie drückten dem unseligen Opfer einen rotumrandeten Wimpel in die Hand, der damit anderen

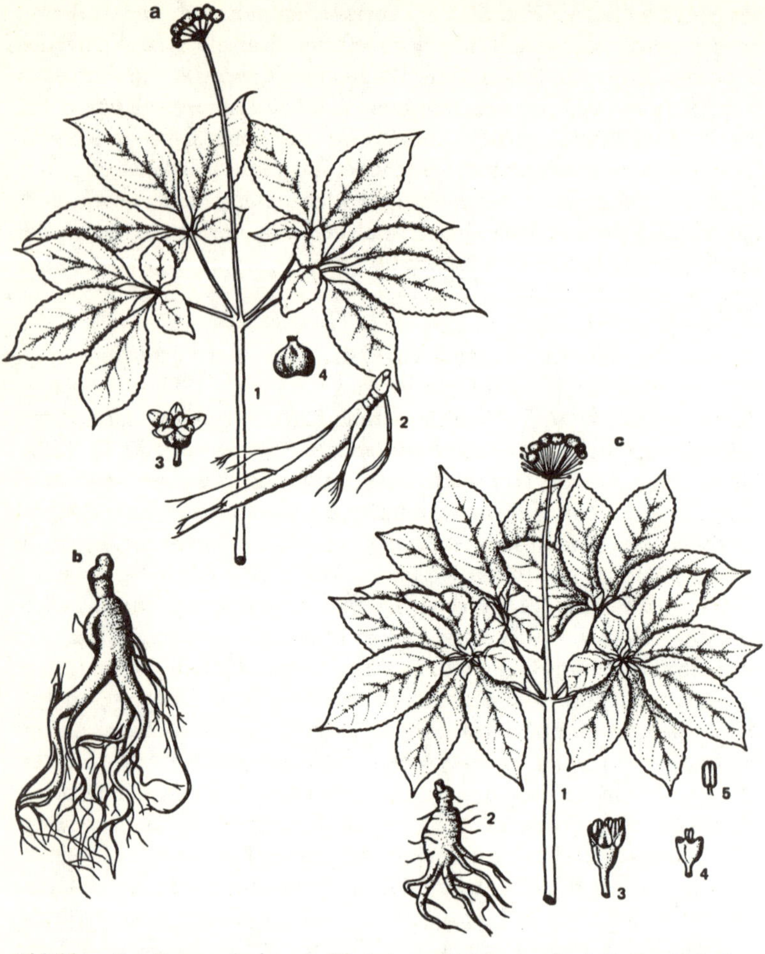

Abbildung 2a: Panax ginseng: 1. Wachstumsskizze vom oberirdischen Teil eines fruchttragenden Zweigs. 2. Unterirdischer Teil der Pflanze mit fleischiger Pfahlwurzel, Zweigen und Nebenwurzeln am Lu-t'ou. *3. Blüte. 4. Frucht.*
Abbildung 2b: Pa-huo *Tassel Ginseng von einer sechzehn Jahre alten Wurzel.*
Abbildung 2c: Panax pseudo-ginseng: 1. Wachstumsskizze vom oberirdischen Teil einer fruchttragenden Pflanze. 2. Unterirdischer Teil mit kurzem Stengel und rübenförmiger, fleischiger Primärwurzel. 3. Blüte. 4. Staubbeutel. 5. Blüte ohne Blüten- und Staubblätter.

Mitgliedern der Diebeszunft anzeigen konnte, daß er seinen Tribut bereits entrichtet hatte. Viele Ginsengsammler sind noch heute den altüberlieferten Traditionen verhaftet. Auch die tief verwurzelten Ängste und religiösen Überzeugungen leben bis zum heutigen Tag fort. Die Männer verstehen sich als Hüter der alten Rituale und der alten Sprache ihres Metiers. Bevor sie sich an die Arbeit begeben, verzichten sie für einen bestimmten Zeitraum auf den Verzehr von Fleisch und üben sexuelle Enthaltsamkeit. Sie verlassen sich bei der Suche vor allem auf ihre Träume, die sie leiten und ihnen Zeichen oder Warnsignale geben.

Heute ist wilder Ginseng beinahe vollständig ausgerottet, als Folge des Raubbaus an der Natur, der massiven Abholzung der Wälder und des unaufhaltsamen Vormarsches der Zivilisation. Einige wenige Wurzeln werden noch in den Hochgebirgen im Nordosten Chinas gefunden, in den unwegsamen Landstrichen von Heilungkiang, Kirin, Liaoning, in den nördlichen Hopei-Provinzen und an der Südgrenze der Mandschurei. Manche sind den Pflanzungen entkommen und auf irgendeine Weise in ihren natürlichen Lebensraum zurückgekehrt. In China gibt es noch heute Ginsengsucher.

In Korea wurde Ginseng früher in der Provinz Pyongyanbuk-do gefunden. Heute ist die Pflanze in ihrer wildwachsenden Form so gut wie ausgerottet. Es gibt insgesamt vielleicht noch hundert Exemplare. Sie ist eine magere Ausbeute für die zwanzig bis achtzig professionellen Ginsengsammler oder *shimmani* und rund tausend Amateure. Obwohl die Suche beinahe aussichtslos ist, wissen sie: Aufgrund der hohen Preise, die sie für wilden Ginseng erzielen, hätten sie zeitlebens ausgesorgt, wenn sie auch nur ein einziges Mal fündig werden. Derzeit gibt es kein Gesetz, das die Pflanze vor der Ausrottung schützt, und die Regierung sollte schnellstmöglich entsprechende Maßnahmen einleiten. Ob sich dadurch noch etwas ändern läßt, ist indessen zweifelhaft.

Die Wurzeln des wilden Ginseng unterscheiden sich merklich von denen der kultivierten Pflanze. Sie sind lang, dünn und überaus biegsam, bei der Zuchtpflanze dagegen kurz, dick und fleischig. Sie wachsen sehr langsam über einen langen Zeitraum. Sie sind in der Regel wesentlich älter als die kultivierten Wurzeln, und lokale Experten glauben, daß sie häufig 200 oder 300 Jahre alt sind. Die Wurzeln werden Kategorien mit phantasievollen, traditionellen Namen zugeordnet: Kind, Drachen, Phoenix, Yin-Yang, Schildkröte und Mensch – letztere ist natürlich die beste. Die wildwachsende Wurzel hat ein kräftiges Aroma und einen sehr intensiven Geschmack, der sich leicht von seiner kultivierten Entsprechung unterscheiden läßt. Angesichts der horrenden Preise gab und gibt es sicher etliche Versuche, Ginseng auszuwildern und wieder in den Wäldern heimisch zu machen. Wenn professionelle Sammler eine wilde Wurzel herausziehen, vergraben sie stets Samenkörner an der gleichen Stelle. Die Ginsengpflanze, die daraus wächst, reicht qualitativ beinahe an die wilde heran. Doch ausgewilderter Ginseng ist nicht identisch mit wildem Ginseng. In den sechshundert Jahren Züchtung hat sich einiges verändert: Sein Erbgut ist entwicklungsgeschichtlich meilenweit von seiner ursprünglichen Form entfernt. Das bedeutet natürlich, daß die wenigen wilden Ginsengpflanzen die letzte genetisch echte Quelle der einst als Gottesgeschenk gepriesenen Wurzel darstellen.

Eine letzte Bastion des wilden Ginseng, die den Lebensunterhalt einer kleinen Gruppe von Sammlern sichert, ist die Ussuri-Region an der Grenze zwischen China und den GUS-Staaten. Es gibt auch heute noch weite, unerforschte Landstriche in der Taiga. Die Sammler, zähe und ausdauernde Amateure und Profis, machen sich Jahr für Jahr auf die Suche, ungeachtet dessen, ob sie Ginseng gefunden haben oder nicht. Sie halten nach der Wurzel des Lebens Ausschau, nicht nur nach einer Arzneipflanze.

Massenproduktion

Die Ginsengfelder erinnern an ein Meer von Halmen, die schnurgeraden Linien der groben Sonnenschutzdächer aus Stroh an Wellen. Unter den kühlen Schattenspendern wuchert üppiges grünes Blattwerk. Der Boden besteht aus feinem, nährstoffreichem Lehm, dem man allergrößte Pflege angedeihen läßt. Der Kultivierungsprozeß ist langwierig und hat seine Tücken. Er schreckt selbst erfahrene Botaniker aus Westeuropa ab, wo die asiatische Ginsengpflanze bisher nicht Fuß fassen konnte.

In Korea wird seit dem Jahr 1300 Ginseng angebaut. Traditionsgemäß in Songto, unweit der Hauptstadt, und in Yong-san und Kamsan. Heute bedecken die Pflanzungen selbst die entferntesten Winkel der koreanischen Halbinsel. Die Koreaner können stolz auf eine Ausbeute von mehreren tausend Tonnen Ginsengwurzel verweisen. Die besten Sorten stammen aus dem Hochland, zum Beispiel von Pocheon. Die Einheitlichkeit der Anbaumethoden ist verblüffend, ebenso wie das Ergebnis: die Wurzeln selbst. Ein winziges Ginsengbeet und einige Strohdächer, die sich neben einer Chinakohl-Reihe erstrecken, bringen ein ähnliches Produkt hervor wie die riesigen Farmen, die mehrere Hektar des bevorzugten Hügellands bedecken.

Die Felder werden auf sanften Nord- oder Nordosthängen angelegt. Früher wurden riesige Humusmengen vom Waldboden abgetragen und das Farmland damit aufgefüllt. Heute reichert man die Pflanzungen in Korea mit zerstoßenem Granitboden, reinem Sand und Kompost an. Mulch aus verfaulten Blättern, Holz und anderen organischen Düngemitteln, wie Hühnerexkrementen oder Knochenmehl, wird hinzugefügt. Chemische Düngemittel sind nicht gestattet.

Traditionsgemäß wurde Ginseng auf einem Stück Land angebaut, das vorher keine vergleichbaren Feldfrüchte getragen hatte. Man glaubte, Ginseng entziehe der Erde Nährstoffe, um seine Heilkraft zu entwickeln, und im Verlauf dieses Prozesses büße der Boden seine Fruchtbarkeit vollständig ein. Nach der Ernte ließ man die Felder 10 bis 15 Jahre brachliegen, wobei regelmäßig organisches Material zur Anreicherung untergepflügt wurde. Im Zuge der Massenproduktion, die in unserer heutigen Zeit gang und gäbe ist, kann man nicht so lange warten. Normalerweise pflanzt man zuerst Hülsenfrüchte, die Stickstoffdünger produzieren, und läßt das Land dann zwei Jahre lang brachliegen. Während dieser Periode werden die Felder rund zwölfmal gepflügt. Diese enorme Zeitverkürzung hat bewirkt, daß mehr Ginseng angebaut werden kann, aber sie hat auch einige Nachteile. Die Bodenkrankheit ist heute weit verbreitet. Sie bewirkt, daß die Wurzeln faulen. 1965 waren achtzig Prozent der Ginsengpflanzen aus Kumsan von der Wurzelfäule befallen und landeten größtenteils auf dem Müll. Rund ein Viertel der Wurzeln aus koreanischem Anbau leidet an Fäulnisbildung. Das ist auf verschiedene Mikroorganismen im Erdreich zurückzuführen, vor allem auf Pilze. Inzwischen sind an der Hochschule für Agrarwirtschaft in Seoul Experimente mit biologischen Kontrollmöglichkeiten durchgeführt worden. Bisher wurden aber wenig brauchbare Informationen bekanntgegeben, mit Ausnahme der Entdeckung, daß bestimmte organische Düngemittel wie zerstoßene Muschelschalen die Fäulniserreger bzw. Krankheiten im Boden mindern.[3]

Ginseng wird aus Samen gezüchtet, der nur von vierjährigen Pflanzen stammen darf. Es dauert normalerweise achtzehn Monate bis zwei Jahre, bis die ersten Schößlinge sprießen – ein weiteres merkwürdiges Phänomen, das die Liste der Eigenheiten dieser Pflanze ergänzt. Die koreanischen Bauern haben inzwischen Methoden entwikkelt, um den Prozeß des Keimens zu beschleunigen: Sie bewahren den Samen an einem kühlen, dunklen Ort in feuchtem Moos oder Sand auf. Die geöffneten Samenkapseln setzt man in schmale Furchen, die unter einer Bedachung aus Reisstrohmatten gezogen wurden. Obenauf streut man Sand. Alle drei Tage werden die Sämlinge bewässert und die Pflanzungen inspiziert, um einem zu dichten Wuchs, Verwelken und Wurm- oder Insektenbefall vorzubeugen. Die Gewächse werden immer in tiefstem Schatten angebaut.

Im zweiten Jahr nach dem Keimen füllt man die Beete mit Mulch aus feinem Lehm, Sand und Hühnerexkrementen auf, damit die Sämlinge nicht umknicken. Im darauffolgenden Frühjahr werden sie wieder verpflanzt. An diesem Standort bleiben sie ein Jahr lang, um dann erneut umgesetzt zu werden, und Berichten zufolge steht ein dritter Ortswechsel im Jahr darauf an. Die Beete werden immer mit Stroh überdacht, ähnlich dem dichten, schützenden Blattwerk im Wald. Die Wurzeln können nach sechs oder sieben Jahren gezogen werden, sehr behutsam, um die zarten Wurzelfasern nicht zu beschädigen.

Die Pflege der Pflanze ist damit aber nicht zu Ende. Die Wurzeln werden nun sehr vorsichtig von Hand gewaschen und die Erde mit feinen Bürsten entfernt. Danach werden sie geschabt und ins Kesselhaus gebracht, wo sie in Steinguttrögen über einem Kiefernholzfeuer garen und anschließend in der Sonne trocknen müssen. Danach werden sie mehrere Tage in eigens dafür errichteten Räucherkammern an Bambusstöcken über einem Holzkohlenfeuer geräuchert. Zum Schluß müssen sie ein zweites Mal in der Sonne trocknen. »Im Verlauf dieses Verfahrens werden die Wurzeln sehr widerstandsfähig und hart. Die Farbe ändert sich, aus einem gelblichen Weiß wird beinahe ein Kirschrot. Die Wurzeln lassen sich nur schwer durchbrechen, und die Bruchstelle ist glänzend und spiegelglatt.«[4] Das ist der berühmte rote Ginseng; ihm sagt man größere Heilkraft als dem weißen Ginseng nach, der ungeräuchert in der Sonne trocknet.

Die Ginsengherstellung ist heute ein modernes Industrieverfahren, das in großen Fabriken an Fließbändern stattfindet. Die grundlegenden Methoden haben sich indessen nicht geändert. Die Wurzeln werden von Hand und per Maschine gewaschen, in riesigen Kesseln über Dampf gegart, in Öfen und in der Sonne getrocknet und danach geprüft und nach Qualität sortiert. Die Wurzeln sind noch immer halb durchsichtig. Gewächse aus dem Hochland werden für die Herstellung von rotem Ginseng und Pflanzen aus der Tiefebene, z. B. aus der Region Daejon und dem Umland, für die Produktion von weißem Ginseng verwendet. Wenn die Tiefland-Sorte zu rotem Ginseng verarbeitet wird, bilden sich häufig Löcher in der Wurzel. Danach wird Ginseng im Stück als Wurzel, in pulverisierter Form, als Dragees und Kapseln verkauft oder zu Tee und Extrakten weiterverarbeitet.

Im Handel sind viele verschiedene Qualitätsstufen und Ginsengarten erhältlich. Die Wurzeln unterscheiden sich je nach Anbau-, Sammel- und Verarbeitungsmethode merklich voneinander. Dazu kommt, daß jedes ökologische Umfeld eine Pflanze mit ganz spezifischen Eigenschaften hervorbringt, eine Folge der Unterschiede in der Beschaffenheit des Bodens, der klimatischen Besonderheiten und ähnlicher Einflußfaktoren. Das gilt für viele Pflanzen, zu denen der Mensch eine enge Beziehung entwickelt hat. Es gibt Hunderte von Tabaksorten, die auf verschiedene Weise hergestellt werden, und eine breitgefächerte Palette von Geschmacksrichtungen, entsprechend den jeweiligen Wünschen der Käufer.

Korea weist ein Ginseng-Exportvolumen im Wert von 70 Millionen Dollar aus, eine stolze Leistung, wenn man bedenkt, wie schwer und kompliziert der Kultivierungsprozeß ist. Die Qualität kann sich zweifellos nicht mit wildem Ginseng messen. Die abgekürzten Verfahren, für die Massenproduktion unerläßlich, haben die Wirkstoffe der kultivierten Pflanze noch mehr beschnitten. Das Problem ist, daß niemand weiß, in welchem Ausmaß. Es gibt keine vergleichenden Untersuchungen zwischen den Wurzeln von wildem und kultiviertem Ginseng, zwischen ausgewilderten und in Pflanzungen angebauten Exemplaren oder zwischen maschineller und manueller Verarbeitung.

Extensiver Ginsenganbau wird auch in China betrieben, vor allem in den Provinzen Kirin und Liaoning, wo früher die kaiserlichen Ginsengpflanzen wild wuchsen. Die chinesischen Anbaumethoden ähneln den koreanischen. Die Chinesen führen reinen Ginseng nicht in solchen Mengen aus. Das Gros ist für den heimischen Gebrauch bestimmt. Sie verwenden gleichwohl beträchtliche Mengen für Tonika, Extrakte und traditionelle Heilmittel, die sie in alle Länder der Welt exportieren, auch an die chinesischen Enklaven im Ausland.[5] Die Chinesen haben viele hochkomplizierte Verfahren entwickelt, um Ginseng zu räuchern. Sie bringen neben den roten und weißen auch gezuckerte Ginsengwurzeln in den Handel: Die Wurzel wird mit dünnen Nadeln durchbohrt und danach zwölf Stunden in Zuckersirup eingelegt, bevor sie in der Sonne trocknen muß. Diese Prozedur – durchbohren, einlegen und trocknen – wiederholt man mehrfach. Die Wurzelfasern werden entfernt oder an der Pfahlwurzel befestigt, so daß sie einem peitschenartigen Schwanz ähneln. Oder die Wurzel wird mit einem Bambusmesser durchbohrt, kunstvoll verziert und so zugeschnitten, daß ihre Form nach dem Trocknen der menschlichen Gestalt gleicht.

Während der 30er Jahre in diesem Jahrhundert führten sowjetische Wissenschaftler umfangreiche Tests mit wildem Ginseng durch. 1945 besetzten die Russen Nordkorea und ließen sich hier vom koreanischen Ginsengfieber anstecken. Das alte Interesse flammte wieder auf, und sie sammelten zahllose wildwachsende Wurzeln, die sie zu Untersuchungen nach Rußland schickten. Richard Lucas bezieht sich auf diplomatische Berichte aus der damaligen Zeit und eigene Erfahrungen, als er schrieb:

»Indizien für das anhaltende sowjetische Interesse fanden sich erstmals, als in einem Bericht vermerkt wurde, daß die Russen während des Koreakonflikts eine komplette Ginsengernte in Nordkorea beschlagnahmt hatten. Kurz danach reisten verschiedene Delegationen russischer Wissenschaftler in die benachbarten Länder, um die dortigen Ginseng-Pflanzungen vor Ort zu studieren. Infolgedessen verfügen die Russen jetzt über riesige Ginsengplantagen im eigenen Land, wo man die Wurzel weitgehend für medizinische Zwecke und die Herstellung von Stärkungsmitteln verwendet. Sie wird außerdem in großen Mengen nach Afrika, Indien und in andere Länder exportiert.«[6]

Die ersten russischen Ginsengfarmen befanden sich auf den entlegenen Parzellen sibirischer Fallensteller und eingewanderter Chinesen in der Ussuri-Taiga. Danach wurden sie in riesige Kolchosen umgewandelt. Einer der größten und bekanntesten dieser Staatsbetriebe ist, wen könnte es überraschen, Zenshen. Die Ginsengfarmen liegen heute im Ussuri-Gebiet, in Sibirien, Weißrußland und im Süden von Khabarowsk. Die russischen Anbaumethoden sind in noch stärkerem Maß technologisch orientiert als in anderen Ländern. Man stellte beispielsweise fest, daß sich die Keimzeit drastisch verkürzen läßt, wenn man den Samen kurz in Gibberellinsäure – ein pflanzliches Hormon – einweicht.[7] Beschaffenheit, Feuchtigkeit, Sauerstoffzufuhr und Beleuchtung des Bodens werden ebenfalls sorgfältig kontrolliert. Die Russen haben interessanterweise Methoden gefunden, um asiatische Ginsengpflanzen auch im europäischen Teil Rußlands und in Südosteuropa anzubauen, beispielsweise in Bulgarien. Experimente in großem Stil werden in den Wäldern des nördlichen Kaukasus durchgeführt, vor allem im Tiberdin-Naturschutzgebiet. Inzwischen wird Ginseng kaum noch in seinem natürlichen Umfeld angebaut. An der Moskauer Staatsuniversität wächst die Pflanze nicht in Freilandkulturen, sondern im Labor, in Glasbehältnissen mit einer Nährflüssigkeit.

Ginseng in Europa

Im Westen waren die Heilkräfte der asiatischen Ginsengwurzel schon immer bekannt. Marco Polo und alle namhaften Chinareisenden verbreiteten die Kunde. Die Pflanze könnte auf der Seidenstraße nach Europa gelangt sein, zusammen mit anderen Gewächsen und Gewürzen. Ibn Cordoba, einem der berühmten arabischen Seefahrer, wird das Verdienst zugeschrieben, Ginseng Mitte des 9. Jahrhunderts v. Chr. aus China mitgebracht zu haben. Die arabischen Ärzte kannten dadurch die Heilkräfte der Ginsengwurzel, aber dieses Wissen ging allem Anschein nach mit dem Niedergang der arabischen Kultur in Europa verloren. Ginseng tauchte hier erst am Ende des 17. Jahrhunderts wieder aus der Versenkung auf, als die mächtige und habgierige Ostindische Kompanie und ihre französisches Pendant, die Compagnie des Indes, die Wurzel importierten. Sie wurde damals von Kräuterkundigen und Quacksalbern als Allheilmittel angepriesen. Wir wissen jedoch wenig darüber, weil Ginseng in der Flut der Elixiere und Wunderheilmittel zweifelhaften Ursprungs und ihrer noch zweifelhafteren Wirkung unterging.

Ein neues Kapitel in der Geschichte der Ginsengpflanze wurde während der Regierungszeit des chinesischen Kaisers K'hang-hsi aufgeschlagen, der die Drogenpflanze ›hoffähig‹ machte. Er entwickelte ein gutes Verhältnis zu den Jesuiten, deren Gelehrsamkeit er schätzte, und schickte den Missionar Père Jartoux ins Landesinnere, um Kartenmaterial anzufertigen. Der gute Pater war verblüfft über die Kraft der Ginsengwurzel. Er erwähnte 1711 in einem Bericht an die Royal Society of London eine Pflanze, die von den Tataren ›orhota‹ oder Herrscher der Pflanzen genannt wurde. Er beschrieb, wie er nach einem langen Ritt völlig erschöpft gewesen sei. Daraufhin gab ihm sein einheimischer Reisebegleiter ein Stück Ginsengwurzel zum Kauen, und innerhalb einer Stunde stieg der Missionar mit neuer Energie wieder in den Sattel, wobei er seine Müdigkeit völlig vergaß.[8] So wurde Ginseng auch in europäischen Medizinerkreisen bekannt. Als Gesandte des Herrschers von Siam am Hof Ludwigs des XIV. ihre Aufwartung machten, überreichten sie dem Sonnenkönig ein fürstliches Geschenk, nämlich eine ›Gintz-aen-Wurzel‹ der allerhöchsten Güteklasse. Ginseng wurde in Frankreich bald hochgeschätzt, vor allem in Adelskreisen. Kurze Zeit später führte Holland die Wurzel ein, die von den berühmtesten niederländischen Ärzten bei Erschöpfungszuständen und Entkräftung verordnet wurde. Das Mittel war bald in einigen ausgewählten Apotheken auf dem gesamten europäischen Festland zu haben und fand Eingang in die gelehrte Materia medica, so wie Geoffrey's medizinisches Sammelwerk, das 1840 erschien. Ginseng wurde während des 19. Jahrhunderts gelegentlich in europäischen Pharmakopöen erwähnt, doch zu Beginn unseres Jahrhunderts verschwand die Pflanze aus unserem Gesichtsfeld.

Das lag teilweise sicherlich daran, daß einige Substanzen für Galenika (Pflanzenheilmittel, die nach Vorschriften des Arzneibuches oder Arztes zubereitet wurden) nicht mehr verwendet werden durften. Und als die Welle der amerikanischen Ginsengpräparate Mitte des 19. Jahrhunderts nach Europa schwappte, verdrängten diese das teure asiatische Ginseng aus den Regalen der Apotheken. Daß man das echte Ginseng häufig mit der viel weniger wirkungsvollen amerikanischen Sorte verwechselte, trug nicht zuletzt zum Reputationsverlust der Herrscherdroge bei. Erst seit einiger Zeit erlebt sie eine Wiedergeburt, die sie dem neu erwachten Interesse der breiten Öffentlichkeit an Heilkräutern und Heilpflanzen verdankt.

Boones Ladung

Daniel Boone, ein Trapper und Pelztierhändler, mag auf den ersten Blick ein Zeitgenosse sein, der nicht recht zu den Tataren paßt, aber auch er war ein Ginsengexperte. Er sammelte eigenhändig große Mengen der Heilpflanze und ergänzte den Bestand durch den Aufkauf von Vorräten der weißen Siedler in Amerika. 1787 fuhr er in einem vollbeladenen Kanu, das annähernd 15 Tonnen Ginseng befördert, den Ohio-Fluß hinunter. Das Boot kenterte, und Boone verlor seine gesamte kostbare Fracht. Doch das konnte ihn nicht abschrekken: Im nächsten Jahr kehrte er in die Wildnis zurück und sammelte unverdrossen weiter, bis sein Boot wieder voll war. Er verdiente schließlich mehr Geld mit Ginseng als mit dem Verkauf der übrigen Waren, die er feilbot.

Was Daniel Boone sammelte, war wilder amerikanischer Ginseng, Panax quinquefolium genannt. Das ist ein Verwandter der asiatischen Spezies, den man auch im Himalaya findet. Diese Drogenpflanze hat eine ungewöhnliche Geschichte. Père Jartoux, der zuvor erwähnte Jesuitenpriester, der als Missionar in China lebte, berichtete nicht nur der Royal Society über seine persönlichen Erfahrungen mit der wundersamen Wirkung der Ginsengpflanze, sondern schrieb darüber auch in einem ›hausinternen‹ Mitteilungsblatt seines Ordens. Er äußerte die Vermutung, daß man Ginseng möglicherweise auch in Kanada finden könne, wo es ähnlich beschaffene Wälder und Berge wie in den Ginsengregionen Chinas gebe. Père Lafiteau, ein Jesuitenmissionar in Kanada, las das Bulletin und machte sich auf die Suche. Er wurde tatsächlich fündig, doch »eher durch Zufall, als ich überhaupt nicht mehr daran dachte, in der Nähe einer Blockhütte, die ich gebaut hatte ... Ich zog die Wurzel hocherfreut heraus und zeigte sie einer Indianerin, die ich gebeten hatte, mir bei der Suche zu helfen. Sie erkannte sie auf Anhieb, denn sie wurde auch von den Indianern verwendet.«[9]

Lafiteaus Entdeckung brachte die Chinesen darauf, nach Kanada zu reisen, um sich über die Möglichkeiten des Ginsengkaufs kundig zu machen. Ein regelrechtes Ginsengfieber brach daraufhin aus. Siedler und Indianer streiften in hellen Scharen durch die Wälder auf der Suche nach der kostbaren Wurzel, die dann nach Kanton geschickt werden sollte. Die Preise in Quebec erreichten astronomische Höhe:

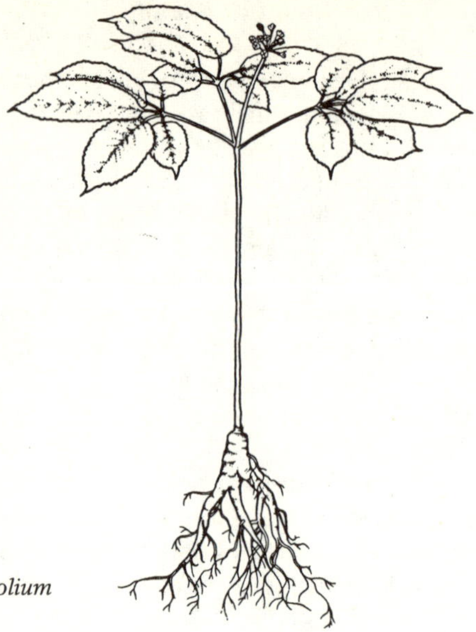

Abbildung 3:
Panax quinquefolium
Ginseng

Sie stiegen von 2 Francs je Pfund auf 80 Francs, und in Kanton wurden die Wurzeln mit mindestens zehnfachem Gewinn verkauft. Die Compagnie des Indes übernahm den Handel und lieferte Ginseng via Frankreich, woher wiederholt Bitten um den Verkauf größerer Mengen laut wurden. Dadurch erreichte der ›Ginsengrausch‹ seinen Höhepunkt. Die Indianer strömten in die Wälder und waren vollauf mit der Ginsengsuche beschäftigt, so daß die Franzosen ihre Ernten alleine einbringen mußten. Doch beim ›Run‹ auf die kostbare Knolle war die Habgier größer als weise Voraussicht: Sie wurde egal zu welcher Jahreszeit und ungeachtet ihres Alters ausgegraben. Niemand machte sich die Mühe, den Samen am gleichen Standort wieder auszusäen. Das hatte zur Folge, daß wilder Ginseng in Kanada bald eine Seltenheit war. Dazu kam, daß man die Wurzel im Ofen trocknete, ein Verfahren, das sie für die Chinesen unannehmbar machte. Der Markt zeigte sich bald rückläufig, und die Händler richteten ihr Augenmerk auf die weißen amerikanischen Siedler in den Neuengland-Staaten, auf die Region um New York und westwärts, um echte Ware zu kaufen.

Die Ginsengjagd in Amerika war eröffnet. Ganze Siedlungen lagen verlassen dar, weil die Bewohner mit Hacke und Rucksack bewaffnet in die Wälder aufgebrochen waren, auf der Suche nach ›Seng‹.[11] Immer größere Mengen wurden nach China ausgeführt, mit riesigem Gewinn für die Händler und die ›Senggräber‹. Das Exportvolumen der getrockneten Wurzel erhöhte sich stetig: 1862 betrug es sage und schreibe mehr als 300000 Kilogramm. Vielen Farmern bot sich damals mit der Ginsengsuche eine Möglichkeit, Dürre und Weltwirtschaftskrise zu überstehen. Die Trapper, einschließlich Daniel Boone, stellten fest, daß ›Seng‹ genauso gewinnträchtig war wie Felle, und kehrten mit beidem aus den Wäldern zurück. Tatsache ist, daß der Ginsenghandel in Amerika noch heute weitgehend in den Händen der Pelzunternehmen liegt.

Gegen Ende des 19. Jahrhunderts wurde wilder Ginseng knapp, trotz der Bemühungen auf Regierungsebene, die Sammelleidenschaft durch Gesetzesvorschriften unter Kontrolle zu bringen. Einige Farmer mit Unternehmersinn begannen die Pflanze anzubauen, und einige wenige erzielten damit große Erfolge. Doch Ginseng zieht nicht nur Menschen und Glühwürmchen magisch an. Alle möglichen Insekten, Pilze und Würmer sorgten dafür, daß die Kultivierungsversuche zu einem mühsamen, fortgesetzten Kampf ausarteten. 1910 wurde buchstäblich die gesamte amerikanische Ernte vernichtet, und die Wirtschaftskrise versetzte den wenigen Farmern, die diese Katastrophe finanziell überlebten, den Todesstoß.

Wilde Ginsengpflanzen waren in den meisten Landstrichen im Osten der USA heimisch, nördlich der Bundesstaaten Missouri und Georgia. Infolge der Sammelleidenschaft beschränken sich die Fundstellen heute auf die Allegheny Mountains und die Catskill-Berge. Hier hat man nie mit professioneller Gründlichkeit Raubbau betrieben, sondern das Sammeln eher als Freizeitvergnügen für Touristen und Rentner betrachtet. Deshalb ist die amerikanische Ginseng-Spezies nicht so stark von der Ausrottung bedroht wie die fernöstlichen Arten. Die kultivierte amerikanische Wurzel hat mehr Ähnlichkeit mit der wilden, wenn auch nicht für einen echten Ginsengexperten mit feinem Gespür und scharfem Blick. Trotzdem ist das Angebot rückläufig, und 1978 wurde die Ausfuhr von Ginseng verboten. Der überwiegende Teil war für den Export bestimmt: Alljährlich wurden 250000 Pfund (kultivierte und wildwachsende Wurzel) nach Hongkong geliefert und brachten unter dem Strich einen Gewinn von 20 Millionen US-Dollar ein.

Es gibt derzeit noch große und kleine Ginsengfarmen in einigen begrenzten Regionen von Tennessee, North Central Wisconsin und Kentucky.

Die Chinesen importieren amerikanischen Ginseng, weil die heimische Sorte teuer und knapp ist, auch wenn sie erkannt haben, daß der amerikanische den asiatischen Spezies nicht das Wasser reichen kann. Solange die Nachfrage das Angebot übersteigt, wird Panax quinquefolium Ginseng reißenden Absatz in Fernost finden, mag die Qualität auch noch so gering sein.

Die Verwendung von Ginseng: Shen Nung und die Enzyklopädia Britannica

In China wird Ginseng bei chronischer Müdigkeit, Kopfweh, Erschöpfung, Amnesie und altersbedingten Beschwerden verwendet. Man verordnet die Drogenpflanze auch unterstützend bei der Behandlung von Erkrankungen, die Herz, Nieren, Nerven- und Kreislaufsystem betreffen. Sie ist weitgehend als potenzförderndes Mittel bei älteren Männern, und bei Frauen zur Linderung von Beschwerden während der Wechseljahre bekannt. Bei Kranken soll sie den Genesungsprozeß beschleunigen, bei Rekonvalenszenten die Körperkräfte stärken und bei Gesunden das physische und psychische Wohlbefinden erhalten oder verbessern. Im allgemeinen gilt Ginseng als stärkendes und gleichzeitig vorbeugendes Mittel.

Es wird vor allem Patienten mit schwacher Konstitution verordnet, die an »Zeichen von Anämie, Appetitmangel, Kurzatmigkeit begleitet von Schweißausbrüchen, Nervosität, nachlassender Gedächtnisleistung, ständigem Durstgefühl und mangelndem sexuellen Lustempfinden« leiden.[5]

In Rußland war Ginseng von jeher ein uraltes Hausmittel. Es wurde von bekannten Heilern wie Lubin, aber auch von der einfachen Landbevölkerung, die an die Wurzel herankam, ohne großes Aufheben verwendet. Seit der russischen ›Sammelaktion‹ in Nordkorea haben Ärzte und medizinisches Personal Ginseng ausgiebig, mit Genehmigung des zuständigen Gesundheitsministeriums, benutzt. Die Ärzte

Tabelle 4: Ginseng-Varietäten

Region	*Spezies*	*Beschreibung*
China	Panax ginseng (jen seng) C. A. Meyer	Extensiver Anbau und Export in den Westen. Viele Qualitätsstufen und Handelsformen. Wilde Wurzeln gelegentlich in Hochgebirgswäldern der Mandschurei gefunden.
	Panax pseudoginseng, var. notoginseng (jen san-ch'i) Panax pseudoginseng subsp. japonicus (chu-chieh seng)	Wächst wild und kultiviert in den Provinzen Yunnan und Kwangsi.
	Panax pseudoginseng, subsp. himalaicus Panax bipinnafitidum	Wächst wild in Westchina, Tibet.
Korea	Panax ginseng	Massenanbau und Export seit 1000 Jahren. Jedes Jahr werden einige wenige wilde Wurzeln gefunden.
Japan	Panax ginseng	Kultivierte Wurzeln stammen ursprünglich aus Korea, jetzt überall bekannt und nach China exportiert. Von geringer Qualität.
	Panax pseudoginseng subsp. japonicus, vorher Panax repens	Heimische Spezies, nach China exportiert.
Rußland	Panax ginseng (Zen shen)	Kultivierte Wurzeln stammen ursprünglich aus Nordkorea; nur für Forschung und heimischen Gebrauch. Gelegentlich wild in Ussuri-Region gefunden.
USA	Panax quinquefolium (Amerikanischer Ginseng, Fünffingerwurzel)	Wächst noch wild, vor allem in Catskill-Bergen. In anderen Regionen ausgerottet. Kultiviert und nach China exportiert.

Region	Spezies	Beschreibung
Nepal, Östl. Himalaya, Burma, Thailand	*Panax pseudoginseng subsp. himalaicus Panax quinquefolium Panax assamicus Panax bipinnafitidum*	*Manchmal in Wäldern des Osthimalaya gefunden. Selten für heimische Arzneimittel verwendet.*

gehen pragmatisch an die Drogenpflanze heran, ohne den Hintergrund eines esoterischen Heilsystems, in dem Ginseng ein anerkannter Platz zukommt. Sie haben die wissenschaftlich orientierte und traditionelle Medizin zu einer typisch russischen Mischung verschmolzen, die vom gesunden Menschenverstand diktiert wird. In ihren Augen besitzt Ginseng stärkende, stimulierende, harntreibende und gerontologische Eigenschaften. Es wird weitläufig verordnet, um den Blutzucker und Stoffwechsel bei Diabetes und anderen inneren Stoffwechselkrankheiten einzustellen. Auch bei der Behandlung von Anämie, Schlaflosigkeit, Neurasthenie (Nervenschwäche), Gastritis, chronischer Müdigkeit, Depressionen, Impotenz und Schwächezuständen verschiedenster Art leistet Ginseng gute Dienste.

Aber das ist noch nicht alles. Ginseng scheint auch kurzfristig eine fantastische Wirkung zu zeitigen. Die chinesischen und vietnamesischen Soldaten trugen, wenn möglich, ein Stück Wurzel bei sich. Damit sollte verhindert werden, daß sie infolge von Streß und Schock zusammenbrachen, wenn sie im Kampf verwunden wurden. Diplomaten nehmen Ginseng ein, um anstrengende Verhandlungsmarathons durchzustehen, und Henry Kissinger schwor darauf als Mittel gegen Streß. Menschen, die einen gefährlichen Beruf ausüben, nehmen es, um ihre Sinne für potentielle Gefahren zu schärfen und sich gegen ihre Folgen zu schützen. Ginseng wird in China benutzt, damit die schwindenden Kräfte der Sterbenden noch einmal aufflackern, so daß ihnen Zeit bleibt, sich von der Familie zu verabschieden, den Besitzstand zu regeln und sich auf die Begegnung mit den Ahnen vorzubereiten. Reiche Männer bewahrten einzig für diesen Zweck ein Stück Ginsengwurzel von erstklassiger Qualität auf. Es heißt, wenn sie starben, wuchs ein Pilz innerhalb des Sargdeckels, der mit dem Verzehr der hochpotenten Drogenpflanze in Verbindung gebracht wurde. Die

Leute gruben die Särge wieder aus und kratzten den Pilz ab, den man dann als außerordentlich seltene und kostbare Medizin mit dem Namen ›Totenpilz‹ verkaufte.

Ginseng galt auch als Aphrodisiakum. Die Chinesen haben behauptet, es fördere die Manneskraft vor allem in späteren Lebensjahren, wenn ein anregendes Mittel die besten Dienste leiste. Die ›Chronisten‹ der chinesischen Aristokratie malten ein Bild von einem Patriarchen in wallendem Gewand, der in seinem Schlafgemach an einer Ginsengwurzel kaut und Reiswein dazu trinkt. Die chinesischen Kaiser pflegten ihr Frühstück mit Ginseng der besten Qualität abzurunden. Danach verwendeten sie einen Großteil ihrer Energie auf das Lusthaus. Heute wird Ginsengwurzel mit Rotwild-Geweihsprossen und Seepferdchenschwanz in pulverisierter Form kombiniert – ein patentiertes Mittel gegen nachlassende Virilität.

Doch die Argumente, die gegen Ginseng ins Feld geführt werden, sind nicht minder stark. Viele Arzneibücher und Enzyklopädien haben es als Heilmittel ausgeklammert. In einem Bericht des Smithsonian Institute, der um die Jahrhundertwende erschien, heißt es: »Ginseng besitzt keinen Wert, soweit es die westliche Medizin zu beurteilen vermag... seine Wirkung ist rein psychologischer Natur... aber wir haben bezüglich des medizinischen Wissens der Chinesen nur die Spitze des Eisbergs abgetragen.« Das klingt weit höflicher als die Absage mancher Schulmediziner: »Humbug«, befanden sie. »Was uns betrifft, so halten wir Ginseng als Arznei für völlig nutzlos«, urteilte der Vertreter eines Gesundheitsministeriums.

Was verbirgt sich hinter diesem Labyrinth von Behauptungen und Gegenbehauptungen? Wo liegt der wahre Kern? Um diese Frage zu beantworten, müssen wir zu den Anfängen zurückkehren und die altüberlieferten Ginseng-Anwendungen in China unter die Lupe nehmen. Diese werden in der berühmten *Pharmakopöe* des chinesischen Kaisers Shen Nung knapp und treffend beschrieben: »Die Wurzel schmeckt süßlich und besitzt leicht kühlende Eigenschaften. Sie wächst in Gebirgsschluchten. Sie dient dazu, die fünf Eingeweide zu heilen, die Harmonie der Energieströme wiederherzustellen, die Seele zu stärken, die Furcht zu mildern und Giftstoffe aus dem Körper zu entfernen. Sie läßt die Augen strahlen, öffnet das Herz und verbessert das Denkvermögen. Der stetige Gebrauch stärkt den Körper und verlängert das Leben.«

Damit sind die Ginseng-Eigenschaften und -Wirkungen im wesentlichen beschrieben. Die ›Heilung der fünf Eingeweide‹ ist der Schlüssel, wenn auch in chinesischen Begriffen. Diese fünf Viszeralorgane sind die grundlegenden Arbeitssysteme im menschlichen Körper. Ein jedes besitzt einen eigenen Anteil an den fünf Elementen und ein gewisses Maß an den polaren Yin-Yang-Kräften. Ginseng war nicht nur die erstrangige harmonisierende Herrscherdroge, sondern auch diejenige mit der größten Yang-Energie. Ihre Funktion im Rahmen physischer Prozesse bestand darin, die Yang-Energie wiederherzustellen *(pu)* – mit anderen Worten, den Energiefluß in Gang zu setzen, die Körperhitze zu erhöhen und die angesammelten Stoffwechselprodukte und toxischen Substanzen zu verbrennen. Ginseng besaß Yang-Feuer. Es förderte die Freisetzung des Körperkräftepotentials, das blockiert, erkrankt oder lethargisch geworden war.

Die durch Ginseng erzeugte Hitze konnte gezielt auf bestimmte Organsysteme gelenkt werden. Erleichtert wurde dieser Prozeß, indem man Ginseng zusammen mit einer entsprechend Assistenten- oder Botendroge verordnete. Folglich hieß es im *Pen-tshao kang mu,* der klassischen chinesischen Pharmakopöe, die auf Shen Nungs früherem Werk basierte, daß Ginseng in Kombination mit Cimicifuga heracleifolia (Wanzenkraut) die Lungenfunktion fördert, kombiniert mit Poria cocos (ein Pilz, der auf Kiefernwurzeln wächst) die Nierentätigkeit verbessert, mit Ophiopogon japonicus Herz und Puls kräftigt, mit Zingiber officinale (Ingwer) die Körperkräfte stärkt, mit Glycyrrhiza uralensis (Süßholz) und Astralagus membranaceous den Yin-Organen Hitze entzieht (z. B. der Milz oder den Verdauungs- und Stoffwechselorganen) und sowohl die Resistenz als auch die Vitalität erhöht.

Das sind ausnahmslos stärkende Ginseng-Anwendungen. Wichtig ist, sich vor Augen zu halten, daß die Ginsengwurzel allein nie als Heilmittel eingesetzt wird. Man findet sie indessen als Bestandteil in komplexen Arzneikombinationen zur Behandlung der unterschiedlichsten Krankheiten. In solchen Fällen wirken ihre Inhaltsstoffe unterstützend, um die erkrankten Organe und die Selbstheilungskräfte des Körpers zu stärken. Chieh-pin Chang beschrieb in einem Werk, das vor 1000 Jahren verfaßt wurde, nicht weniger als 500 ginsenghaltige Arzneien gegen alle nur erdenklichen Beschwerden und Erkrankungen. Es gibt indessen Einschränkungen hinsichtlich des Krankheitsstadiums, in dem die Droge verabreicht wurde. Normalerweise ist der Zeitpunkt dann richtig, wenn sich die Krankheit im Abklingen befindet. Wendet man sie zu früh an, besteht die Gefahr, daß die starke Yang-Energie nicht die Abwehrbereitschaft erhöht, sondern vielmehr die Symptome verstärkt.

Gleichzeitig machte Shen Nung keinen Hehl aus der Tatsache, daß Ginseng selbst ein hochpotentes Stärkungsmittel darstellte. Er behauptete kategorisch, Ginseng diene dazu, die geistigen und körperlichen Funktionen zu stärken und zu verbessern. Die Verordnung von Ginseng bei Schwäche- und Erschöpfungszuständen, Streß, Abgespanntheit, Nervenschwäche, Anämie, verminderter Potenz usw. sind Themen, die immer wieder angesprochen werden. Das sind zweifellos Anwendungen, die man erwartet, wenn von tonisierenden chinesischen Mitteln auf pflanzlicher Basis die Rede ist. Ginseng spricht man in dieser Kategorie die größte Wirkung zu, und es ist ebenso sicher, daß die Chinesen die Drogenpflanze vor allem in diesem Zusammenhang benutzen.

5
Analyse einer ›himmlischen‹ Medizin

Brekman und die russischen Soldaten – Aufbruch zu neuen Ufern

Eines Morgens im Frühjahr 1948 versammelten sich 100 junge sowjetische Soldaten zu einem Wettlauf über drei Kilometer. Ein junger Forschungsassistent an der Russischen Akademie der Wissenschaften wartete aufgeregt an der Ziellinie, während die Soldaten durch die Taiga-Landschaft Ostsibiriens in den Außenbezirken von Wladiwostok liefen. Jeder Läufer hatte einige Stunden vor Beginn des Rennens einen Eßlöffel voll mit einer bitter schmeckenden Flüssigkeit erhalten: Bei der einen Gruppe handelte es sich um ein Placebo, das ausschließlich Geschmacksstoffe enthielt, der anderen Hälfte der Soldaten wurde ein bestimmter Wirkstoff verabreicht, der durch die Geschmacksstoffe überdeckt und unkenntlich gemacht war. Keiner der Männer wußte, wem was zugedacht war. Der Lauf war nun beendet. Der Wissenschaftler drückte auf seine Stoppuhr und verließ den Ort des Geschehens, um die Auswertung vorzunehmen. Er zuckte mit keiner Wimper, als er die Zahlen niederschrieb. Die Soldaten der ersten Gruppe, die den Wirkstoff erhalten hatten, waren die Strecke in 14 Minuten und 33 Sekunden gelaufen, die Kontrollgruppe brauchte im Schnitt 53 Sekunden länger. Wenn die Soldaten einen Staffellauf absolviert hätten, wäre die Mannschaft, der man den Wirkstoff verabreicht hatte, ganze *45 Minuten* vor den Konkurrenten im Ziel gewesen.[1]

Die Substanz war nichts anderes als Ginsengextrakt und der Mann I. I. Brekman vom Institut für Biologische Wirkstoffe in Wladiwostok, der später zum Professor und Leiter des Instituts avancierte. Man nennt ihn zu Recht den großen alten Mann in der Erforschung fernöstlicher harmonisierender Arzneimittel.

Er hatte sich genau die Fragen gestellt, die uns alle beschäftigen: Handelte es sich hier um eine hochwirksame Drogenpflanze oder um den Placeboeffekt? Und wenn ersteres zutraf, wie ließ sich ihre Wirksamkeit dann nachweisen? Wenn sie tatsächlich *stärkende* Wirkung besaß, wie die Chinesen behaupteten, dann sah sich die Wissenschaft Neuland gegenüber: Mit welchen althergebrachten Methoden wollte man eine Wirkung untersuchen, die sich nicht einmal mit wissenschaftlichen Begriffen definieren ließ? Die Antwort liegt eigentlich auf der Hand. Wenn ein Ingenieur die Stärke einer Konstruktion prüfen will, übt er massiven Druck darauf aus, um zu sehen, ob sie der zwar kurzen, aber intensiven Belastung standhält. Er geht von der Annahme aus, daß sich die kurze, intensive Belastung mit einer anhaltenden geringeren Belastung gleichsetzen läßt. Ähnlich kann man sich ein Bild von der Leistungsfähigkeit und Energie eines Menschen verschaffen, wenn man diese in Extremsituationen beobachtet. Mit diesem Gedanken im Hinterkopf entschied Brekman, daß die Ausdauer ein Maßstab für Energie und Leistungsfähigkeit sein sollte. Er testete Ginseng bei jungen Männern, die sich in körperlicher Höchstform befanden, bis an die Grenzen ihrer Belastbarkeit.

Brekmans Experiment war ein Durchbruch. Zum ersten Mal war Ginseng nach wissenschaftlichen Gesichtspunkten an Menschen getestet worden, und zum ersten Mal konnte man objektiv eine Wirkung beim menschlichen Körper nachweisen. Für Professor Brekman sollte dieses Experiment jahrelang seinen Kurs in der Forschung bestimmen. Für die russische Wissenschaft stellt es nach wie vor ein faszinierendes Rätsel dar, das Forschungsinstitute, Laboratorien und Spekulanten der verschiedensten Couleur noch immer beschäftigt. Auch heute sind die Nachbeben noch weltweit zu spüren. Eine Folge dieses Experiments war eine tiefgreifende Einstellungsänderung gegenüber der Herbalmedizin im allgemeinen und den chinesischen Heilpflanzen im besonderen, die sich in Rußland und in anderen Ländern bemerkbar machte.

Doch eine Schwalbe macht noch keinen Sommer. Man braucht ein buntes Mosaik von Bausteinchen, die aus verschiedenen Tests und Untersuchungen stammen, bevor die Wirksamkeit eines Arzneimittels als erwiesen gelten kann. Ein Problem bei dem Drei-Kilometer-Lauf war die Tatsache, daß die körperliche Reaktion allein kein ausreichender Maßstab für Leistungsfähigkeit und Energie eines Menschen ist. Hier muß die Leistungsfähigkeit des ganzen Menschen berücksichtigt werden, nicht nur die ›Pumpleistung‹ seines Herzens oder die ›Laufleistung‹ seiner Beine.

Also begann Brekman mit einer neuen Testreihe. Anfangs setzte er Funker und Telegrafisten als Versuchspersonen ein, die manuelle Aufgaben zum einen so schnell und zum anderen so lange wie möglich durchführen und sowohl über mentale Konzentrations- als auch Koordinationsfähigkeit verfügen müssen. Die Testpersonen wurden gebeten, einen bestimmten Text in fünf Minuten durchzugeben – zwei Minuten länger, als man ihnen gewöhnlich zugestand. Alle Probanden waren jung, gesund und Profis. Sie absolvierten diesen Test insgesamt achtzehnmal. Sie gaben den Text vor und nach der Einnahme des Ginsengextrakts oder eines ähnlich schmeckenden Placebos durch. Nach Verabreichung des Placebos waren die Männer schneller, aber die Fehlerquote stieg im Schnitt um 30 Prozent. Die Kontrollgruppe, der man Ginseng verabreicht hatte, steigerte ebenfalls die Arbeitsgeschwindigkeit: Ihr unterliefen aber nur 17 Prozent mehr Fehler. Die gleichen Experimente wurden mit Korrektoren und qualifizierten Arbeitnehmern anderer Berufsgruppen durchgeführt, mit vergleichbarem Ergebnis.[2]

Die Resultate gaben den Anstoß zur Durchführung ähnlicher Forschungsprojekte außerhalb Rußlands. Professor Sandberg von der Universität in Uppsala, Schweden, reiste beispielsweise nach Rußland und China, wo sein Interesse an den fernöstlichen Heilmitteln wuchs. Er wiederholte das oben beschriebene Experiment mit 33 schwedischen Studenten, die sich freiwillig zur Verfügung stellten. Hier handelte es sich um einen Doppelblindtest, das heißt, weder die Studenten noch der Leiter des Experiments wußten, ob eine bestimmte Versuchsperson eine Kapsel mit Ginseng und Vitaminen oder ein Placebo erhalten hatte. Sandberg führte dann zwei Tests durch: Als erstes mußten die Studenten ein komplexes spiralförmiges Labyrinth mit einem Stift nachzeichnen, ohne die dazwischenliegenden Formen zu berühren. Damit wurden ihre psychomotorischen Funktionen überprüft. Danach legte man ihnen ein Blatt mit 20 Schriftzeilen vor, in denen die Buchstaben zu willkürlichen Gruppen zusammengestellt waren. Sie mußten bestimmte Buchstaben entsprechend drei verschiedener Regeln durchstreichen. Dieser Text galt der Bestimmung ihrer intellektuellen Fähigkeiten. Den Studenten, die Ginseng erhalten hatten, unterliefen im ersten Test nur halb so viele Fehler wie der Kontrollgruppe. Im zweiten Test schnitten sie mit zwei Drittel der Fehlerquote ebenfalls merklich besser ab.[3] Das schwedische Gesundheitsministerium war ausreichend überzeugt, um den Herstellern zu gestatten, in ihrer Werbung Ginseng als ›Muntermacher‹ anzupreisen. Das gleiche Experiment wurde von schwedischen Forschern benutzt, um die Wirkung von Koffein zu demonstrieren, ein Aufputschmittel, das ebenfalls die Leistung in solchen Tests verbesserte.[3]

Immer wieder werden Berichte über ausgeklügelte Experimente veröffentlicht, in denen man die psychomotorische Leistung des Menschen nach der Gabe von Ginseng testet. Eine neuere Studie stammt von Professor Doerling aus Hamburg und Dr. Anton Kirchdorfer, Repräsentanten eines europäischen Pharmaunternehmens. Sie verabreichten 60 Versuchspersonen Ginseng und den anderen 60 ein Placebo. Hier wurden die visuellen und auditiven Reaktionszeiten getestet: Die Probanden mußten bei Erscheinen eines Bildes oder Ertönen eines Geräusches einen Knopf drücken oder ein anderes Zeichen geben. Der Zeitraum zwischen Reiz und Reaktion wurde gemessen. Man stellte fest, daß die Reaktionszeit in der Gruppe, die den Ginsengextrakt erhalten hatte, um 80 Prozent verbessert werden konnte, während sich die Steigerung in der Placebo-Gruppe nur auf 17 Prozent belief. Die Versuchspersonen nahmen noch an einem zweiten Experiment teil, das Aufschluß über ihre visuelle und mentale Reaktionsfähigkeit geben sollte: Der Knopfdruck sollte nach einem Lichtblitz erfolgen, der zunehmend schneller aufleuchtete, bis die Blitze zu einem fortlaufenden Licht verschmolzen. Hier war die Anzahl der Versuchspersonen in der Ginseng-Gruppe, die Leistungssteigerungen zeigte, doppelt so hoch wie in der Placebo-Gruppe.

Ich habe in Zusammenarbeit mit Dr. Cosmo Hallström, Mitarbeiter einer psycho-pharmakologischen Forschungsabteilung, in einer Londoner Klinik eine ähnliche Untersuchung über die Leistungen von Krankenschwestern abgeschlossen, die regelmäßig Nachtdienst versahen. Nach drei Nächten in Abfolge fühlen sich die meisten Schwestern auf Grund der harten Arbeit und des unterbrochenen Schlafmusters müde und ausgelaugt. In einem Doppelblind-Test verabreichte man ihnen Ginseng. Die Ergebnisse wurden von einem Standard-Computerprogramm ausgewertet. Die Krankenschwestern, denen Ginseng verabreicht worden war, hatten das Gefühl erhöhter Leistungsfähigkeit, Aufmerksamkeit und innerer Ruhe, und sie schnitten besser bei einem Test ab, in dem Geschwindigkeit und Koordination gemessen wurden. Sie schienen tagsüber zwar nicht so gut zu schlafen, waren nach der Ruhepause aber weniger lethargisch. Diese Ergebnisse waren, wie bei allen ähnlichen Studien, nicht weltbewegend, ließen aber eine Verbesserung der Ausdauer und Kompetenz bei Menschen erkennen, die an ihre Grenzen vorstießen.

Was hat das zu bedeuten? Ist Ginseng ein neues, leichtes Stimulans mit Langzeitwirkung? Um diese Fragen zu beantworten, brauchen wir Unterstützung... von einer Maus.

Müde Mäuse

Nachdem Brekman sich in Untersuchungen an Menschen davon überzeugt hatte, daß irgend etwas hinter der sagenumwobenen Wurzel stecken mußte, begann er die Wirkung von Ginseng auf Mäuse zu beobachten. Er entwickelte ein Experiment, um ihre Ausdauer zu testen. Die Mäuse wurden in ein Becken mit Wasser gesetzt, wo sie bis zur Erschöpfung schwammen. Anschließend durften sie sich ausruhen, um bald darauf erneut zu schwimmen. Die zweite Runde der müden Mäuse ist für gewöhnlich um zwei Drittel kürzer als die erste. In Brekmans ursprünglichem Experiment absolvierten 120 Mäuse den Test. Er stellte fest, daß die Dauer der zweiten Runde nach der Injektion einer geringen Dosis Ginsengextrakt nahezu verdoppelt werden konnte.[4] Er wiederholte das Experiment unter verschiedenen Bedingungen und mit unterschiedlichen Dosierungen, um die optimalen Bedingungen zu ermitteln. Danach führte er eine Langzeitstudie mit seinen Versuchstieren durch. Die Mäuse schwammen jeden fünften Tag, zwei Monate lang. Nach den beiden ersten Sequenzen erhielt die Hälfte 30 Tage lang an jedem zweiten Tag eine Injektion mit Ginsengextrakt. Nach Ablauf der zwei Monate hielten die ›Ginsengmäuse‹ beim Schwimmtest im Schnitt doppelt so lange durch wie die Kontrollgruppe.[5]

Wichtig ist hier vor allem, daß dieses Experiment ein Instrument für weitere Studien darstellte. Heute kann ein Ginsengpräparat beispielsweise auf seine Intensität getestet werden. Die Herstellung läßt sich von den Firmen vereinheitlichen und, was noch verlockender ist, die Ginsengwurzel in ihre Bestandteile zerlegen. Und dann kann man durch die genaue Analyse jedes einzelnen Bausteins die chemische Substanz bestimmen, die bei Mäusen das Durchhaltevermögen stärkt.

Verhaltenszirkus

Professor Wesselin Petkow ist Leiter der Pharmakologischen Fakultät am Institut für Medizinische Fachausbildung in Sofia, Bulgarien. Er gilt als Mann mit großer Erfahrung, der zahllose wissenschaftliche Abhandlungen veröffentlicht hat und sich durch Kreativität und Fantasie auszeichnet. Im Rahmen seiner Forschungen führte er auch Experimente mit Ginseng und eine Studie über den Einfluß der Jahreszeiten auf die Wirkung von Pharmaka durch. Dieses Forschungsprojekt war zweifellos von der chinesischen Medizin inspiriert. Petkow entdeckte unter anderem, daß Digitoxin, ein Herzmittel, das heute Millionen von Menschen einnehmen, im Winter und Sommer unterschiedlich starke Wirkung haben kann.

Mit Ginseng befaßt er sich seit 25 Jahren. Er verwendete am Anfang seiner Forschungen frische Wurzeln, die man aus China eingeflogen und mit bemerkenswertem Erfolg in Bulgarien wieder eingepflanzt hatte. Er entwickelte den Mäuse-Schwimmtest weiter und untersuchte auf der Grundlage von Verhaltensstudien, ob Ginseng eine stimulierende Wirkung auf das Gehirn ausübt. Die Wirkung von Arzneimitteln auf das Verhalten von Menschen ist ein Bereich für sich, der unter der Bezeichnung Verhaltenspharmakologie rangiert. Pharmazeutische Präparate, die sich auf das Gehirn auswirken, zum Beispiel stimulierende (anregende) oder sedative (beruhigende) Mittel, Tranquilizer, Medikamente gegen Psychosen, Narkotika und Halluzinogene werden gründlich im Labor getestet, indem man das Verhalten von Versuchstieren und Menschen beobachtet. Die ersten Forschungsaktivitäten dieser Art wurden zu Beginn unseres Jahrhunderts von einem sowjetischen Physiologen namens Iwan Pawlow durchgeführt.

Pawlow war der erste, der das Gehirn als eine Art Datenverarbeitungsgerät betrachtete, das mit Reizen stimuliert werden kann, auf die es entsprechend reagiert. In seinem inzwischen klassischen lernpsychologischen Experiment verabreichte er Hunden gleichzeitig mit einem völlig neutralen Reiz, beispielsweise bei Ertönen einer Glocke, Nahrung. Die Tiere lernten bald, die Glocke mit der Nahrung in Verbindung zu bringen, und reagierten schließlich allein auf den Reiz mit vermehrter Speichelbildung. Das gleiche Ergebnis wird erzielt, wenn man als sogenannten konditionierenden Stimulus eine Strafe wählt. Diese Art des Lernens nennt man klassische Konditionierung.

Petkow begann seine Ginseng-Experimente mit der Untersuchung der Auswirkungen auf die Lerngeschwindigkeit von Ratten, die nach Pawlowschem Muster konditioniert wurden. Er setzte ein Versuchstier in einen Glaskäfig, auf dessen Boden sich eine Elektrodrahtschlinge befand. Als der Strom eingeschaltet wurde, konnte sich die Ratte mit einem Sprung auf einen Holzbalken vor dem Schlag in Sicherheit bringen. Sobald der Stromstoß erfolgte, läutete ein Glöckchen, und schließlich war die Ratte darauf konditioniert, immer dann zu springen, wenn die Glocke ertönte. Einige Tiere erhielten jeden Tag zwei Stunden vor Beginn des Experiments einen Extrakt aus weißer Ginsengwurzel. Sie lernten die konditionierte Reaktion schneller als die anderen. Am Ende des zweiten Versuchstages erhöhte sich die Anzahl der richtigen Reaktionen bei den mit Ginseng behandelten Ratten von 80 auf 100 Prozent (90 Prozent im Durchschnitt), während die Kontrollgruppe eine Verbesserung von 40 auf 70 Prozent erreichte (70 Prozent im Durchschnitt). Petkow bemerkte außerdem, daß die Ginseng-Ratten nach Beendigung des Signals schneller von ihrem Holzpodest herunterkletterten.

Dann baute Petkow eine zusätzliche Schwierigkeit ein: Manchmal ertönte ein harmloser Summer, auf den kein elektrischer Schlag folgte. Zuerst sprangen die Ratten hoch, wie sie es gewöhnt waren; Petkow zeichnete auf, wie lange sie brauchten, um zu lernen, daß sie beim Summton nichts zu befürchten hatten. Der Summer diente hier als negativer konditionierender Reiz – er sollte bewirken, daß die Reaktion zurückgehalten wird. Die mit Ginseng behandelten Tiere lernten schneller, zwischen den beiden Reizen zu unterscheiden. Nach dem vierten Übungstag ignorierten 85 Prozent der Ratten in dieser Gruppe den Summton, während der Lernerfolg in der Kontrollgruppe nur bei 50 Prozent lag.[6, 7] Diese Entdeckung war sehr wichtig, denn sie ließ dic Schlußfolgerung zu, daß die Tiere nach der Ginseng-Einnahme nicht nur stimulierter, sondern auch lern- und anpassungsfähiger waren. Infolge des erhöhten Erregungszustands waren sie schneller imstande, auf den Reiz zu reagieren, fanden aber auch schneller zum Normalzustand zurück.

Als Krönung dieser Versuche stellte Petkow auch mit Menschen Verhaltensexperimente nach Pawlowschem Vorbild an.[8, 9] Freiwilligen wurde ein Ginsengpräparat, das mit Geschmacksstoffen kaschiert war, oder ein Placebo verabreicht. Danach prüfte man die Reaktions- und Lernfähigkeit der Testpersonen: Sie mußten auf ein bestimmtes Stichwort mit einem bestimmten Begriff antworten. Anschließend wurden die Stichwörter geändert und die neuen Reaktionszeiten ausgewertet. Petkow beobachtete außerdem den Erregungszustand, in dem sich die Teilnehmer des Experiments befanden, und stellte fest, daß alle, die Ginseng erhalten hatten, in höherem Maß stimuliert waren. Seine Versuchspersonen lernten nach der Gabe einer Standarddosis allem Anschein nach schneller und schnitten in den Tests besser ab.

Professor Petkow hat sich auf Grund dieser wissenschaftlichen Arbeiten in Rußland einen Namen gemacht. Die Ergebnisse wurden von anderen namhaften sowjetischen und japanischen Wissenschaftlern bestätigt, einschließlich Brekman.[10] Er benutzte für seine Experimente abwechselnd rote chinesische, weiße koreanische und frische bulgarische Ginsengwurzeln. Die Resultate waren grundlegend die gleichen und die Dosierungen nicht sonderlich hoch.

Ausgewogene Stimulation

Welche Bedeutung kommt diesen und ähnlichen Studien und Forschungsprojekten zu? Pawlow betrachtete das Gehirn als eine Blackbox, einen schwarzen, leeren Kasten ohne Gedanken und ohne Willen, der in seinem natürlichen Zustand passiv und stumm ist wie eine Telefonzentrale, in der sich nichts rührt. Sobald die Blackbox einen Reiz wahrnimmt, z. B. in Form eines Stromstoßes, wird dieses Signal via Sinnesorgane an die Großhirnrinde, den informationsverarbeitenden Teil des Gehirns, weitergegeben. Hier wird das Schmerzzentrum aktiviert, das eine Botschaft entlang den Nervenbahnen an die entsprechenden Stellen des Körpers schickt und ihnen befiehlt, zu reagieren. Andere Regionen des Gehirns – z. B. die für Nahrungsaufnahme oder Sexualität zuständigen Zentren – werden ›ein- und ausgeschaltet‹, wenn sie Signale empfangen, abschicken und in den normalen Ruhezustand zurückkehren. Stellt man sich den Erregungszustand als Licht vor, dann gleicht er einem Scheinwerferstrahl, der über die Hirnregionen wandert und verschiedene Zentren in Reaktionsbereitschaft versetzt, je nachdem, welche Reize der Mensch im Verlauf eines Tages empfängt.[11]

Warum verlagert das Gehirn seine Aufmerksamkeit von einem Reiz auf einen anderen und lernt beispielsweise, zwischen der Glocke und einem Summton zu unterscheiden? Entweder, weil das erste Signal durch ein zweites, stärkeres ersetzt wird, oder weil das Tier lernt, die Reaktion zu unterdrücken. Pawlow nannte letzteres ›aktive Inhibition oder Hemmung‹. Die lebenserhaltende Fähigkeit, ein bestimmtes Gehirnzentrum aus- und ein anderes einzuschalten, also Erregung und Hemmung zu steuern, stellen im Pawlowschen Sprachgebrauch den Kern der Anpassungsfähigkeit dar.

Petkow sah in Ginseng ein neuartiges Stimulans, das nicht nur wie andere anregende Mittel die Hirnzentren aktiviert, sondern auch die Kontrolle über sie fördert. Das heißt, je nach Bedarf werden Erregungs- oder Hemmungsprozesse (Inhibition) in Gang gesetzt. Während andere Aufputschmittel in aller Regel nervöse Überreaktionen hervorrufen, war Ginseng nach seinem Dafürhalten *das erste Stimulans, das harmonisierend wirkte.*

Petkow führte darüber hinaus auch einige Untersuchungen über die bio-elektrischen Vorgänge im Gehirn durch. Er suchte nach einem unmittelbaren Nachweis dafür, daß Ginseng die mentale Aktivität und Aufmerksamkeit erhöht. Er führte unter anderem eine Analyse der Hirnstromwellen durch, die mit dem EEG (Elektronenencephalograph) gemessen wurden. Die ersten groben Meßwerte bei Katzen, denen man Ginsengextrakt verabreicht hatte, zeigten geringfügige, aber vielschichtige Veränderungen, die trotz Petkows Bemühungen nicht überzeugend erklärt werden konnten. Als er das Gehirn indessen mit Geräuschen oder Lichtreizen stimulierte, erhielt er klare Antworten. Bei den mit Ginseng behandelten Tieren wurde allem Anschein nach ein größerer Energieschub aus dem auditiven Bereich des Gehirns freigesetzt, sobald ein Geräusch ertönte, und das visuelle Zentrum reagierte stärker auf Licht. Auch hier war sich Petkow sicher, daß er die Ergebnisse richtig deutete: Ginseng bewirkte ein höheres Erregungsniveau oder eine stärkere Sensibilisierung des Gehirns.[7, 12]

Pawlows Experimente sind inzwischen von noch komplexeren und tiefergehenden Theorien über das Gehirn in den Schatten gestellt worden. Die Physiologen haben entdeckt, daß Erregungsimpulse nicht direkt von den Sinnesorganen an die Großhirnrinde übermittelt werden. Die Impulse passieren zunächst ein dichtes Netzwerk von Schaltneuronen in einem Bereich, der als Formatio reticularis bezeichnet wird und in dem Aufmerksamkeit, Aktivierung und der Schlaf-Wach-Rhythmus des Gehirns gesteuert wird.[13] Wenn Sie sich die Finger verbrennen, wird neben der unmittelbaren Reaktion noch eine Botschaft an die Formatio reticularis geschickt, die besagt, daß der Rest des Gehirns aktiviert werden soll. Gleichzeitig gehen Botschaften von diesem Netzwerk aus, um die motorischen Funktionen dem Erregungszustand des Gehirns anzupassen, dessen Aufmerksamkeit und Wahrnehmungsfähigkeit geschärft ist. Die Formatio reticularis koordiniert und reguliert also den Erregungszustand des Gehirns und des Körpers.

Petkow war sich der Auswirkungen einer Droge bewußt, die gleichzeitig Erregungs- und Hemmungsmechanismen auslöst. Es gibt bereits Pharmaka, die stimulieren (z. B. Amphetamine) oder dämpfend wirken (z. B. Barbiturate). Sie haben oft den entgegengesetzten Effekt, wenn sie unter bestimmten Bedingungen verabreicht werden (Amphetamine machen Erwachsene munter und Kinder schläfrig). Es würden sich gleichwohl erstaunliche Möglichkeiten für die Verbesserung der geistig-mentalen Funktionen und Kräfte eröffnen, wenn eine Droge imstande wäre, beides *gleichzeitig* zu bewirken. Petkow war fest davon überzeugt, daß er ein solches Mittel in Ginseng gefunden hatte. »Im Verlauf verschiedener Experimente an Männern wurde festgestellt, daß sich bei einer täglichen Ginsengeinnahme über einen Zeitraum von 15–45 Tagen die physische Ausdauer und die mentale Fähigkeit bei der Verrichtung bestimmter Aufgaben merklich verbesserte. Die Steigerung der Arbeitsleistung wurde nicht nur während des Versuchs selbst beobachtet, sondern auch noch geraume Zeit danach (eineinhalb Monate).«[7]

Diese kühne Behauptung könnte, sofern sie den Tatsachen entspricht, eine Konfrontation mit einem ganzen Segment der modernen

Pharmakologie verursachen. Noch ist Petkow ein einsamer Rufer in der Wüste. Aber sein Werk stellt, wie das Brekmans, ein solides Fundament dar, auf das man bauen kann.

Lernen und vergessen

Ein weiterer Baustein stammt aus dem asiatischen Raum. Japanische und koreanische Wissenschaftler haben Petkows Arbeiten mit einer höflichen Verbeugung zur Kenntnis genommen und weiterentwikkelt. Um nicht, wie er, ins konzeptionelle Abseits zu geraten, waren sie darauf bedacht, ausschließlich westliche ›Schulbuchmethoden‹ aus dem Bereich der Verhaltensforschung anzuwenden.

Die Japaner haben den Vorteil, daß sie die wichtigsten Wirkstoffe der Ginsengwurzel in reiner Form besitzen. Sie wurden von japanischen Chemikern isoliert, die Hand in Hand mit den Pharmakologen arbeiteten und sich auf die Analyse dieser Ursubstanz wie Bienen auf den Nektar stürzten. Die bisherige Praxis der Ginseng-Forschung, mit einer unbestimmbaren braunen Brühe wissenschaftlich zu arbeiten, hatte ein Ende.

Professor Tagaki und sein Forscherteam in der Abteilung für Chemische Pharmakologie an der Universität von Tokio nahmen die Kristalle unter die Lupe und begannen beim Nullpunkt. Während sich Petkow der klassischen Konditionierungsmethode bedient hatte, stellten die japanischen Wissenschaftler Fragen, die auf der westlichen Verhaltenspharmakologie basierten. Sie benutzten die *operante* Konditionierung: Lernexperimente, in denen das Versuchstier die Erfüllung bestimmter Aufgaben trainiert, ähnlich wie man einer Katze beibringt, ein Katzenklo zu benutzen. Im Gegensatz dazu hatte Pawlow seine Versuchstiere so konditioniert, daß Reaktionen auf bestimmte Reflexe erzielt wurden, z. B. durch vermehrte Speichelbildung oder Angst.

Tagaki schrieb mehrere Veröffentlichungen über seine Experimente. Anfangs tat er zuviel des Guten: Er verabreichte den Versuchstieren so hohe Ginseng-Dosen, daß die Ergebnisse niemandem nutzten. Daraus hatten die Japaner gelernt und testeten daraufhin die Inhaltsstoffe in normaler Dosis. Die Ergebnisse ließen keinen Zweifel offen und zudem nicht lange auf sich warten: Die Tiere reagierten überaus neugierig und waren erpicht darauf, ihre Umgebung zu erkunden – allgemein ein Indikator für Vitalität und erhöhtes Interesse an ihrem Lebensraum. Unter anderem zeichnete die Forschergruppe auf, wie häufig sich die Tiere durch ein Loch in ihrem Käfig in die unbekannte Außenwelt wagten und wie oft sie an den Netzen hochliefen, die sich an den Käfigseiten befanden. Die Ginseng-Wirkstoffe erhöhten diesen ›Forscherdrang‹. Der Unterschied machte sich vor allem dann bemerkbar, wenn die Tiere noch müde von ihren vorherigen Erkundungsaktivitäten waren.[14]

Doch es fehlte noch immer ein wichtiges Steinchen im Puzzle: nämlich der Beweis um Petkows Hypothese, daß Ginseng sowohl eine Aktivierung als auch eine Hemmung im Gehirn bewirkt, mit dem Ansatz der fernöstlichen Wissenschaftler zu verbinden, die im modernen behavioristischen Sprachgebrauch von Leistung, Erregung und Aktivität sprechen.

Die japanischen Forscher fanden heraus, daß einige Komponenten der Ginsengwurzel beruhigend und einschläfernd, wie ein Sedativum (Beruhigungsmittel), wirken. Sie beeinträchtigten die Aktivität der Mäuse und ihre Lernfähigkeit und führten zu einer Verlängerung der Schlafperiode.[15] Diese Erkenntnis stand in einem so krassen Gegensatz zum bisherigen Erkenntnisstand, nach dem die Ginsengwurzel stimulierend (erregend) wirkt, daß ein internationales Ginseng-Symposion im Jahr 1974 deshalb völlig aus dem Ruder lief. Der Friede war erst wiederhergestellt, als nachgewiesen werden konnte, daß andere Inhaltsstoffe der Wurzel sehr wohl anregend wirkten. Sie verbesserten die Lernfähigkeit und die Aktivität genau wie die ganze Wurzel[16], aber in noch höherem Maß.

Damit stehen wir wieder vor der Gretchenfrage, die der Pionier Petkow bereits anschnitt: Wie kann ein Mittel gleichzeitig Nervenimpulse aktivieren und hemmen und sowohl anregend als auch dämpfend wirken? Vielleicht sind beide Drogenwirkungen möglich, was eine Folge der breitgefächerten Skala aktiver Ginseng-Komponenten sein könnte, von denen eine jede in unterschiedlichem Maß stimulierend oder dämpfend wirkt. Die japanischen und koreanischen Forscher haben uns mit ihrer Ginseng-Forschung ein Bild vermittelt, das an ein Musikkonzert erinnert. Die Melodien werden von verschiedenen Instrumenten intoniert: Manche sind lebhaft, andere getragen, einige erklingen laut, andere leise im Hintergrund, und wieder andere sind zeitweilig stumm in diesem spezifischen musikalischen Arrangement, dürfen aber in einem anderen Stück ein ›Solo‹ spielen. Plötzlich wird klar, warum Ginseng so viele unterschiedliche Qualitätsstufen und Wertigkeiten hat, warum die Herkunft eine so große Rolle spielt, warum die kultivierte Wurzel schlechter ist als die wildwachsende, warum sich die japanische Sorte nicht mit der koreanischen messen kann und die amerikanische Spezies weniger stimulierend wirkt als die koreanische. Die Qualitätsunterschiede sind auf die genaue Zusammensetzung der Wirkstoffkomponenten in jeder Wurzel zurückzuführen. In der Wurzel steckt nicht ein Wirkstoff, sondern ein ganzes Wirkstoffarsenal.

Herrscherdrogen im Labor

In der traditionellen chinesischen Medizin geht man davon aus, daß jede Herrscherdroge (also Arzneimittel der allerersten Kategorie) dazu dient, die Harmonie auf ihre eigene Weise wiederherzustellen. Gleich ob sie Hitze erzeugt, Feuchtigkeit spendet, den Organismus festigt oder Funktionen erleichtert – eine jede wird in Übereinstimmung mit der entsprechenden unzureichenden oder überaktiven physiologischen Funktion ausgewählt. Es fehlen gleichwohl Modelle, die uns gestatten, die unterschiedlichen Eigenschaften in wissenschaftlich hieb- und stichfesten Untersuchungen nachzuweisen. Und so werden sie oft allesamt in einen Topf geworfen, um zu demonstrieren, daß sie zumindest bis zu einem gewissen Grad wirken. Das ist genauso unnütz wie der Versuch, ein bestimmtes Nahrungsmittel anhand der Frage zu identifizieren, ob es sättigt.

Die russischen Wissenschaftler hielten sich bei ihren Experimenten an das Grundprinzip, daß tonisierende Drogen ihren Wert am besten erkennen lassen, wenn die Versuchspersonen einer hochgradig belastenden Situation ausgesetzt sind. Sie testeten eine Reihe heimischer Drogenpflanzen mit harmonisierender Wirkung und fanden heraus, daß sich die physische und mentale Leistungsfähigkeit bei kurzer und vor allem bei längerer Einnahme merklich erhöhte.[17] Man führte beispielsweise mit gesunden und kranken Versuchspersonen, die sich freiwillig für die Experimente zur Verfügung gestellt hatten, Lern- und Reaktionstests durch, die große Ähnlichkeit mit denen von Petkow besaßen. Die Ergebnisse verbesserten sich merklich, als man ihnen Schisandra chinensis, eine asiatische Drogenpflanze, verabreichte. Man führte außerdem Ausdauertests mit Tieren durch, z. B. den bereits erwähnten Schwimmtest und ein anderes Experiment, bei dem die Mäuse an einem Seil hochklettern mußten, daß sich ständig in Bewegung befand. Die Wirkkomponenten verschiedener Araliengewächsarten erhöhten die Leistungsfähigkeit und Ausdauer ebenfalls.

Die Japaner machten die gleichen Entdeckungen in Versuchen mit den traditionelleren Herrscherdrogen wie Rehmannia und Kassiarinde. Von besonderem Interesse war Schisandra. In einem aufsehenerregenden Bericht anläßlich der ersten Tagung der chinesischen Physiologen im Jahr 1956 hieß es, daß sowohl Ginseng als auch Schisandra imstande wären, die Lernfähigkeit von Mäusen in einem konditionierten Reflextest zu verbessern. Nach Angaben der Verfasser Ku und Chen lernten die Tiere schneller bei geringer Dosierung. Als die Mengen erhöht wurden, ließ die Lernleistung nach. Einige russische Forscher sind zu der Ansicht gelangt, daß Ginseng und Schisandra in gleich hohem Maß dazu beitragen, die Gehirnleistung zu verbessern.

Von Hirschen und dornigen Sträuchern

Eines Tages, so heißt es, beobachtete ein junger russischer Arzt namens Gorowoy ein Rudel Hirsche, das gierig die Blätter eines Dornenbusches fraß, der im Osten Rußlands überall wild wächst. Er stellte fest, daß es sich um *Eleutherococcus senticosis Maxim.* handelte und zur botanischen Familie der Araliengewächse gehört. *Senticosis* bedeutet dornig. Kew Gardens erhielt ein Exemplar von Carl Maximowitz, dem Direktor des Botanischen Gartens in Sankt Petersburg, nach dem die Pflanze benannt ist. Eleutherococcus wurde im Labor untersucht und stellte alle anderen Aralien-Kandidaten in den Schatten: Er machte sogar Ginseng Konkurrenz bzw. schnitt in einigen Tests noch besser ab. Brekman befand, daß es sich um eine erstklassige tonisierende Heilpflanze handele, und er studierte ihre Wirkung an Tieren und Menschen. In Belastungstests konnten Mäuse, denen man den Wurzelextrakt verabreichte, ihre Arbeitskapazität um 25 Prozent steigern. Bei Gabe eines Präparats aus den Blättern erhöhte sich die Leistung sogar auf 44 Prozent und bei einer Mischung aus

Wurzelextrakt und Blättern auf sage und schreibe 70 Prozent. Bei langfristiger Einnahme wurden noch spektakulärere Ergebnisse erzielt. Auch hier mußten wieder Telegrafisten und Korrektoren als Testpersonen herhalten. Die Wirkung des Eleutherococcus-Extrakts war genauso gut, wenn nicht sogar besser als die von Ginseng.[5]

In der ehemaligen Sowjetunion ist Eleutherococcus beliebter und billiger als Ginseng: Während diese Drogenpflanze immer zur Verfügung steht, ist Ginseng knapp und ein teures Mittel, das den wenigen vorbehalten bleibt, die es sich finanziell leisten können. Eleutherococcus läßt sich dagegen wie Farn im Wald sammeln. Die Pflanze wächst auch in einem Naturschutzgebiet, das ein bewaldetes Areal von mehr als zehn Millionen Hektar umfaßt. Heute stellt man in den GUS-Staaten einen Extrakt her, der zwölf Millionen Menschen einmal im Monat verordnet werden könnte. Er wird auch in den Westen, als ›Sibirischer Ginseng‹, exportiert, eine botanisch völlig falsche, aber werbewirksame Bezeichnung. Sowohl in den USA als auch in Rußland kann man das sibirische Ginseng-Getränk in Flaschen und Dosen kaufen.

Merkwürdigerweise führten das empirische Lernen im Labor (das auf Versuch und Irrtum basiert) und die Intuition einer Handvoll Wissenschaftler zur Entdeckung der nachhaltig wirksamen und wichtigen Eleutherococcus-Eigenschaften, und zwar im Jahr 1962 nach und nicht vor Christus. Soweit bekannt, ist dieses Gewächs weder in der *Pharmakopöe* des Kaisers Shen Nung noch in einem Nachfolgewerk erwähnt. Auch als russisches ›Hausmittel‹ war es offenbar nicht bekannt. Hier handelt es sich um einen der seltenen Fälle, wo ein uraltes Pflanzenheilmittel, das inzwischen landesweit Verwendung findet, erst von der modernen Forschung entdeckt wurde.

Der Hirsch

Es hat sich herausgestellt, daß den pulverisierten Geweihsprossen bestimmter Hirscharten die gleiche Heilwirkung zukommt wie dem Busch, von dem sie sich ernähren. Sie liefern eine in Asien hochgeschätzte Droge, die im Westen heiß diskutiert und umstritten ist, seit die Chemiker gegen die galenischen Heilmittel* zu Felde gezogen sind. Das noch nicht verknöcherte, pulverisierte Geweih junger Sikahirsche (Flecken- oder Echthirsche) wurde in Asien seit Menschengedenken (z. B. als potenzförderndes Mitte) verwendet. Gemeinsam mit Eidechsen (Gecko), Schildkrötenpanzer und anderen Präparaten bilden sie die Gruppe der Herrscherdrogen tierischen Ursprungs. Und ebenso wie Ginseng, das die kostbarste und wirksamste harmonisierende Heilpflanze ist, liefern diese Geweihsprossen, *Pantui* genannt, erstklassige harmoniefördernde Arzneimittel tierischer Herkunft.

In China wird der pulverisierte Wirkstoff in Kombination mit Pflanzenextrakten in Mixturen und rezeptpflichtigen Präparaten angeboten oder in modernen pharmazeutischen Betrieben zu Dragees verarbeitet. Traditionsgemäß werden sie als allgemein stärkendes Mittel bei Erschöpfungszuständen, Altersbeschwerden, verminderter Seh- und Hörfähigkeit, Rheumatismus, uterinen Blutungen, Spermatorrhoe (Samenfluß) und anderen Erkrankungen verordnet.

In der ehemaligen Sowjetunion stammte *Pantui* ursprünglich von gefleckten Edelhirschen (Cervus nippon); sie werfen ihr Geweih jeden Herbst ab, und es wächst im Frühjahr neu. Die weichen Geweihsprossen werden im Juli gesammelt, getrocknet und zu einem Extrakt verarbeitet. Diese Hirschart war früher in der Ussuri-Taiga beheimatet. Heute ist sie, wie Ginseng, beinahe ausgerottet und mehr oder weniger nur noch in den Wildreservaten der großen land- und forstwirtschaftlichen Staatsgüter zu finden. Hier wird Pantui zu einem Extrakt verarbeitet und nahezu ausschließlich in der medizinischen Forschung verwendet. Die Nachfrage war so groß, daß dieses Arzneimittel heute von Maralhirschen stammt (Cervus canadiensis asiaticus), einem wesentlich häufiger vorkommenden Verwandten. Die Geweihe werden vom Staat aufgekauft und weiterverarbeitet, vor allem

---

* Arzneizubereitungen aus Drogen, die Wirkstoffe in ihrer natürlichen Zusammensetzung enthalten

in der pharmazeutischen Fabrik von Khabarowsk. Hier werden die Sprossen kurz gekocht, getrocknet und pulverisiert. Daraus stellt man einen Extrakt her, der veredelt und unter dem Namen Pantokrin verkauft wird.

Dr. Tanejewa aus Wladiwostok fand 1969 in einem Versuch heraus, daß Pantokrin die Ausdauer in dem inzwischen klassischen diagnostischen Mäuseschwimmtest erhöht.[18] Einfache psychomotorische Leistungstests mit Menschen ergaben außerdem, daß die Versuchspersonen schneller reagierten und weniger Fehler machten. Ein Test, in dem es vor allem um die physische Belastbarkeit geht, ist das Fahrradergometer, ein Standardgerät zur Messung der körperlichen Kondition. In einem Experiment mußten Männer eine Zeitlang radfahren. Danach erhielten sie entweder Pantokrin oder ein Placebo, und zwei Stunden später wurden die Leistungen erneut überprüft. Bei den Placebo-Empfängern konnte eine leichte Verbesserung, bei der Pantokrin-Gruppe dagegen ein erheblicher Leistungsanstieg verzeichnet werden.[19]

Der uns bereits bekannte russische Forscher Brekman hat die Vorarbeit für die Entwicklung eines neuen Präparats namens Rantarin geleistet, ein Extrakt aus Rentiergeweih. Rentiere sind in den GUS-Staaten weit verbreitet. Es gibt dort ungefähr zwei Millionen domestizierte Exemplare und rund 600 000, die in freier Wildbahn leben. Rentiere sind nahe Verwandte der Sika- und Maralhirsche. In einer Testreihe, ähnlich der oben beschriebenen, wiesen Brekman und seine Mitarbeiter nach, daß Rantarin in seiner Wirkung dem Maralextrakt namens Pantokrin in nichts nachsteht.[20]

Fassen wir noch einmal kurz zusammen: Ausgangspunkt unserer Reise war die Geschichte der harmonisierenden Drogenpflanzen, die in Asien seit mehreren Jahrtausenden einen hohen Stellenwert einnehmen. Sie stellten im Rahmen des traditionellen Heilsystems das wichtigste Arzneimittel dar, das den Ärzten/Heilern zugänglich war. Unsere erste Station führte uns zu den wissenschaftlichen Nachweisen, daß Ginseng bei Menschen und Tieren die Energie, Ausdauer und Fähigkeit erhöht, anspruchsvolle Aufgaben zu bewältigen. Dabei entdeckte man, daß sich damit auch die Lernkapazität verbessern ließ. Die erste Hürde war mit der Erkenntnis genommen, daß die Ginsengwirkung kein Hirngespinst ist, sondern mit Hilfe der richtigen Methoden wissenschaftlich nachgewiesen werden kann. Klar war auch, daß

Ginseng ein Stimulans ist, aber im Gegensatz zu anderen Aufputschmitteln nicht nur die Ausdauer, sondern auch Leistungsfähigkeit, Kompetenz, und Anpassungsfähigkeit steigert. Danach wurde beschrieben, daß manche Ginseng-Komponenten aktivierend und andere dämpfend wirken, also einen Zustand der ausgewogenen Stimulierung hervorrufen. Wir haben gesehen, daß Ginseng keine Kuriosität darstellt, sondern daß die meisten tonisierenden und harmonisierenden Drogenpflanzen in den klassischen chinesischen Pharmakopöen die gleichen Inhaltsstoffe enthalten und ähnlich wirken, wenn sie in einem modernen Labor untersucht werden. Gegenbeweise stehen bis heute aus, und es laufen noch zahlreiche Forschungsprojekte, die hier aus Platzmangel nicht erwähnt werden konnten.

Wenn diese wiederentdeckten Drogenpflanzen uns so aktivieren, daß unsere Fähigkeiten gezielter, gesundheitsunschädlicher und harmonischer gefördert werden, dann werden die synthetischen Aufputschmittel eines Tages vielleicht aus den Regalen der Apotheken verschwinden. Diese toxischen und unwirksamen Pharmaka wären dann nur noch eine »demütigende Erinnerung an die Gutgläubigkeit, mit der Ärzte sie verordnet haben«.

Hat dieses traditionelle Konzept von der Wiederherstellung der Yang-Energie vielleicht Ähnlichkeit mit der unschädlichen, sprich entkoffeinierten, Version einer Tasse Kaffee? Wie kommt es, daß Ginseng so häufig präventiv, für ein breitgefächertes Spektrum gesundheitserhaltender Zwecke, verwendet wird? Die Chinesen behaupten, daß die harmonisierenden Drogenpflanzen, insbesondere aber Ginseng, die Vitalität und Resistenz gegen Krankheiten erhöhen. Stimulierende Mittel gleich welcher Art haben aber nichts mit Vitalität zu tun. Sie wirken auf lange Sicht eher auslaugend als aufbauend. Trotz aller vorliegenden Forschungsergebnisse und Schlußfolgerungen über die Auswirkungen der Ginsengwurzel auf die menschliche Leistungsfähigkeit stehen wir noch am Anfang. Wir sind noch immer weit davon entfernt, die wahre Natur der harmonisierenden Arzneien zu verstehen.

6
Die Hormon-Hypothese

Die Suche nach einem theoretischen Fundament

Es ist unerläßlich, ein zusammenhängendes medizinisches Modell zu finden, das erklärt, warum Ginseng und andere harmonisierende oder homöostatische Arzneimittel wirken. Das käme einer Eintrittskarte in die Welt der Medizin westlicher Prägung gleich. Wir brauchen eine grundlegende Theorie, an der wir uns orientieren können.

Eine solche Theorie muß sich wissenschaftlich ausdrücken lassen. Es entspricht den Tatsachen, daß Ginseng in China bereits als pharmakologischer Wirkstoff gilt, aber dieses Wissen ist schon seit jeher Bestandteil der chinesischen Kultur. In unserem kulturellen Erbe gibt es kein solches Rahmenwerk.

Wir müssen uns also fragen: Zeitigen diese harmonisierenden Drogenpflanzen eine grundlegendere Wirkung auf Körper und Geist, über die Stimulation hinaus? Preschen wir vielleicht ebenso schnell vor wie in einer Autorallye, bei der wir in Erwartung des Sieges vergessen haben, vorher einen Blick unter die Motorhaube zu werfen?

Plötzlich fällt es uns wie Schuppen von den Augen. Was haben eine Autorallye, der Mäuse-Schwimmtest oder die Experimente mit Telegrafisten und russischen Läufern in Wirklichkeit gemein? Belastung oder Streß. Erschöpfung ist eine Folge von Streß. Streß tritt auf, wenn sich ein Mensch im Funkraum darauf konzentriert, Buchstaben zu verschlüsseln, oder wenn eine Maus lernt, einem elektrischen Schlag zu entgehen, während der Forscher den Käfig beobachtet und grelles, fluoreszierendes Licht von der Decke strahlt. Wenn ein Lebewesen die Grenzen seiner Belastbarkeit erreicht, steht er unter Streß.

Wenn die Wirkung der harmonisierenden Arzneimittel vor allem in Streßsituationen klar zutage tritt, müssen wir uns eingehender mit dem Körper befassen, um zu sehen, wie er auf solche körperlichen und seelischen Belastungen reagiert. Dazu müssen wir uns zuerst fragen, was man überhaupt unter Streß versteht.

Der Mensch ist anpassungsfähiger als jedes andere Lebewesen auf unserer Erde. Die Sherpas leben ohne Sauerstoffgerät in der dünnen Luft des Himalaya, die Beduinen sind gegen die glühende Hitze in den Wüsten Arabiens gefeit, und zudem ist der Mensch noch imstande, das Potential seiner physiologischen Fähigkeiten mit Hilfe künstlicher Mittel zu erweitern und beispielsweise auf dem Meeresboden zu arbeiten. Andere Kreaturen können sich nicht in solchem Maß an veränderte Lebensumstände anpassen. Ein Seehund fühlt sich im eiskalten Wasser wohl, und sein Körper hat eine angenehme Temperatur von 37 Grad Celsius, aber im Wüstensand würde er schon nach einer Minute verenden. Am anderen Ende der Skala sind die Einzeller angesiedelt: Bei der kleinsten Veränderung ihres Lebensraums hat ihr letztes Stündlein geschlagen.

Der Mensch besteht aus dem gleichen biologischen Stoff wie sie. Welchem Umstand hat er dann seine ungeheure Anpassungsfähigkeit zu verdanken? Wie wir wissen, sind die lebenswichtigen Prozesse im menschlichen Körper genauso hochsensibel wie bei den primitivsten Lebewesen. Doch beim Menschen ist eine beachtliche physiologische Maschinerie am Werk und ausschließlich darauf bedacht, ein immer gleichbleibendes, optimales Klima innerhalb des Körpers zu gewährleisten. Diese physiologischen Mechanismen nehmen ständig Anpassungen vor, um das *innere Milieu* konstant zu halten, gleichgültig, welche Bedingungen außerhalb des Körpers auch herrschen mögen. Wenn es draußen kalt ist, zittern die Muskeln, um Wärme zu erzeugen, und die Blutgefäße verengen sich, um die Wärme zu bewahren. Ist es draußen heiß, setzt eine anders geartete Reaktionsfolge ein, einschließlich Schweißbildung und Erweiterung der Blutgefäße. Die physiologischen Vorgänge tief im Innern des menschlichen Körpers bleiben davon jedoch unberührt und bewahren ihre optimale Temperatur.

Diese lebenswichtigen Prozesse laufen in der sicheren, mit Flüssigkeit angefüllten Schutzhülle unseres Körpers ab, die als Puffer oder Stoßdämpfer gegen das äußere Umfeld wirkt. Der Erhalt der Stabilität dieser inneren Welt, von dem französischen Physiologen Claude Bernard als inneres Milieu bezeichnet[1], erfordert ein beträchtliches Maß an Energie und Organisation. Dieses dynamische Gleichgewicht wurde von dem berühmten Psychologen Walter Cannon als Homöostase bezeichnet. Im menschlichen Gehirn befinden sich hochempfindliche Meß- und Kontrollinstrumente, die mit der fortwährenden Überwachung der körperinternen Situation befaßt sind. Sie überprüfen das innere Milieu und geben den physiologischen Mechanismen die Anweisung, Körpertemperatur, Blutzuckerspiegel, Mineralhaushalt, Blutdruck usw. zu regulieren. Sie sorgen für den Erhalt des »inneren physiologischen Gleichgewichts, das infolge der ständigen Feinabstimmung eines höchst sensiblen Präzisionsinstruments stabilisiert wird«.[1]

Kampf oder Flucht

Aber das ist noch nicht alles. Die größte Bedrohung für diese lebenserhaltenden Vorgänge stellt ein Angriff oder eine Herausforderung für den Körper dar. Gleich ob unsere Vorfahren von einem haarigen Mammut oder ein Mensch in unserer Zeit von einem Artgenossen mit einer Schußwaffe verfolgt wird, der Körper sieht sich extremen Belastungen ausgesetzt, die sich auf sein inneres Milieu ebenso störend auswirken wie Hunger oder eisige Kälte. Sie rufen eine extreme Reaktion hervor, anders als die sanften Bemühungen, das innere physiologische Gleichgewicht in ›Friedenszeiten‹ aufrechtzuerhalten: Das Herz beginnt zu rasen, der Blutdruck steigt. Durch die erhöhte Blutzufuhr werden den Muskeln vermehrt Sauerstoff und Energie zugeführt und Abfallstoffe wegtransportiert. Gehör- und Geruchssinn sind geschärft, die Pupillen weiten sich und nehmen mehr Informationen auf. Die Atemfrequenz beschleunigt sich, während sich die Blutgefäße unmittelbar unter der Haut zusammenziehen, um den Blutverlust im Falle einer Verletzung zu verringern. Es kommt zu vermehrter Schweißbildung, um den Organismus abzukühlen, der sich durch starke Muskelanstrengungen erhitzen könnte. Gleichzeitig werden Energie und Blut aus Bereichen abgezogen, die für die Bewältigung einer Gefahrensituation keine Bedeutung haben, z. B. aus dem Verdauungstrakt. Die Produktion von Speichel und Magensäften wird zurückgefahren, Blase und Eingeweide entspannen sich... und *das Gehirn befindet sich im Alarm- und Erregungszustand.*

Cannon nannte diese Abläufe »Kampf- oder Fluchtbereitschaft«.[2] Sie sind typisch für Streßsituationen. Streß bringt sprichwörtlich das Boot zum Schaukeln. Der Kapitän muß aufwachen und etwas dagegen unternehmen. Streß ist die Antwort des Körpers auf extrem hohe Anforderungen, die an ihn gestellt werden,[3] gleich ob es gilt, Wild zu jagen oder zu kämpfen, sich im Wettbewerb zu behaupten, den Körperrhythmus zu verändern oder einen anstrengenden Arbeitstag zu bewältigen. Streß kann ein unterschiedliches Ausmaß haben. Ein Skispringer steht wahrscheinlich einige Minuten lang unter intensivem Streß, während sich seine Zuschauer von der Spannung mitreißen lassen und ein leichtes Streßgefühl empfinden.

Die menschlichen Emotionen werden bisweilen als uralte Mechanismen betrachtet, die darauf abzielen, sämtliche Kräfte des Körpers um das Banner des Willens zu scharen.[4] Das könnte stimmen, obwohl es menschliche Empfindungen nicht schlüssiger erklärt als das Zusammenziehen der Gesichtsmuskulatur als ein Lächeln. Es ist jedoch klar, daß bei allen Spielarten der emotionalen Erregung – gleich ob es sich um Angst, Wut, Liebe, Haß oder sogar um ein Hungergefühl handelt – die Aktivierung des Körpers in Form einer erhöhten Kampf- oder Fluchtbereitschaft eine Rolle spielt. Starke Empfindungen sind daher immer streßbefrachtet, vor allem Kummer.

Ein Mittel gegen Streß?

Nun eröffnet sich uns eine ganz neue Perspektive. Wenn Ginseng und Co. etwas mit Streß zu tun haben, läßt sich der grundlegende Unterschied zu den synthetischen stimulierenden Mitteln erklären: Letztere beeinflussen das Verhalten ständig, während die harmonisierenden Drogenpflanzen allem Anschein nach nur wirken, wenn sich die Versuchspersonen oder -tiere großen Belastungen gegenübersehen. Spontane Aktivitäten werden beispielsweise nicht von Ginseng beeinflußt, ebensowenig wie der Schlaf oder die Muster der Hirnstromwellen. Ganz anders verhält es sich in Situationen, in denen es gilt,

Neues zu erforschen, sportliche Höchstleistungen zu erbringen und nach dem zermürbenden Pawlowschen Muster etwas zu lernen. Die Leistungen unter Streß verbessern sich ausnahmslos.

Die Forschungsprojekte zielten grundlegend auf den hieb- und stichfesten Nachweis ab, daß Ginseng und bestimmte andere Homöostatika die Empfänglichkeit des Gehirns für Stimuli erhöhen und die Leistungsqualität verbessern. Der nächste Schritt bestünde darin, herauszufinden, ob diese Wirkung tatsächlich mit Streß zu tun hat. Man müßte beispielsweise prüfen, ob Versuchstiere infolge einer Ginseng-bedingten Aktivierung des Gehirns imstande sind, streßreiche Situationen, die keine Ausdauer erfordern, besser zu bewältigen. Ein solches Experiment wurde von einer Forschergruppe in London mit Mäusen durchgeführt. Sie erhielten lebenslang Ginseng, von der Geburt bis zum Tod. Ständig wurde ihre Gesundheit überprüft und ihre Fähigkeit getestet, Streß zu bewältigen. In bestimmten Abständen wurde eine Maus aus dem Käfig geholt und mit einer neuen Situation konfrontiert: Sie wurde auf eine flache runde Platte, ein sogenanntes ›freies Feld‹, gesetzt. Mäuse lieben normalerweise dunkle Ecken, und folglich fühlen sie sich an diesem exponierten Ort unbekannten Gefahren ausgesetzt und verletzlich. Sie stehen unter Streß, der noch verstärkt wird, wenn laute Geräusche ertönen. Die Maus befindet sich im Zwiespalt. Einerseits ist sie neugierig: Sie möchte die ungewohnte Situation erkunden und durch Schnüffeln in Erfahrung bringen, ob ihr irgendwelche Gefahren drohen oder möglicherweise Nahrung zu finden sein könnte. Andererseits fürchtet sie sich und würde sich am liebsten verkriechen. Dieser Triebkonflikt löst eine Mischung aus Erkundungsdrang (hin und her laufen, um Informationen zu sammeln) und Angstreaktion (sich zusammenkauern) aus.

Versuchstiere, die mit Ginseng behandelt wurden, nahmen viel häufiger eine Kauerstellung ein als die Kontrollgruppe, und ihr Bewegungsdrang war gebremst. Hier handelte es sich um mehr als eine stimulierende Wirkung, die zu wesentlich mehr Ausbruchsversuchen geführt hätte. Das bedeutet nicht zwangsläufig, daß Ginseng das Streßempfinden verstärkt. Man kann nicht mit Sicherheit behaupten, daß die Tiere mehr Angst hatten. Aber sie reagierten zweifellos stärker auf das Ausmaß der Angst oder Nervosität, die sie vielleicht verspürt haben.[5]

Wenn das Streßausmaß gesteigert wurde, indem man den Mäusen

auf dem ›Präsentierteller‹ einen leichten elektrischen Schlag versetzte, war die Reaktion noch eindeutiger: Sie zeigten nach der Ginseng-Injektion *weniger Angst*. Viele Mäuse aus der Kontrollgruppe waren starr vor Entsetzen und entleerten den Darm, was bei den mit Ginseng behandelten Tiere seltener vorkam; außerdem neigten sie weniger zur Panik.[6] Die gleiche, bessere Streßbewältigungsfähigkeit wurde in Experimenten festgestellt, in denen es um das Vermeidungslernen ging. Statt lähmender Furcht mehrten sich die zweckgerichteten Aktivitäten, einschließlich einer verständlichen Aggression gegen den Leiter des Experiments.[7]

Aus allen diesen Studien kristallisiert sich ein allgemeingültiges Prinzip heraus: je streßreicher eine Erfahrung, desto stärker der Ginsengeffekt.

Wir können daraus schließen, daß die Wirkung von Ginseng auf den mentalen Zustand in engem Zusammenhang mit der streßbedingten Aktivierung des Körpers zu tun hat, mit der Kampf- oder Fluchtbereitschaft. Sie ist nicht das Ergebnis einer reinen neutralen Erregung, wie Petkow glaubte. In diesem Fall bleibt die Frage, ob Ginseng auch andere Komponenten der körperlichen Reaktion auf Streß beeinflußt.

Der Schlüssel: Der Kampf ums Überleben

Die Russen hatten die richtige Vorahnung. Brekman und andere Forscher waren sich der Tatsache bewußt, daß ihre Pionierarbeit ein unzureichendes und verzerrtes Bild der Ginsengwurzel zeichnete. Sie erkannten, daß Streß eine Rolle spielte. Und so experimentierten sie im Verlauf von 20 Jahren mit zahllosen Kleintieren, die extremem körperlichen, chemischen und biologischen Streß ausgesetzt wurden. Ginseng und die harmonisierenden Mittel, so fanden die russischen Wissenschaftler heraus, erhöhten die Widerstandskraft der Versuchstiere gegen unterschiedliche Formen der Belastung.[8, 9] Derartige Studien wurden auch in anderen Forschungszentren durchgeführt, z. B. in China und Korea. Beide Gruppen bestätigten, daß Ginseng die Überlebenschancen *in Extremsituationen* verbesserte. Andere Homöostatika zeitigten ähnliche Wirkung, unter anderem Pantokrin, Eleutherococcus, einige Araliengewächse und die Beeren von Schisandra chinensis. Die rein stimulierenden Pflanzen wie die Aralia manshurica und entsprechende chemische Substanzen wie Amphetamine konnten die allgemeine Streßabwehrreaktion der Versuchstiere nicht verbessern. Im Gegenteil, wenn sich überhaupt eine Wirkung zeigte, dann waren die Tiere noch streßanfälliger.

Die russischen Wissenschaftler beobachteten, wie sich die Tiere unter hoher Streßbelastung verhielten und wie die physiologischen Prozesse die Störung des inneren Gleichgewichts regulierten. Sie stellten fest, daß die getesteten Arzneien imstande waren, den künstlich erhöhten Blutdruck zu senken und einen niedrigen Blutdruck zu erhöhen. Große Mengen Zucker, die man den Versuchstieren mit der Nahrung zuführte, wurden schneller abgebaut. Andererseits ließ sich ein niedriger Blutzuckerwert dadurch erhöhen. Wichtig ist in diesem Zusammenhang, daß diese Arzneimittel *nachweislich dazu beitrugen, die Homöostase wiederherzustellen, oder harmonisierend wirkten.*

Inzwischen gibt es Pharmaka, die den Blutdruck erhöhen oder senken, den Blutzuckerspiegel beeinflussen, die Abwehrbereitschaft des Körpers gegen Röntgenstrahlen verbessern oder die Entgiftung/Entschlackung fördern. Aber jedes dieser Medikamente hat nur eine einzige, genau definierte Wirkung, die immer eintritt, egal ob ein physiologischer Bedarf besteht oder nicht. Außerdem zielen sie nur in eine bestimmte Richtung. Eine harmonisierende Drogenpflanze kann jede dieser Eigenschaften und alle gleichzeitig besitzen. Sie hat keine offenkundige Wirkung in Situationen, in denen Streß fehlt, aber sobald extreme körperliche und seelische Belastungen auftreten, bringen sie die lebenswichtigen physiologischen Vorgänge in die gewohnten Bahnen zurück, *ungeachtet der Richtung, in die sie ausgeschert sind.*

Die Fähigkeit dieser Arzneimittel, das physiologische Gleichgewicht im *inneren Milieu* ständig auszutarieren oder wiederherzustellen, sobald Streß im Spiel ist – und nur dann –, bewog Brekman, sie Adaptogene zu nennen. Darunter versteht man Arzneien, die eine Adaption oder Anpassung an Veränderungen im unmittelbaren Umfeld erleichtern. In diesem Buch werden sie als harmonisierende Mittel (und gelegentlich als ›Homöostatika‹ bezeichnet), weil sich dieser Begriff besser mit den jeweiligen asiatischen und westlichen Arzneimittelkonzepten vereinbaren läßt.

Wann und wie helfen diese harmonisierenden Drogen dem Körper, extreme physische und psychische Belastungen zu verkraften? Als erstes müssen wir uns vor Augen halten, wie der Körper Streß bewältigt und welche Mechanismen dabei zum Tragen kommen.

Das Gehirn registriert jede potentielle Veränderung oder Bedrohung für die Stabilität des inneren Milieus und befiehlt den physiologischen Mechanismen mittels Nervenimpulsen (und chemischer Botschaften, wie man heute weiß), die entsprechenden Anpassungen vorzunehmen. Diese Signale werden vom autonomen Nervensystem übermittelt, dem Steuer- und Kontrollsystem im menschlichen Körper. Ein Teil dieses Schaltzentrums ist damit betraut, das physiologische Gleichgewicht während der fortlaufenden geringfügigen Veränderungen zu erhalten, ein anderer Bereich gewährleistet, daß sich der Körper in höchster Alarmbereitschaft befindet. Er bereitet die inneren physiologischen Vorgänge auf die Kampf- oder Fluchtreaktion vor. Er veranlaßt, daß die Nebenniere, eine endokrine Drüse, die kappenförmig jeder der beiden Nieren aufsitzt, Adrenalin ausschüttet. Dieses Hormon ist so bekannt, daß der Begriff ›Adrenalinstoß‹ heute als Synonym für hochgradige Erregung gilt. Während die neuronalen Impulse die körpereigene Abwehr mobilisieren und höchste Alarmstufe anzeigen, wird also Adrenalin durch die Blutbahnen gepumpt.

Die elektrochemischen ›Kuriere‹, die durch den Körper rasen, versetzen ihn in Handlungsbereitschaft. Aber das ist nur der Anfang. Sobald die russischen Soldaten aus dem zuvor geschilderten Experiment die Hälfte des Drei-Kilometer-Laufs hinter sich gebracht hatten, war der Adrenalinstoß, der mit dem Startschuß erfolgte, nur noch eine vage Erinnerung. Sie sahen sich einer neuen Herausforderung gegenüber: Sie mußten ihre maximale Leistungsbereitschaft nicht in Gang setzen, sondern auf hohem Niveau erhalten. Hier war Ausdauer erforderlich, um die Situation zu meistern.

Nun setzten langsamere, tiefgreifende physiologische Veränderungen ein. Der Adrenalinstoß brachte die ›Truppen‹ schlagartig auf Trab, während die langfristigen Veränderungen eher den unterstützenden Maßnahmen an der Heimatfront glichen, die auf ein Höchstmaß an Verteidigungsbereitschaft abzielten. Für diese Bereitschaft sorgen Hormone, die von bestimmten endokrinen Drüsen in verschie-

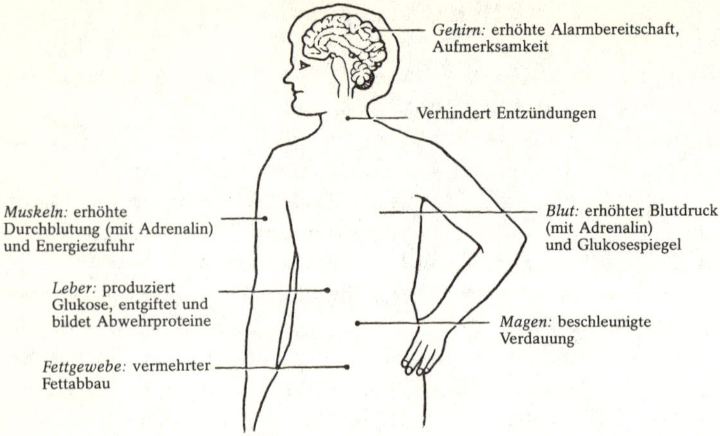

Abbildung 4: Der menschliche Körper und die Auswirkungen der Streß-Steroidhormone

denen Körperregionen ausgeschüttet werden und die einzelnen Aktivitäten koordinieren: Das Wachstumshormon ist beispielsweise für die einheitliche und ordnungsgemäße Entwicklung des Körpers zuständig. Testosteron und Östrogen spielen bei der Entwicklung und dem Erhalt der sexuellen Aktivität eine Rolle. Adrenalin ist ein Hormon des Nebennierenmarks und für die unverzügliche Mobilisierung des Stoffwechsels in Gefahren- und Streßsituationen verantwortlich. Diejenigen Hormone, die in erster Linie für die langfristige Verteidigungsbereitschaft des Körpers sorgen, werden *Glukokortikoide* genannt. Sie nehmen eine Schlüsselstellung im gesamten System ein. Schilddrüsen- und Wachstumshormone spielen eine untergeordnete Rolle bei der Mobilisierung des Stoffwechsels. Die Glukokortikoide werden in der Nebennierenrinde gebildet, die vom adrenalinproduzierenden Mark getrennt ist. In dieser Nebennierenrinde werden rund 30 Hormone erzeugt, die innerhalb des gesamten Körpers verschiedene Funktionen haben. Neben den Glukokortikoiden entstehen hier auch Mineralkortikoide, die den Mineralhaushalt des Körpers beeinflussen, und Sexualhormone in geringer Menge.[11] Wenn man die Glukokortikoide des Menschen analysiert, stellt man fest, daß es sich bei 95 Prozent der Menge um Kortison handelt, auch Hydrokortison ge-

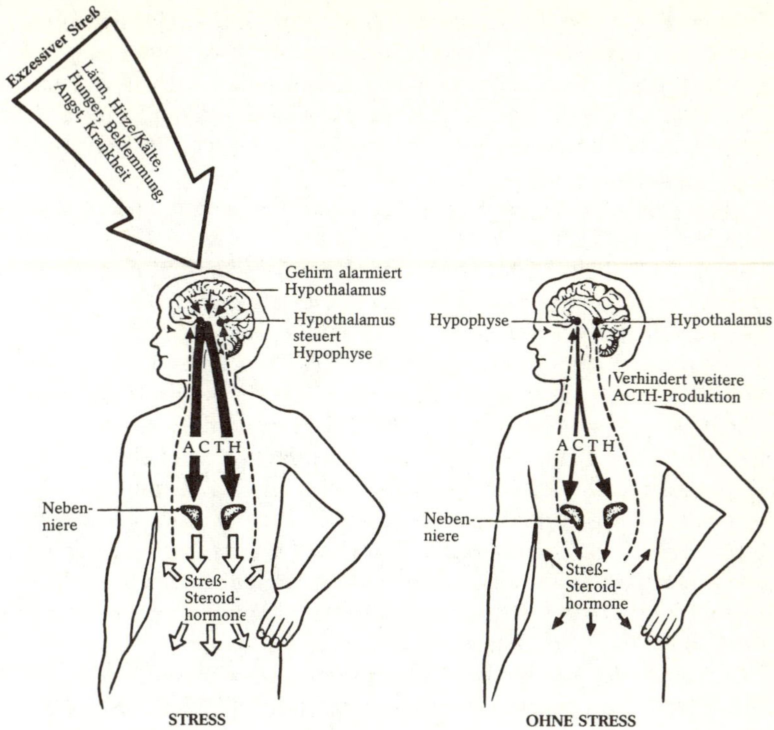

Abbildung 5a: Körper unter Streß
Abbildung 5b: Körper in entspanntem Zustand

nannt. Abb. 4 und 5 veranschaulichen das Nerven- und Hormonsystem sowie die Aufgaben der Glukokortikoid-Streßhormone.

Der Hypothalamus – der heimliche Drahtzieher hinter den Kulissen

Die Nebennieren sind nur die ›Fabrik‹, in der mit Hilfe der vorhandenen Eingangsmaterialien Hormone erzeugt werden. Sie erhalten genaue Anweisungen von einem erbsenförmigen Organ im Gehirn, der

Hypophyse. Diese Botschaften werden von einem Hormon, dem adrenokortikotrophen Hormon (kurz ACTH) übermittelt, das die Hormonproduktion der Nebennierenrinde beeinflußt. Die Nebennieren steuern und kontrollieren die meisten Hormone im Körper. Sie messen die vorhandenen Mengen im Blut und nehmen die notwendigen Anpassungen vor.

Aber selbst die Hypophyse kann nicht entscheiden, welche Hormonmenge für die jeweilige Situation ausreicht, in der sich der Körper befindet. Die eigentlichen Entscheidungen werden von einem weiteren Kontrollzentrum an der Spitze der Hormonhierarchie getroffen. Es befindet sich in einem höchst bemerkenswerten Abschnitt des Zwischenhirns, im Hypothalamus. Er erhält vom Gehirn Informationen über das Geschehen außerhalb des Körpers, überprüft die Situation im Körperinneren und weist die Hypophyse an, die entsprechenden Hormonveränderungen im *inneren Milieu* vorzunehmen. Der Hypothalamus bildet den Kern des gesamten Regulierungssystems, das auf den Erhalt der physiologischen Balance abzielt. Im unteren oder ›viszeralen‹ Gehirn (auch Limbisches System genannt) eingebettet, ist es optimal positioniert, um sich in Vorgänge der unteren und oberen Körperregionen einzuschalten, um Signale vom bewußten, denkenden Teil des Gehirns zu senden und zu empfangen und darüber hinaus die automatischen Reaktionen des Körpers zu steuern. Mit Hilfe der Hypophyse, seines ausführenden ›Organs‹, teilt es den Hormonkurieren mit, ob der Stoffwechsel, der Appetit, die Wärmeproduktion oder die Mineralsalzausscheidung angekurbelt oder gedrosselt werden soll. Wenn erhöhte Alarm- und Verteidigungsbereitschaft angesagt ist, erhält die Hypophyse den Befehl, ACTH freizusetzen, und die Glukokortikoide bahnen sich ihren Weg durch den Körper.

Das Bemerkenswerte am Hypothalamus ist, daß er sich nicht nur als Drahtzieher betätigt, der hinter den Kulissen sämtliche Fäden zieht, um die Funktionstüchtigkeit des Körpers zu erhalten: Er hat auch einen maßgeblichen Einfluß auf sexuelle Aktivität, Wachstum und Reproduktion. Und darüber hinaus ist er in der Lage, Emotionen nicht nur motorisch zu kontrollieren, sondern zu stimulieren. Wir wissen aus eigener Erfahrung, daß der Körper im Zustand emotionaler Erregung genauso mobilisiert wird wie angesichts einer Gefahren- oder Streßsituation, also Herausforderungen ganz anderer Art. Ein

Schweizer Wissenschaftler namens Hess machte schon vor langer Zeit die bahnbrechende Entdeckung, daß die elektrische Stimulierung des Hypothalamus bei einer Katze auf Anhieb unbändige Wut, Angst- oder Lustgefühle auslöst, je nachdem, welcher Punkt mit der Impulssalve bearbeitet wird. Man könnte den Hypothalamus folglich als Schalt- und Abwehrzentrale des Körpers bezeichnen. Alle Organsysteme sind miteinander vernetzt, wobei der Hypothalamus den Mittelpunkt bildet. Er dient – wie bei einem Computer – als Schnittstelle zwischen Körper und Geist. Er koordiniert und mobilisiert die physischen und mentalen Vorgänge, und er ist das Maß und der heimliche Meister der Alarm- und Abwehrbereitschaft.

Ginseng und die Streßhormone

Bei einem Blick auf die Streßmechanismen stellt sich ganz klar die Frage: Welche Aufgaben kommen Leber, Grundumsatz, Blut, Muskeln, Ausdauer und mentaler Erregung zu? Die Antwort lautet: Sie stellen Instrumente dar, auf die der mobilisierte Körper in Streß- und Gefahrensituationen zurückgreift. Und wie wird dieser Zustand hochgradiger Mobilisierung erreicht? Das verdanken wir den glukokortikoiden Streßhormonen, die an dieser langfristigen Veränderung und an der Streßbewältigung beteiligt sind. Tabelle 6 zeigt, wie ähnlich die physiologischen Auswirkungen der Glukokortikoide den geschilderten Ginseng-Effekten sind. Deshalb werden wir uns nun die Nebenniere, die mit der Übertragung der Streßsignale an den Körper befaßte endokrine Drüse, einmal näher ansehen.

Die Nebennieren haben einen großen Einfluß auf die Wirkung der harmoniefördernden Arzneimittel. Die von Ginseng erhöhte Widerstandskraft gegen Streß wird merklich verringert, wenn man diese endokrine Drüse entfernt.[12] Sie ist für die meisten Ginseng-Aktionen unerläßlich. Inzwischen konnte überzeugend nachgewiesen werden, daß sich die Produktionstätigkeit in den Nebennierenrinden erhöht, wenn man Ginseng Tieren in entspanntem Zustand verabreicht. Es entstehen mehr neue Zellen[13] und folglich mehr Steroide.[14] Diese Auswirkungen sind indessen nicht so spektakulär oder stetig wie die Veränderungen, die sich bei Versuchstieren in Streßsituationen beobachten lassen.

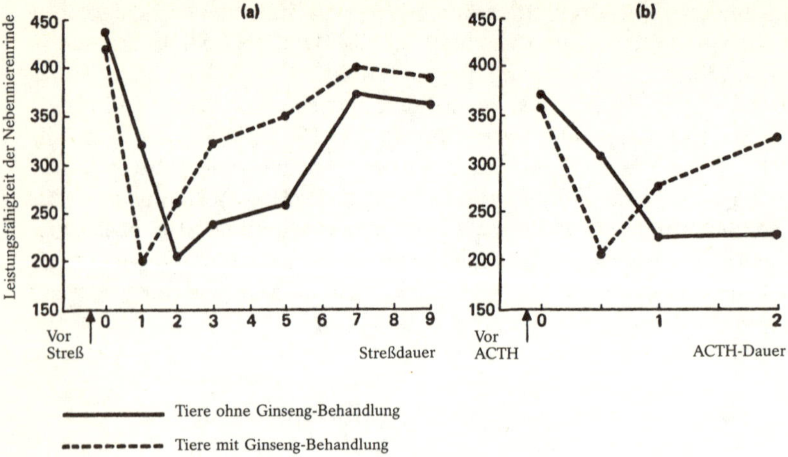

Abbildung 6: Versuchstiere wurden extremer Hitzebelastung ausgesetzt (Abbildung 6a) oder erhielten ACTH injiziert (Abbildung 6b). Die Leistung der Nebenniere wird mehrere Male nach Eintritt der Streßsituation gemessen. Bei den Tieren, die Ginseng erhielten, wurde eine stärkere Adrenalinreaktion und eine kürzere Erholungszeit nachgewiesen. (Aus: Kim, C. u. a., *Lloydia,* Bd. 33, S. 43–8, 1970.)

Bei Streß unterstützt Ginseng die Nebennieren, unverzüglich eine Hormonreaktion einzuleiten. Es werden mehr Streßhormone ausgeschüttet und gebildet. Klingt der Streß ab, bringen die Nebennieren ihre Aktivitäten schneller wieder auf das Normalniveau zurück. Bei anhaltender, schwerer Belastung gehen sie sparsam mit ihren Ressourcen um und verringern die Hormonausschüttung.[15, 16] Diese Effekte, die bisher bei Ginseng, Pantokrin, Eleutherococcus und ihren Wirkungskomponenten nachgewiesen werden konnten, mögen nicht besonders aufsehenerregend sein. Aber wichtig ist, daß die Nebennieren dadurch sensibler und wirksamer auf Streß reagieren.

Ginseng scheint die Hormon-Streß-Antwort des Körpers maßzuschneidern. Erstens wird die Resistenz erhöht und der Körper in die Lage versetzt, wirksamere und langfristige Abwehrstrategien gegen Streß zu entwickeln. Zweitens richtet der Kampf weniger Schaden auf dem Schlachtfeld an, auf dem er ausgetragen wird, nämlich im menschlichen Körper. Ich glaube, langsam geht uns ein Licht auf, welch ungeheuren Wert Ginseng und andere harmonisierende Arzneien haben.

Ginseng wirkt auf den gesamten Körper

Die Nebennieren sind kaum mehr als Schachfiguren, die von einem Regulierungsmechanismus höheren Orts nach Bedarf hin- und hergeschoben werden – oder ein Instrument im gesamten Orchester. Sie tanzen nach der Pfeife der Hypophyse, wobei das Peptidhormon ACTH den Ton angibt. Der Hypothalamus ist der Dirigent. Wir haben gesagt, daß die harmonisierenden Drogenpflanzen die Streßreaktion verbessern und dabei das gesamte Alarm- und Abwehrsystem einbeziehen. Der erste Ort, an dem wir unsere Behauptung überprüfen, ist die Schaltstelle auf der nächsthöheren Hierarchieebene, und hier richtet sich unser Augenmerk auf die Hypophyse.

Daß Ginseng tatsächlich die Hypophyse beeinflußt, konnte man bei Versuchstieren beobachten, bei denen diese Drüse entfernt wurde. Es stellte sich heraus: Solange man ihnen ACTH verabreichte, hatte der Ginsengextrakt auch ohne Hypophyse und sogar völlig ohne Streß seine Wirkung. Er löste eben die verstärkte, maßgeschneiderte Adrenalinreaktion aus, die sich eingestellt hätte, wenn Hypophyse und Streß vorhanden gewesen wären.[16, 17] Ginseng kann sogar die Intensität der ACTH-Befehle ändern, die an das Nebennierengewebe gehen.[18]

Damit wären wir wieder einmal bei den Nebennieren gelandet. Es gibt allerdings einige, wenn auch widersprüchliche Indizien dafür, daß die Hypophyse trotzdem an der Streßreaktion beteiligt ist: Innerhalb der ersten 30 Minuten nach der Ginsenggabe wird die Produktion einer chemischen Schlüsselsubstanz verstärkt, die in den Nebennieren gebildet und zyklisches AMP genannt wird. Der Produktionsschub findet nicht statt, wenn die Nebennieren entfernt wurden.[19] Aus dieser Entdeckung könnte man die Schlußfolgerung ableiten, daß Ginseng doch eine direkte erhöhte Ausschüttung des Hormons ACTH nach sich zieht, was im Widerspruch zu den oben genannten Ausführungen stünde.

Konflikte wie diese deuten darauf hin, daß man in der Forschung das Ende der eingefahrenen Geleise erreicht hat. Sie öffnen einer unbekannten Welt Tür und Tor und gestatten einen Aufbruch zu neuen Ufern.

Vielleicht läßt sich dieser Konflikt lösen, wenn wir noch eine Ebene höher gehen. Spielt die Hypophyse, wie die Nebennieren, nur eine Nebenrolle? Hält der Hypothalamus, der die Hypophyse steuert, die Fäden in der Hand? Schließlich rührt sich nichts in der Hormonabwehr, solange er nicht den Befehl zum Angriff erteilt. Und da die harmoniefördernden Drogenpflanzen auf die *Kontrollmechanismen* der Streßhormone einwirken, scheint die aktive Beteiligung des Hypothalamus naheliegend zu sein. Außerdem ist er eine Art Hormonschaltzentrale, die Körper und Geist verbindet, und folglich ein geeigneter Wirkungsort für derartige Arzneimittel.

Wenn der Hypothalamus tatsächlich eine tragende Rolle spielt, dann müßten auch andere Bestandteile des Streßabwehrsystems in die konzertierte Aktion eingebunden sein. Wir müssen die Nebennieren und nicht einmal die Hypophyse ausschließen, noch sollten wir die *Ziele* außer acht lassen, die Gewebszellen und Organe, die von den Steroiden gewissermaßen in Hochform gebracht werden. Ginseng wirkt, wie nachgewiesen wurde, auch auf isolierte Zellkulturen im Reagenzglas, die keinerlei Verbindung zu Nebennieren, Hormonen und anderen Teilen des Körpers besaßen. Das Streßkontrollsystem funktioniert *en bloc*. Es in seine einzelnen Bestandteile zu zerlegen, um den *spezifischen* Wirkungsort der harmonisierenden Drogen zu ermitteln, käme dem Versuch gleich, Hund und Bellen voneinander getrennt zu untersuchen.

Eine schlüssige Hypothese

Ich bin der festen Überzeugung, daß die harmoniefördernden Arzneimittel die Wirkung bestimmter Hormone um ein Vielfaches verstärken.

Ginseng, Eleutherococcus & Co. haben Einfluß auf die Produktion der Streß-Steroidhormone. Bei der Einnahme von Ginseng verbreitet sich der Wirkstoff im Körper und behandelt oder bereitet gewissermaßen diejenigen Stellen vor (im Fachjargon Priming genannt), an denen die Streßsteroide normalerweise andocken. Dieser Prozeß hätte so gut wie keinen Effekt, wenn keine Streß- oder Gefahrensituation besteht. Doch bei erhöhter Beanspruchung überfluten Steroidhormone den Körper und finden dank Ginseng leichter ihren Weg ins Gewebe. Folglich sind geringere Mengen nötig, um eine vergleichbare Wirkung zu erzielen.

Das heißt nicht, daß jede Stelle im Körper gleichermaßen beeinflußt wird. Die Hirnregionen sind mit der grundlegenden Steuerung und Kontrolle der Streßreaktion befaßt. Das gilt vor allem für den Drahtzieher, den Hypothalamus, auf den sich diese Homöostatika meiner Meinung nach besonders stark konzentrieren. Der Hypothalamus reagiert sensibler auf Streßhormone und produziert mehr ACTH und Streßsteroide, wenn die Situation erhöhte Ansprüche an den Menschen stellt. Hält der Streß gleichwohl länger an, reagiert der sensibilisierte Hypothalamus überempfindlich: Er mißt die Streßhormonmenge im Körper und stellt die weitere Produktion schneller ein. Das würde erklären, warum die Steroidhormone bei Belastung sparsam eingesetzt und die Ausschüttung nach Beendigung der Streßsituation früher ›zurückgefahren‹ wird.

Es ist sicher mehr als reiner Zufall, daß die Wirkstoffe der meisten harmonisierenden Drogenpflanzen Triterpenoide sind. Das untermauert unsere Hypothese, denn Triterpenoide haben in ihrer chemischen Struktur große Ähnlichkeit mit Steroidhormonen. Es ist sehr gut möglich, daß sich ihre Pfade im Gewebe kreuzen.

Ich glaube, daß die Wirkungskomponenten der verschiedenen Drogenpflanzen im allgemeinen die gleichen Aktionen auslösen, aber verschiedene Stellen im Körper favorisieren: Ginseng und Eleutherococcus bevorzugen vielleicht den Hypothalamus, Beuplurum die Leber usw. Trotzdem überlappen sie sich und docken auch an anderen Stellen an. Es gibt einige Präzedenzfälle, die diese Behauptung belegen. Das Sexualhormon Testosteron wirkt beispielsweise vorrangig im Bereich der Geschlechtsorgane, aber auch geringfügig auf Gewebe in anderen Körperregionen ein.

Auf der Suche nach Beweisen stellte ich fest, daß sich die Ginseng-Inhaltsstoffe nach der Verdauung tatsächlich im Körper verteilen[20], was darauf hinweist, daß sie zumindest die Möglichkeit haben, überall zu wirken. Bisher wurden jedoch noch keine Experimente durchgeführt, die sich mit den Effekten dieser asiatischen Heilmittel auf den Hypothalamus befassen. Deshalb wurden auf meine Anregung hin Studien am Chelsea College in die Wege geleitet, durchgeführt von dem Pharmakologie-Assistenten Deepak Shori unter der Leitung von Professor Ginsberg.

Man entfernte bei den Versuchstieren, in diesem Fall Ratten, die Nebennieren und Eierstöcke, so daß keine körpereigenen Streß-Steroidhormone gebildet werden konnten. Dann erhielten sie acht Tage lang entweder Ginseng oder ein Placebo. Anschließend injizierte man den Tieren reines Kortikosteron (das wichtigste Streß-Steroidhormon der Nebennierenrinde), das man vorher markiert hatte, um es auf Anhieb im Gewebe zu entdecken. Das markierte Kortikosteron wurde im Gehirn wiedergefunden. Darüber hinaus machten die Forscher eine überraschende Entdeckung: In manchen Bereichen des Limbischen Systems (vor allem im Hippocampus oder Ammonshorn) wurden bei den mit Ginseng behandelten Versuchstieren erheblich größere Mengen des markierten Kortikosterons gefunden als im Gehirn der Kontrollgruppe! Die Ginseng-Gabe hatte eindeutig eine massive Sensibilisierung dieser Hirnregion, die den Hypothalamus beeinflußt, für das Steroid bewirkt. Das stützt unsere Hypothese, obwohl wir andere Möglichkeiten derzeit nicht ganz ausschließen können, vor allem, daß Ginseng den gesamten Steroidhaushalt beeinflußt.

Die Ginsengbehandlung löst, wie wir gesehen haben, keine spektakulären Ergebnisse aus. Die Forschung steht indessen erst am Anfang. Es bedarf noch vieler Experimente und Studien, bevor wir die Vorgänge richtig verstehen. Doch zumindest ist der klare Nachweis erbracht, daß eine Verbindung zwischen Ginseng und den Streß-Steroidhormonen besteht. Auch hier zeigte sich eine starke und klare Auswirkung auf das Gehirn – nicht auf die Großhirnrinde in ihrer erhabenen, gut geschützten Sphäre, sondern auf das Limbische System, das für die Regulierung und Überwachung des inneren physiologischen Gleichgewichts zuständig ist.

Stimulantien – ein neuer Denkansatz

Wir haben geschildert, wie bei der Untersuchung der harmonisierenden Drogenpflanzen im Labor merkliche Verbesserungen der Ausdauer, Aufmerksamkeit, Konzentration und der Fähigkeit festgestellt wurden, komplexe Aufgaben zu bewältigen. Daraus konnten wir schließen, daß diese Homöostatika die Leistungsfähigkeit und das Zusammenspiel von Körper und Geist fördern, vor allem bei Müdigkeit und Streß. Diese Heilmittel sind zudem unschädlicher und wirksamer als die klassischen Aufputschmittel. Aber wie erreichen sie ihr Ziel, und wie lassen sich diese Vorgänge mit unserer Theorie vereinbaren?

Die *formatio reticularis*, eine netzartige Anordnung vom verlängerten Rückenmark bis ins Zwischenhirn, steuert den Grad der Aufmerksamkeit. Sie mobilisiert das gesamte Gehirn, wenn eines ihrer Schaltneuronen dafür eine Notwendigkeit sieht. Gleichzeitig informiert sie den Hypothalamus über die jeweilige Situation, und dieser erteilt dem Körper mit Hilfe eines ganzen Schwalls von Nerven- und Adrenalin-Impulsen den Befehl, sich in den Zustand höchster Wachsamkeit zu versetzen. Doch nicht alle neuronalen Erregungszustände sind darauf zurückzuführen, daß unser Großhirn einen Reiz wahrnimmt, der Anlaß zum Alarm gibt, wie Pawlow behauptet hat. Hunger kann uns aufwecken. Das gleiche gilt für Angstgefühle. Der Streß, der mit einer vermeintlichen Gefahrensituation einhergeht, kann eine ungeheure Aktivierung des gesamten Körpers zur Folge haben. Ein normalerweise träger, phlegmatischer Mensch verwandelt sich vielleicht in ein geballtes Energiebündel, wenn er sich einer Gefahr gegenübersieht oder unter Termindruck steht. Motivation, Willenskraft und leidenschaftliche Gefühle können die gleiche Wirkung verursachen, auch ohne Druck von außen. Der Wille ist, wenn er in die richtigen Bahnen gelenkt wird, sogar einer der stärksten mobilisierenden Mechanismen.

Das Schaltzentrum der Emotionen steht in Verbindung mit den Steuerzentren des Limbischen Systems, die ein feines Gespür für den Zustand des Körpers besitzen. Hormone können das geistige/mentale Potential auf diesem Weg mobilisieren. Vielleicht haben auch Sie schon einmal erlebt, daß Sie zwar todmüde waren, aber nicht einschlafen konnten, weil Ihnen irgendein Problem keine Ruhe ließ. Die Hormone in Ihrem Körper waren in Aufruhr versetzt und bewirkten, daß Ihnen Tausende von Gedanken durch den Kopf gingen. Hormone sind auch bei der sexuellen Erregung maßgeblich beteiligt, oder beim Nestbau-Syndrom, das Schwangere kurz vor der Niederkunft an den Tag legen. Diese Mobilisierung der Hormone ist eine Strategie, die den Körper in den Zustand erhöhter Erregung und Wachsamkeit versetzt. Die *formatio reticularis* erhält hier einen Anstoß von unten, statt eines Tritts von oben.

Das ist für uns deshalb von Bedeutung, weil wir davon ausgehen, daß die von Ginseng und anderen harmoniefördernden Drogen ausgelöste Stimulation mit den Streßhormonen zusammenhängt. Ihre Auswirkungen auf die Leistungsfähigkeit, Lernkapazität und Ausdauer weisen darauf hin, daß sie im Gegensatz zu anderen bekannten Stimulantien die Schaltzentren des Limbischen Systems beeinflussen. Ich glaube, daß die homöostatischen Heilpflanzen hormonal und nicht neuronal wirken. Die gesteigerte Wahrnehmungsfähigkeit, die auf ihr Konto geht, ähnelt bzw. gleicht sogar haargenau dem Aktivierungszustand, der auf natürlichem Weg durch die Hormonaktionen im Gehirn entsteht. Sie geht Hand in Hand mit innerer Motivation oder Emotionen und hat nichts mit dem weniger feingeschliffenen Zustand der Erregung zu tun, der in den Großhirnrinden-Regionen durch verstärkte Alarmsignale herbeigeführt wird.

Ausdauer und erhöhte Wahrnehmungsfähigkeit müssen ebenfalls eine Folge der vermehrten Ausschüttung von Streß-Steroidhormonen sein, wenn unsere Theorie stimmig sein soll. Gibt es Indizien dafür, daß diese Hormone tatsächlich stimulierend wirken? Der Nachweis wurde inzwischen von völlig unerwarteter Seite erbracht. Im Verlauf bestimmter Verhaltensstudien an der Universität der holländischen Stadt Utrecht stellte Professor de Wied fest, daß eindeutige psychologische Verbesserungen erzielt werden konnten, wenn er seinen Versuchstieren reines ACTH injizierte. Es war offenkundig, daß ACTH und andere Hormone, die in der Hypophyse gebildet werden, eine direkte Verbindung zum Gehirn unterhalten und sein Verhalten beeinflussen. Sie wirken auf das Limbische System ein, auf Bereiche, die mit Wachsamkeit, Emotionen, Erregung und Homöostase zu tun haben.[21]

Dann entdeckte de Wied, daß auch die Streßsteroide das Verhalten beeinflussen, aber auf entgegengesetzte Weise wie ACTH. Tiere lernen schneller nach einer ACTH-Injektion. Sie sind anpassungsfähiger und reagieren empfindsamer, wenn sie Glukokortikoide erhalten. Wie bei der ACTH-Gabe stellte man auch bei den Kortikoiden fest, daß sie direkt am Gehirn andocken.[22] Diese Entdeckung kam völlig unerwartet: Hormone, von denen man vorher geglaubt hatte, sie würden von der *black box* ausgeschüttet, um dem Körper Botschaften zukommen zu lassen, zirkulierten nachweislich auch im Gehirn. Diese Hormone erhielten den Namen Psychohormone.

Ärzte und Psychiater haben außerdem eine bemerkenswerte Steigerung der Vitalität und Energie bei Patienten beobachtet, die aus medizinischen Gründen ACTH oder Kortikosteroide erhielten. Das galt insbesondere für Menschen in fortgeschrittenem Alter und chronisch Kranke, die teilweise eine ›wundersame‹ Heilung von ihren physischen Leiden erlebten.[23] Doch die Wirkung war nur vorübergehender Natur. Hinter der erhöhten Reaktionsbereitschaft und Wahrnehmungsfähigkeit, hinter Ausdauer und Leistungssteigerung waren zwei grundlegende Antriebskräfte am Werk: Energie und Willenskraft. Und diese sind es, die in erster Linie von ACTH beeinflußt werden. Das wurde in einigen Experimenten deutlich: Hier lernten die Versuchstiere, versteckte Nahrung zu finden, wobei man die Suche später erschwerte oder vereitelte. Die Gruppe, die ACTH erhalten hatte, verfolgte das Ziel wesentlich beharrlicher.

Die Kortikosteroide ergänzen die ACTH-Wirkung. Während letztere Motivation und Leistung verbessern, sorgen Kortikosteroide für eine Verbesserung der Konzentration. Sie stärken das Entscheidungsvermögen angesichts einer Gefahr. Der ›Schulterschluß‹ von ACTH und Kortikosteroiden löst eine zweifache Mobilisierung des Gehirns aus. »ACTH-Entsprechungen und Steroide könnten dazu beitragen, Informationen aus dem *äußeren und inneren Milieu* zu integrieren, was höchstwahrscheinlich unabdingbar ist, um reizspezifische Signale zu erkennen«, schreibt de Wied.[22] Mit anderen Worten: Sie fördern grundlegende Verhaltensanpassungen an Veränderungen in unserem Umfeld. Je bedrohlicher dieses Umfeld, desto dringlicher werden sie gebraucht.

Faszinierend an diesen Entdeckungen ist, daß die positiven Veränderungen, die von Hormonen herbeigeführt werden, haargenau denjenigen gleichen, die bei harmonisierenden Drogenpflanzen nachgewiesen wurden: Verbesserung der Leistungsfähigkeit, der mentalen Leistung und des Gedächtnisses, Schärfung der Sinneswahrnehmungen, schnelleres Lernen und Umlernen in neuen Situationen und verminderte Fehlerquoten bei der Bewältigung komplexer Aufgaben. Die Wirkung war, wie bei den Homöostatika, weit von der reinen Erregung der klassischen Stimulantien entfernt. ACTH hat, wie die harmoniefördernden Mittel, einen Langzeiteffekt und keine Nervosität als Nebenwirkung zur Folge. Und es wurde außerdem festgestellt, daß ACTH das Alarmsystem des Gehirns beeinflußt, aber keine spontanen und ziellosen Aktivitäten auslöst.[24]

Und das bedeutet, daß Homöostatika und ACTH auf gleichem Weg wirksam werden. Ich stelle mir den Ablauf so vor: Triterpenoidsaponine* sorgen für das Priming des Hypothalamus, der wiederum die Ausschüttung ACTH-ähnlicher Proteine im Gehirn ankurbelt und die ACTH-Zirkulation im gesamten Körper beschleunigt. Das führt zu einer hormonalen Erregung und Stärkung der mentalen Energie, Willenskraft, erhöhter Wahrnehmungsfähigkeit, größerer Ausdauer und einer besseren Koordination der physiologischen Vorgänge. Indizien zufolge kann dieser Prozeß auch ohne Mitwirkung der Nebennieren ablaufen.[25] Die Tatsache, daß dieser Zustand der ausgewogenen Aktivierung große Ähnlichkeit mit der Erregung hat, die von Psychohormonen ausgelöst wird, untermauert die Theorie, daß Hormone bei der Wirkung dieser Arzneimittel eine Rolle spielen.

Im nachhinein sehen wir, daß unsere ursprüngliche Schlußfolgerung vorschnell war. Wir sind davon ausgegangen, daß harmonisierende Heilmittel nur deshalb eine so ausgewogene Wirkung auf unsere Körperfunktionen haben, weil sie Naturprodukte sind und eine Reihe von Komponenten enthalten, die sich gegenseitig ausbalancieren. Diese Position ist jetzt nicht mehr haltbar. Der einzigartige, ausgewogene Charakter des Zustands, der von ihnen ausgelöst wird, ist auf ihre Wechselwirkung mit Psychohormonen zurückzuführen und folglich in der Struktur der Wirkungskomponenten festgeschrieben.

Wie läßt sich dann erklären, daß japanische Forscher einige Grundkomponenten entdeckten, die stimulierend und dämpfend zugleich wirken? Vielleicht hat Dr. Staba aus Minneapolis die Antwort gefunden. Mit Hilfe einer hochkomplizierten chemischen Analyse wies er nach, daß nach der Einnahme von Ginseng die ›Triolen‹ (die stimulierenden Wirkstoffe) in höherer Dosierung im Gewebe vorhanden sind als die ›Diolen‹ (die dämpfenden Grundbestandteile). Der Unterschied zwischen den beiden entgegengesetzten Wirkungen ist lediglich ein Ergebnis der jeweiligen Saponinmenge im Körper[25], wie auch von anderen Drogen. Die Musik der Ginsengwurzel ist pharmakokinetischer Art.

Wir können also mit allem Respekt Pawlows Hypothese widerlegen. Er stellte sich vor, daß Ginseng die Großhirnrinde stimuliert, die

---

* Triterpenoidsaponine zählen zu den sogenannten Primär- oder Startmolekülen. Sie sorgen dafür, daß eine bestimmte Reaktion überhaupt in Gang kommt.

dann den gesamten Körper in den Zustand erhöhter Aufmerksamkeit versetzt. Ich glaube, daß die Theorie von der hormonalen Stimulierung überzeugender ist. Zuerst wird der Hypothalamus sensibilisiert, der dann mit Hilfe der Schaltneuronen in der Formatio reticularis die Reaktionsbereitschaft der Großhirnrinde bewirkt.

Die Erregung, die von den harmonisierenden Drogenpflanzen hervorgerufen wird, könnte man als zielgerichtete, spezifische, motivationsgesteuerte Energie bezeichnen. Sie stellt eine Erweiterung des normalen Reaktionspotentials dar und keine Karikatur. Die erhöhte Aufmerksamkeit kann dem Organismus helfen, sich an seine Umwelt anzupassen und Herausforderungen besser zu bewältigen.

Hormone und andere harmonisierende Wirkstoffe

Infolge geschichtlicher und kommerzieller Gründe hat Ginseng den anderen harmonisierenden Drogenpflanzen die Schau gestohlen. Nun, da wir langsam den Schleier des Geheimnisses lüften, der die Wurzel umgibt, sollten wir unser Augenmerk auf ihre ›Artgenossen‹ richten.

Wir können ziemlich sicher sein, daß Eleutherococcus und Pantokrin, ebenso wie ihre Wirkungskomponenten, das Streß-Steroidsystem auf ähnliche Weise wie Ginseng beeinflussen. Chinesische Forschungen deuten darauf hin, daß auch Schisandra chinensis und einige Araliengewächse zu dieser Kategorie zählen.[8] Außerdem wurde festgestellt, daß sie zum Erhalt der Homöostase beitragen, wie es sich für ein echtes harmonisierendes Mittel geziemt.

Nicht alle asiatischen Heilpflanzen wirken stimulierend auf die Streß-Steroidhormone ein. Wichtig ist in diesem Zusammenhang vor allem, daß sie nicht gesundheitsschädlich und sanfte Arzneimittel sind, die das innere physiologische Gleichgewicht in Streßsituationen stabilisieren. Der Süßholzstrauch zählt zu dieser Gruppe und wurde hinreichend erforscht. Süßholz enthält ein Triterpenoidsaponin namens Glycyrrhizin. Diese chemische Verbindung beeinflußt die Steroidhormone, die in den Nebennieren gebildet werden – nicht die Glukokortikoid-Streßhormone, sondern die Mineralokortikoide. Während die Streß-Steroidhormone die Abwehrmechanismen des Körpers auf den Plan rufen, sorgen die Mineralokortikoide für einen Ausgleich, vor allem auf Grund ihrer Fähigkeit, Wasser und Salz im

Körper zu binden. Folglich hat Süßholz keine stimulierende Wirkung. In unseren westlichen Breiten besteht einiges Interesse an der Süßholzwurzel*, z. B. in Zusammenhang mit der Behandlung von Magengeschwüren. Eine solche Verwendung wurde von dem chinesischen Kaiser Shen Nung, dem Verfasser der gleichnamigen *Pharmakopöe*, niemals in Erwägung gezogen. Sie ist aus den Notwendigkeiten unserer Zeit geboren. Die Mediziner stellten jedoch fest, daß der Verzehr von Lakritzwurzel über einen längeren Zeitraum bestimmte Nebenwirkungen hatte, die durch Ausfiltern der Triterpenoid-Glykoside jedoch behoben werden konnten. Dazu gehörten zum Beispiel Veränderungen im Mineralhaushalt des Körpers und des Blutdrucks. Diese Wirkungen waren genau diejenigen, die Süßholz in der traditionellen Medizin in den Rang einer Herrscherdroge – also einer Arznei der allerersten Kategorie – erhoben hatten. Der Inhaltsstoff Saponin ist für die Ärzte fernöstlicher Herkunft ein wertvoller Bestandteil, während er bei ihren westlichen Entsprechungen als unerwünscht gilt. Wer damit umzugehen versteht, kann sich seine Wirkung zunutze machen, während viele moderne Mediziner ihn als unerwünscht betrachten.

Nun, da das Eis gebrochen ist, wird man vielleicht mehr asiatische Drogenpflanzen und ihre bemerkenswerten Grundsubstanzen erforschen. Es wäre empfehlenswert, auch Arzneipflanzen, die in unseren Breiten heimisch sind, genau zu untersuchen. Schließlich läßt sich nur schwer widerlegen, daß infolge der typischen Forschungsmethoden im Westen die meisten Arzneien, die der aktiven Förderung der Gesundheit dienen, durch das Netz der üblichen Entdeckung und Entwicklung von Pharmaka fallen würden.

Ginseng wurde vom Westen zur Kenntnis genommen, weil es Père Jartoux daran hinderte, todmüde vom Pferd zu fallen. Aber das ist in der heutigen Zeit weniger von Interesse. Wir halten noch immer nach dem Topf mit Gold am Ende des Regenbogens Ausschau: nach guter Gesundheit. Leistungsvermögen oder geistige und mentale Aktivität sind nur ein Teil davon. Es bleibt die Frage, ob eine direkte Verbindung zwischen Streßhormonen und Krankheit besteht. Wenn sich

---

* Süßholzwurzel heißt bei uns auch Lakritzwurzel, da Glycyrrizin zur Herstellung von Lakritz verwendet wird. Aufgrund seiner cortisonähnlichen Wirkung ist der Zusatz von Glycyrrizin eingeschränkt.

hier ein Zusammenhang ergibt, dann würden wir vielleicht besser verstehen, wie die harmonisierenden Arzneipflanzen unsere Gesundheit beeinflussen.

Streß und seine Schattenseiten

Streß ist ein zweischneidiges Schwert. Einerseits ist er unerläßlich: Alle Lebewesen werden durch Veränderungen in ihrem Umfeld nachhaltig beeinflußt. Wenn der Mensch nicht gelegentlich zusätzliche Reserven mobilisieren müßte, würde seine Anpassungsfähigkeit bald so verkümmern wie die Muskulatur eines Arms, der ständig in der Schlinge getragen wird. Eine milde Form von Streß trägt zur Leistungssteigerung bei, vermutlich durch den Mechanismus der hormonalen Erregung. Das war für unsere Vorfahren mit Sicherheit notwendig, »denn der Kampf- oder Fluchtreflex angesichts einer Gefahr rüstete sie dafür, mit maximalem Einsatz zu kämpfen oder Fersengeld zu geben, je nach Einschätzung der eigenen Chancen in einer bestimmten Situation. Darüber hinaus dienten die physischen Strapazen der Jagd dazu, die angesammelten Energien in Aktivität umzusetzen und emotionale Spannungen somit zu lösen. Die Jäger konnten ermüdet und mit einem Gefühl der Befriedigung oder des Triumphs in ihre Behausungen zurückkehren.«[26] Das innere physiologische Gleichgewicht verlangt eine Spur von Streß. Andererseits hat Streß auch seine Schattenseiten. Die Mobilisierung aller Reserven wirkt nicht nur stimulierend, sondern kann auch einen hohen Tribut fordern. Das Potential der körpereigenen Abwehrkräfte wird schneller abgebaut als wieder aufgefüllt. Es beginnt bei der Selbstzerstörung und nicht bei der Selbsterhaltung mitzuwirken. Ein Manager sitzt an seinem Schreibtisch – die Blutgefäße sind verengt, die Pupillen geweitet, er leidet unter Verdauungsstörungen, das Adrenalin aktiviert die Muskulatur und steigert den Blutzuckerspiegel, die Schilddrüsenhormone und Glukokortikoide rufen Veränderungen im Stoffwechsel hervor, und der Körper macht sich für Kampf oder Flucht bereit. Aber die vorprogrammierte Reaktion wird regelrecht ›ausgebremst‹: Es geschieht nichts weiter, als daß sich die nervöse Anspannung aufstaut, weil sich der Tumult im Innern abspielt und keine andere Bewegung auslöst als den Griff zum Telefon.

Heute ist ein Großteil der Bevölkerung ständig extremen Anforderungen ausgesetzt. Die meisten Menschen, die in der Großstadt leben, werden mit Reizüberflutung, einem anhaltend hohen Geräuschpegel, diversen Bedrohungen und seelischen Belastungen, qualvoller Enge und der Notwendigkeit konfrontiert, ständig auf der Hut zu sein. Auch die Gedanken können natürlich eine Streßquelle für den gesamten Organismus darstellen, selbst wenn keine Gefahren von außen drohen. Sich rundum zu entspannen, ist nervösen, ängstlichen Menschen nicht möglich, da ihre grauen Zellen dauernd damit beschäftigt sind, die inneren Abwehrmechanismen auf Trab zu halten.

Studien haben gezeigt, daß jeder Mensch über einen konstanten, ureigenen Streßhormonspiegel verfügt; dieser sogenannte *hormonale Fingerabdruck* läßt sich sehr klar von anderen unterscheiden. Inzwischen ist die Wissenschaft zu der Auffassung gelangt, daß die Persönlichkeitsmerkmale zumindest teilweise mit dem hormonalen Fingerabdruck eines Menschen in Verbindung stehen. In einer Studie wurde beispielsweise festgestellt, daß diejenigen Teilnehmer, die ihre Emotionen offen zum Ausdruck brachten und stärker aus sich herausgingen, mehr Glukokortikoidhormone bildeten, während der Glukokortikoidspiegel bei den eher zurückhaltenden, introvertierten Versuchspersonen niedrig war.[27] Angstneurosen und Persönlichkeitsspaltung gehen immer mit einer exzessiven Produktion von Glukokortikoiden und dem entsprechenden Steuerhormon ACTH einher. Der Körper gehorcht bedingungslos den Anweisungen des Gehirns und verschleißt dadurch unnötigerweise die grundlegenden Abwehrmechanismen.

Bestimmte Umweltfaktoren werden dem individuellen, hormonalen Fingerabdruck ›aufgepfropft‹. Eine Situation, die bei dem einen Menschen eine Öffnung der Adrenalinschleuse zur Folge hat, kann bei einem anderen ohne hormonale Konsequenzen bleiben. Während des Vietnam-Krieges wurde beispielsweise entdeckt, daß der Streßhormonspiegel *vor* der Feindberührung ausnahmslos höher war als während der Kampfhandlungen. Die Mannschaften reagierten auf die erwartete, hochgradig gefährliche Situation mit hektischer Betriebsamkeit. Die Adrenalinproduktion lief ›auf vollen Touren‹, während sich Streß und Veränderungen im Streßhormonhaushalt in Grenzen hielten. Es waren die Offiziere, die auf die Bürde der Verantwortung mit einem erhöhten Glukokortikoidspiegel reagierten.[28]

Wichtig ist, sich vor Augen zu halten, daß Menschen, die nach einer anspruchsvollen Arbeitsaufgabe völlig abschalten können, langfristig weniger unter den negativen Streßauswirkungen leiden. Aus mehreren Hormonanalysen geht eindeutig hervor, daß wir uns nicht zuletzt hinsichtlich der Streßadaption unterscheiden, also bezüglich unserer physischen und psychischen Fähigkeit, nach Beendigung einer Streßsituation schnellstmöglich zur Normalität zurückzufinden. Wer den Hormonspiegel bald wieder abgebaut hat, ist im allgemeinen weniger anfällig für Neurosen und leistungsfähiger. Ein solcher Mensch wirkt weniger angespannt, zuversichtlicher und besser angepaßt. Mit anderen Worten: Sie sind gut dran, wenn Sie auf Kommando die Hormonproduktion hochfahren und das Niveau schnell absenken können, sobald keine Nachfrage mehr besteht. Andererseits hat uns die Forschung eine alarmierende Erkenntnis gebracht: Menschen, die hochgradig streßbefrachtete Tätigkeiten ausüben, büßen zunehmend ihre Fähigkeit ein, abzuschalten und den Hormonspiegel zu senken. Sie spüren die Verschleißerscheinungen, fühlen sich ausgebrannt und werden schließlich krank.[29]

Nun können wir die offenkundige Verbindung herstellen. Wenn Ginseng und verwandte harmonisierende Drogenpflanzen also die Wirksamkeit des hormonalen Streßabwehrsystems verbessern, das heißt, es schneller mobilisieren und wieder auf das normale Niveau zurückfahren, müßten sie uns eigentlich vor den negativen Streßfolgen schützen? Ist dieser Punkt einer der Stützpfeiler der Überzeugung, daß Ginseng unsere Gesundheit verbessert?

Tod auf leisen Sohlen

Welche Folgen hat die ständige Mobilisierung der Körperreserven? Streß ist schließlich nur an rund der Hälfte aller bekannten Krankheiten maßgeblich beteiligt! Er spielt allerdings eine tragende Rolle bei den vorrangigen Todesursachen in unserer modernen Welt: Herzinfarkt, Hirnschlag, Bluthochdruck, Krebs und Atemwegserkrankungen. Obwohl sich die Gelehrten darüber streiten, in welchem Ausmaß Streß auch bei anderen Erkrankungen eine ursächliche Wirkung hat, kann es keinen Zweifel geben, daß er sein Gewicht in die Waagschale wirft. Er ist der *Hauptauslöser* bei pathogenen Störungen, die aus unserer Lebensweise resultieren, wie Magengeschwüre, Dickdarmentzündungen, Asthma, diverse Hautprobleme, Migräne, Impotenz, unregelmäßige Menstruation und Wechseljahrbeschwerden, Schlafstörungen und Bluthochdruck. Sie nehmen inzwischen das Ausmaß einer Seuche an.

Streß untergräbt die körpereigenen Abwehrkräfte und führt zu verschiedenen Erkrankungen, die auf den ersten Blick nichts mit Streß oder der Lebensführung des einzelnen zu tun haben. So könnte man meinen, daß Streß bei Infektionskrankheiten keine Rolle spielt. Schließlich läßt sich ja nachweisen, daß ein Tier krank wird, wenn man ihm den Erreger injiziert. Aber wenn wir uns fragen, warum ein ganz bestimmter Mensch zu einem ganz bestimmten Zeitpunkt einer ganz bestimmten Krankheit zum Opfer fällt, bricht das Kartenhaus der Ungewißheiten zusammen. Man kann sich unmöglich der Tatsache entziehen, daß psychologische Einflüsse und Lebenserfahrung an der Anfälligkeit, der Prädisposition, für die meisten Krankheiten zumindest bis zu einem gewissen Grad beteiligt sind. Erst in jüngerer Zeit wurden sie, in Unkenntnis des wahren Sachverhalts, unter dem Sammelbegriff pathogene ›Umweltfaktoren‹ zusammengefaßt.

Es gibt zahlreiche wissenschaftliche Arbeiten, die zeigen, daß sich die Krankheitsanfälligkeit merklich erhöht, wenn der Körper extremen Belastungen ausgesetzt ist. Die pathogenen Keime in unserer Umwelt nutzen ihre Chance und vermehren sich ungehindert. Vorübergehende infektiöse Erkrankungen wie Harnröhrenentzündung und Herpes sind hartnäckig und schwer auszumerzen, weil sie in Streßsituationen immer wiederkehren.

Inzwischen liegen ausreichende Forschungsergebnisse vor, die darauf hindeuten, daß sich auch manche Tumorarten auf eine Schwäche der Immunabwehr zurückführen lassen. In einer Studie an Mäusen mit Anfälligkeit für Brustkrebs schnellte die Anzahl der erkrankten Tiere infolge von Streß durch drangvolle Enge in den Käfigen sprunghaft von 7 auf 90 Prozent hoch. Daraus schloß man: »Die Daten weisen darauf hin, daß chronischer oder in bestimmten Zeitabständen wiederkehrender, mäßiger Streß bei Mäusen die Prädisposition für die Entwicklung eines Mammakarzinoms erhöht...«[31] Krebs kommt oft nach einer emotionalen Krise in einem späteren Lebensabschnitt zum Ausbruch, und die Forscher sind der Meinung, daß emotionale Belastungen die latenten Tumorzellen im Gewebe aktivieren können.

Wie kommt es dazu? Die körpereigene Resistenz gegen Krankheiten wird beim Menschen von der Immunabwehr gesteuert, ein komplexes System, zu dem Milz, Lymphgefäße, Thymusdrüse und Knochenmark gehören. Es hat die Aufgabe, eindringende Mikroben (Antigene) abzutöten oder Fremdstoffe aus dem Körper zu entfernen. Ein Zweig dieses Netzwerks produziert Antikörper, eiweißhaltige Abwehrstoffe, die zur Immunantwort gehören. Ein anderer bildet weiße Blutkörperchen, die darauf programmiert sind, auf bestimmte körperfremde Substanzen zu reagieren. Manche sprechen beispielsweise nur auf spezifische Stoffe an, die sich in der Außenschicht eines Typhuserregers befinden. Wenn ein solcher Keim in die Blutbahn des Körpers eindringt, vermehren sich die weißen Blutkörperchen in der Milz und überwältigen den Eindringling. Das Immunsystem stellt nach heutiger Erkenntnis auch einen Abwehrmechanismus gegen körpereigene Zellen dar, die sich in Parasiten verwandeln, wie Tumorzellen. Wichtig ist gleichwohl die Leistungsfähigkeit des Immunsystems. Läßt sie nach, können Bakterien das Sicherheitsnetz durchdringen und infektiöse Erkrankungen auslösen, und die Krebszellen beginnen zu wuchern. Die Qualität der körpereigenen Immunabwehr läßt mit zunehmendem Alter nach.

Interessant ist, daß Hormone bekanntlich in der Lage sind, die Immunaktivitäten zu beeinflussen. Eine bestimmte Menge Thyroidhormone sind für die Immunzellenreaktion unerläßlich, und wir brauchen außerdem Wachstumshormone. Die Glukokortikoide haben eine stark *hemmende Wirkung* auf Teile der Immunabwehr. Deshalb werden sie beispielsweise bei Arthritis, Hautkrankheiten, Allergien und immer dann verabreicht, wenn das Immunsystem aus dem Ruder gelaufen ist. Infolge des erhöhten Glukokortikoidspiegels im Körper wird es schwieriger, eine Abwehrreaktion zu erzeugen. Das liegt daran, daß die Immunantwort, durch den Eindringling aktiviert, Fieber, Schwellungen, Schmerzen und Röte, also Entzündungen, erzeugt. Diese Symptome sind unerläßlicher Bestandteil der Abwehrmechanismen. Zweifellos wären sie in einer Situation, in der Kampf oder Flucht angesagt ist, unangemessen. Man versorgt die Wunden nach dem Kampf, nicht mitten im Getümmel.

Die Mineralokortikoide – eine zweite, von der Nebennierenrinde gebildete Steroid-Gruppe – haben die entgegengesetzte Wirkung: Sie stärken die Immunabwehr und fördern die Entzündung. Die Wirkung dieser beiden konträren Steroid-Kategorien, zuerst von dem österreichisch-kanadischen Mediziner und Biochemiker Hans Selye entdeckt (der auch den Begriff Streß prägte), schafft ein hochempfindliches Gleichgewicht, das für die Steuerung der Immunaktivitäten zuständig ist. Es wurde indessen noch nicht ausreichend geklärt, in welchem Ausmaß jedes einzelne Hormon auf das Immunsystem einwirkt und welchen Teil es beeinflußt.

Studien über die Leistungsfähigkeit oder Qualität der Immunabwehr zeigten ganz klar, daß selbst bei leicht gestreßten Versuchstieren die Immunzellen ein Leistungsdefizit aufwiesen. Dies betrachtete man als direkte Folge der überhöhten Kortikosteroidmengen, die in Streßsituationen im Körpergewebe von Tieren zirkulieren. Wenn der Hypothalamus, die wichtigste Schaltstelle des inneren physiologischen Gleichgewichts, Schaden erleidet, wird das Immunsystem nachhaltig geschwächt.[30] An diesen komplexen Vorgängen sind mit Sicherheit auch noch andere Hormone beteiligt, die unter bestimmten Umständen die Leistungsfähigkeit der Immunabwehr wiederherstellen oder sogar steigern. Trotzdem besteht kein Zweifel daran, daß eine fortlaufende Störung des Gleichgewichts die natürlichen Abwehrmechanismen des Körpers gegen Krankheiten und Krankheitserreger erschöpfen kann. Gute Gesundheit erfordert einen ausgeglichenen Hormonhaushalt. Fortwährender Streß untergräbt dieses Gleichgewicht, und die Folge ist Krankheit.

Das Licht am Ende des Tunnels

Endlich sind wir am Ende des Tunnels angelangt und treten in das heilende Licht hinaus. Die harmonisierenden Arzneipflanzen stellen eine maßgeschneiderte Antwort auf Streßreaktionen dar. Streßhormone sind ein zweischneidiges Schwert. Die Homöostatika stärken die Immunabwehr und dämpfen die selbstzerstörerische Seite physischer und psychischer Höchstanforderungen.

Sie verringern die Krankheitsanfälligkeit des Körpers in extremen Streßsituationen und tragen bei einem *gesunden Menschen* dazu bei, die an ihn gestellten Herausforderungen souverän zu bewältigen. Wir beschäftigen uns in diesem Buch indessen nicht so sehr mit den schädlichen Auswirkungen streßreicher Ereignisse, sondern vielmehr mit der Dauerbelastung, die uns für Krankheiten und Leistungsabfall anfällig macht. Die harmoniefördernden Arzneien können uns vor diesen Folgen schützen.

Gibt es Beweise dafür, daß Ginseng die negativen Auswirkungen der Streßreaktion verringert? Einige Forschungsergebnisse lassen die Schlußfolgerung zu, daß die Vermehrung der Körperzellen und das Immunsystem während der Belastung nicht so stark gehemmt werden.[32] In einer koreanischen Studie, in der die Versuchstiere dem Streß eines chirurgischen Eingriffs ausgesetzt waren, hatte sich die Produktion der weißen Blutkörperchen drastisch verringert. Diese Reaktion blieb aus, als man ihnen vor der Operation Ginseng verabreichte.[33] Japanische Forscher untersuchten Patienten, die an verschiedenen Krebsarten erkrankt waren und starke tumorhemmende Medikamente erhalten hatten, die das Immunsystem zerstörten. Sie stellten fest, daß durch die Gabe von Ginseng-Wirkungskomponenten die Immunzellen schneller nachgebildet wurden und die Patienten länger lebten als erwartet.[34] Ein russischer Forscher im medizinischen Bereich stellte fest, daß Eleutherococcus auf ähnliche Weise verhinderte, daß der Streß eines chirurgischen Eingriffs das Abwehrsystem krebskranker Mäuse schwächte.[35] Das russische Team fand heraus, daß die klassischen, klinischen Symptome einer streßbedingten Steroid-Überproduktion (z. B. Magengeschwüre) merklich zurückgingen. Es kann kein Zweifel daran bestehen, daß Ginseng und Eleutherococcus den Menschen vor den Schattenseiten der Streßreaktion bewahren, vermutlich dadurch, weil sie zu einer wirksameren Nutzung der Nebennierenrindenhormone führen.

Da wir wissen, daß Streßeinwirkung über einen langen Zeitraum Krankheiten verursacht, können wir daraus folgern, daß die homöostatischen Arzneipflanzen die körpereigene Abwehr stärken.

Die Fähigkeit, Streßreaktionen abzuschalten, unterscheidet die dynamischen, gesunden und vitalen Menschen von den ängstlichen, krankheitsanfälligen und ausgebrannten. Deshalb können harmonisierende Drogenpflanzen dazu beitragen, die allgemeine Gesundheit und Leistungsfähigkeit zu verbessern, statt einen in seiner Wirkung begrenzten, taktischen Angriff auf eine Krankheit zu inszenieren.

Das Leben ist eine einzige Herausforderung. Die Bewältigung von Problemen bietet dem Menschen die Chance, sein Überleben zu sichern, ständig etwas dazuzulernen und sich weiterzuentwickeln. An der letzten Herausforderung, dem Tod, scheitert er. Können uns Arzneimittel tatsächlich dabei helfen, solche Herausforderungen zu meistern? Grundlegend sind sie dazu imstande, wie die Experimente und Schlußfolgerungen, die in diesem Kapitel beschrieben wurden, gezeigt haben. Arzneien für Gesunde – dieser Gedanke mag uns zunächst fremd erscheinen, weil sie nicht zu unserer Auffassung von der modernen Medizin passen, aber sie sind gleichwohl das A und O der traditionellen Heilkunde. Jetzt, da wir gesehen haben, wie die Chinesen sie verwenden und welche Heilkräfte ihnen innewohnen, ändern sich unsere Erwartungen und vorgefaßten Meinungen über die Möglichkeiten der Medizin vielleicht.

Drogenpflanzen, die über die Leitbahnen der Hormone wirken, könnten durchaus die ganze Bandbreite der Effekte abdecken, die ihnen die Chinesen zuschreiben. Sie wären im Verlauf zahlreicher Krankheiten einsetzbar, denn die Symptome treten erst in der zweiten Hälfte eines Dramas auf, in dessen erstem Akt Disharmonien die Bühne beherrschen. Diese Homöostatika sind kostbar, denn die Wiederherstellung des inneren physiologischen Gleichgewichts ist ein harterkämpftes Ziel. Viele Pharmaka sind bekanntlich in der Lage, bestimmte physiologische Mechanismen zu verändern, aber es gibt nur wenige, die ein reibungsloseres Funktionieren des gesamten Systems bewirken. Sie entziehen sich unserem Zugriff, denn auf den ersten Blick haben sie keinen Effekt auf bestimmte Bereiche des Körpers und keine spektakuläre Heilwirkung. Doch jeder profitiert davon, ungeachtet der Lebensweise, denn wir alle fühlen uns gelegentlich ausgelaugt, extrem verletzlich und/oder ein bißchen krank, und unsere Hormone spielen nicht selten verrückt, z. B. infolge von Streß oder Mißbrauch unserer Gesundheit.

Wir müssen uns indessen bewußtmachen, wie schwierig es ist, diese harmoniefördernden Arzneien zu verstehen und richtig zu benutzen, denn das innere physiologische Gleichgewicht läßt sich nicht auf einen metabolischen Knopfdruck hin erzielen. Auf diese Weise können wir eine bestimmte erkrankte Facette der hochkomplizierten, lebenserhaltenden Vorgänge in unserem Körper nicht verändern. Wir brauchen fundierte Kenntnisse, wie das optimale physiologische Gleichgewicht jedes einzelnen Menschen beschaffen ist. Das erfordert ständige Anpassungen und Korrekturen, die auf die persönliche Situation des Menschen – seine Lebensweise, Ernährungsgewohnheiten, die klimatischen Bedingungen und das Streßausmaß – abgestimmt werden müssen.

Das führt uns über die Pathologie hinaus in die *stärkenden* medizinischen Praktiken. Sie sind in der fernöstlichen Medizin von grundlegender Bedeutung, in der westlichen dagegen sekundär. Ihr Ziel erschöpft sich nicht darin, die Widerstandskraft gegen Krankheiten zu verbessern. Hier geht es im Kern um die Lebenskraft des Menschen, um seine Vitalität. Dieser Begriff läßt sich, wie der Begriff Gesundheit, nur schwer definieren. Anschaulicher wird er, wenn wir später die einzelnen Konzepte der traditionellen fernöstlichen bzw. chinesischen Medizin beschreiben. Die Steigerung der Vitalität ist eines ihrer Ziele und ein Maßstab ihres Erfolges. Gesundheit, Resistenz gegen Krankheiten und Vitalität sind eng miteinander verknüpft. Zweifellos befindet sich die wirksame Kontrolle des *inneren Milieus* im Mittelpunkt dieses Netzwerks. Die Hormone, die in den Nebennieren und in der Schilddrüse, aber auch andernorts gebildet werden, sind für die ungehinderte Versorgung des Gewebes mit Nährstoffen und Energie zuständig, beispielsweise von Leber, Nieren, Herz und Muskeln. Alles, was dazu dient, die Sensibilität dieser Steuersubstanzen zu erhöhen oder sie maßvoll einzusetzen, führt zu einem Gleichgewicht im Energiehaushalt, bei dem wichtige Stoffe weder unnötig verbrannt werden noch träge im Stillstand verharren. Dieses Gleichgewicht könnte eine der Hauptvoraussetzungen für körperliche und geistige Vitalität sein. Die harmonisierenden Arzneipflanzen können dazu beitragen, das Gleichgewicht optimal auszutarieren. Sie stellen einen Teil der Therapie zur Förderung der Vitalität dar.

Natürlich handelt es sich hier um sanfte Heilmittel. Sie sind nicht imstande, einen normalen Sterblichen in eine Art Supermann zu verwandeln. Aber die Wirkungsweisen, die nachgewiesen werden konnten, sind bemerkenswert genug. Wir sollten uns bemühen, ihren Grenzen und bestmöglichen Anwendungen auf die Spur zu kommen.

Teil III

7
Der Weg zu einer harmonischen Pharmakologie

Prävention – in Theorie und Praxis

In der erbarmungslosen Kälte des Winters, der 1972 in Sibirien herrschte, erhielten rund 1000 Arbeiter im Bergbau- und Metallkomplex von Norilsk unerwartet Schützenhilfe. Jedem wurden zwei Monate lang jeden Morgen 2 ml Eleutherococcus-Extrakt verabreicht. In jenem Winter erkrankte nur ein Drittel an den üblichen Grippe- und Erkältungskrankheiten. Unter dem Strich sparte der Betrieb dadurch 500 000 Rubel ein.[1] Im darauffolgenden Jahr waren 1200 Lastwagenfahrer in der Wolga-Autofabrik in Togliatti mit dem Test an der Reihe. Sie wußten nicht, daß die übliche Thermoskanne mit Tee, die man ihnen beim Passieren des Fabriktors überreichte, Eleutherococcus enthielt. In beiden Fällen waren die Ergebnisse die gleichen: weniger Grippekranke und weniger Fehltage für den Betrieb. Das Programm wurde ausgeweitet. Ein Ärzteteam verabreichte nicht weniger als 60 000 Arbeitern desselben Automobilherstellers das ›Wundermittel‹. Ihre Gesundheit verbesserte sich merklich im Vergleich zu denjenigen Kollegen, die leer ausgegangen waren.[2]

Schisandra, die klassische harmonisierende Drogenpflanze aus Asien, hatte man ebenfalls getestet: In einer Fabrik in Chirchikst mit 700 Werktätigen war die Anzahl der krankheitsbedingten Fehltage deutlich zurückgegangen, ebenso wie bei 328 Schulkindern während einer Grippewelle.[3]

Solche Studien wirken befremdlich und werfen die Frage auf: Wären solche Arzneimittel, die uns vor Grippeerkrankungen schützen, nicht außerordentlich bedeutsam für Millionen von Menschen, die in den nördlichen Klimazonen leben und besonders anfällig dafür sind? Wie die Russen nachdrücklich behaupten, lassen sich damit ungeheure Vorteile für die Unternehmen und Kostenträger der Heilbehandlung erzielen, von der Verbesserung der Lebensqualität des einzelnen ganz zu schweigen.

Angesichts der Schwierigkeiten, hieb- und stichfeste Beweise für die Heilwirkung eines Arzneimittels beizubringen, glaube ich, daß es den Russen mit ihren Eleutherococcus-Tests gelungen ist. Bei allen Versuchspersonen zeigten sich noch einige Zeit nach Absetzen des Mittels verbesserte Immunreaktionen. Die Versuche wiesen vielleicht methodologische Fehler auf, aber selbst wenn die erhöhte Abwehrbereitschaft psychologischen Ursprungs war, lassen sich nicht *sämtliche* Testergebnisse mit dem Placebo-Effekt erklären. Damit wird vielmehr bestätigt, daß die harmonisierenden Arzneipflanzen die Widerstandskraft gegen weitverbreitete Krankheiten stärken. Und eine Massenprophylaxe wäre durchaus möglich.

Ein besonderes Merkmal dieser Experimente besteht darin, daß die Drogenpflanzen gesunden Menschen verabreicht wurden. Wir kennen und schätzen Heilbehandlungen, zum Beispiel Impfungen, die uns vor bestimmten Infektionen schützen sollen. Doch Arzneimittel zur Verbesserung der allgemeinen Gesundheit scheinen im 20. Jahrhundert merkwürdigerweise verpönt zu sein. Die Ärzte werden nervös, wenn man dieses Thema anspricht, und viele fragen sich, wozu ein gesunder Mensch überhaupt Medikamente braucht. Doch die berechtigte Gegenfrage lautet: »Wer ist in unserer heutigen Zeit schon rundum gesund und topfit?«

Präventivmedizin für die Gesunden

Menschen, die so gesund sind wie ein Fisch im Wasser, brauchen in aller Regel keine Arzneien. Sie werden steinalt und sterben friedlich zu Hause in ihrem Bett, an keiner bestimmten Krankheit. Sie sind im Verlauf des Lebens vermutlich selten krank gewesen und haben noch seltener Medikamente genommen. Für sie entfällt die Notwendigkeit einer Prophylaxe. Sie stellen indessen eher die Ausnahme als die Regel dar. Den meisten Menschen bleibt die Erfahrung nicht erspart, daß es um ihre Gesundheit dann und wann nicht gerade zum Besten steht.

Mit Gesundheit ist dabei die gesamte körperliche und seelische Befindlichkeit gemeint! Die überwiegende Zahl verbringt ihr Leben in einer Grauzone zwischen Gesundheit und Krankheit. Es bedarf nur eines geringen Anstoßes, um das empfindliche Gleichgewicht zu kippen und den Grundstein für eine degenerative Erkrankung zu legen, die sich erst später im Leben manifestiert. Unser Ziel ist die Erfüllung unseres menschlichen Potentials, und das schließt ein hohes Lebensalter ein, das jeder bei guter Gesundheit erleben möchte. Nur wenige Menschen erreichen dieses Ziel aus eigener Kraft.

Stärkende und präventive Arzneimittel sind vor allem dann unerläßlich, wenn wir uns auf Grund unserer Lebensführung gesundheitlich nicht in Topform befinden. Sie sind Bestandteil der Gesundheitspflege. Wie tüchtige Ärzte ungeachtet ihrer medizinischen Philosophie bestätigen, hat unsere Lebensweise *prägenden Einfluß* auf unser körperliches Befinden. Aktivitäten und Gewohnheiten, Jahreszeiten und Ernährung, Streß und Erholungsphasen sind niemals absolut neutral, sie wirken sich auf unseren Körper aus. Gesundheitspflege ist ein lebenslanger Vorgang, genauso wie die Zerstörung der Gesundheit. Die medizinische Versorgung, die sich an Statistiken über die Anzahl der Erkrankten in einer Bevölkerung ausrichtet, kann diese Gesundheitspflege nicht gewährleisten, obwohl sie ein heilendes Sicherheitsnetz darstellt. Wir können unser Ziel nur mit einer Therapie für die Gesunden erreichen, beispielsweise mit Hilfe absolut unschädlicher vorbeugender ›Herrscherdrogen‹, die Seite an Seite, gleichberechtigt, mit den Heilmitteln der naturwissenschaftlich ausgerichteten Medizin existieren sollten.

Die harmonisierenden Arzneipflanzen begrenzen den Schaden, der durch Streß verursacht wird, aller Wahrscheinlichkeit nach durch ihren Einfluß auf das Hormonsystem. Infolgedessen beugen sie Erkrankungen vor. Sie wirken auf den ganzen Menschen ein, nicht auf die Krankheit. Es gibt keine Beweise, daß diese homöostatischen Mittel die Vermehrung von Krankheitserregern hemmen oder beeinflussen. Ginseng soll das Wachstum einiger Bakterien angeblich sogar begünstigen.[4] Einige Untersuchungsergebnisse deuten allerdings darauf hin, daß Ginseng und Eleutherococcus möglicherweise die Verbreitung von Viren im Gewebe blockieren.[5] Es läßt sich jedoch nur schwer wissenschaftlich nachweisen, daß diese Wirkung speziell auf das Konto der Drogenpflanzen geht. Wichtig ist, sich eines vor Augen zu halten: Die physiologischen Vorgänge in einem Menschen, der sich in körperlicher und seelischer Bestform befindet, werden von solchen Arzneien nicht beeinflußt. Seine körpereigenen Abwehrmechanismen arbeiten bereits mit maximaler Leistung. Wenn er Leitungswasser trinkt, das Typhuserreger enthält, geht er wie jeder andere ein Gesundheitsrisiko ein, und da hilft es auch nichts, vorher ein Stück Ginsengwurzel zu kauen. Andererseits können diese homöostatischen Heilpflanzen Menschen helfen, die an Erschöpfung leiden, unter Streß stehen, von vielfältigen Beschwerden geplagt, von chronischen Leiden geschwächt und krankheitsanfällig sind.

Warum profitieren gestreßte und chronisch kranke Menschen gleichermaßen von der vorbeugenden Einnahme harmoniefördernder Arzneien? Ein Fernfahrer, der nach einer langen Fahrt mit dem Lkw müde und abgespannt ist, läßt sich durchaus mit einem frisch Operierten vergleichen: Beide haben die Möglichkeit, auf der ›Gesundheits- und Gleichgewichtsskala‹ eine höhere Stufe zu erreichen oder abzurutschen. Der gestreßte Fernfahrer befindet sich gesundheitlich vielleicht noch ganz oben, ist jedoch schon im Abstieg begriffen, während der frisch Operierte weiter unten auf der Skala angesiedelt ist und sich bemüht, langsam weiter nach oben zu gelangen. Trotz der unterschiedlichen Diagnose leiden beide an einer grundlegenden Verschiebung im harmonischen Gleichgewicht derjenigen physiologischen Vorgänge, die Vitalität und Resistenz gegen Erkrankungen gewährleisten. Die traditionellen Heiler sehen darin eine schwerwiegende Störung, die modernen Mediziner im Westen eine Nebensächlichkeit, die keiner Behandlung bedarf. Die Traditionalisten nehmen das Problem beherzt in Angriff. Die Tatsache, daß diese Arzneipflanzen sowohl bei gestreßten als auch bei Menschen wirken, die sich in einem Zustand der Entkräftung oder Erschöpfung befinden, deutet auf eine Ähnlichkeit der Symptome hin. Die Mittel selbst machen keinen Unterschied zwischen den einzelnen Erscheinungsformen der Krankheit, sondern wirken entsprechend dem Ausmaß der Schwäche oder der Störung des inneren physiologischen Gleichgewichts.

Es ist kein Zufall, daß die Arbeiter am Fließband der Autofabrik und die Fernfahrer, die lange Zeit unterwegs sind, für die längste und umfassendste Eleutherococcus-Studie ausgewählt wurden. Sie stehen ständig unter Streß. Unter Streß verstehen wir die Unfähigkeit, sich zu entspannen oder Arbeitsaufgaben in einem Tempo und in einer

Weise zu erledigen, die dem persönlichen Arbeitsstil und Arbeitsrhythmus des einzelnen angepaßt ist. Die unaufhörliche Bombardierung mit starken und oft gefährlichen Reizen erzeugt Streßsymptome, die zu psychologischer und physischer Anfälligkeit führen. Krankheiten findet man in solchen Berufsgruppen zuhauf, und sie lassen die Wirkung der harmonisierenden Arzneimittel in der Regel am deutlichsten erkennen.

Andererseits ist Streß eine sehr individuelle Angelegenheit. Jeder Mensch hat ungeachtet der körperlichen Konstitution seine ureigenen Schwachpunkte. Eine Massenprophylaxe bei normalerweise gesunden Menschen durchzuführen, ist für Testsituationen, nicht aber im wirklichen Leben geeignet. Hier handelt es sich schließlich nicht um Schutzimpfungen, von der alle gleichermaßen profitieren, sondern um stärkende Arzneimittel. Um die bestmögliche Wirkung zu erzielen, brauchen wir eine Gesundheitsstrategie, die auf jeden einzelnen persönlich zugeschnitten ist und in der die harmoniefördernden Arzneipflanzen nur eine Komponente des gesamten Heilungssystems darstellen.

Das Konzept der *zustandsspezifischen Medikamente,* also Arzneimittel, deren Wirksamkeit von der jeweiligen Befindlichkeit abhängt, ist neu. Es hat keine Vorläufer, weder unter den modernen Pharmaka noch im Rahmen der pharmakologischen Forschungs- und Entwicklungsmethoden. Nur mit den allergrößten Schwierigkeiten lassen sich klinische Versuche mit gesundheitsverbessernden Arzneimitteln an diese Methode anpassen, deshalb wurden sie bisher selten durchgeführt.[6] Wenn wir den Gesundheitszustand des einzelnen oder die Ergebnisse der Behandlung nicht berücksichtigen, unterlaufen uns mit den Homöostatika die gleichen Fehler wie mit allen anderen traditionellen Heilmitteln, die auf dem Abfall gelandet sind, weil man ihre sanfte Wirkung mit Unwirksamkeit verwechselt hat. Die russischen Tests sind von großer Bedeutung. Sie stellen einen Kompromiß zwischen den streng wissenschaftlich orientierten, aber kurzsichtigen Untersuchungsmethoden des Westens und der ungezwungenen Haltung dar, die man in der traditionellen asiatischen Medizin gegenüber Wirksamkeitsnachweisen eines Arzneimittels an den Tag legt.

Die Russen haben umfangreiche Erfahrungen im Gebrauch stärkender Medikamente gesammelt. 1962 erhielt das Mittel Pantokrin grünes Licht vom Gesundheitsministerium der (damaligen) Sowjetunion und gelangte somit in den allgemeinen Handel. Die Zulassung für Rantarin wurde 1971 erteilt. Eleutherococcus durfte schon 1962 in klinischen Versuchen erprobt werden. Seither findet es reißenden Absatz, beispielsweise bei Streß, als Stärkungsmittel bei Genesenden, bei Anämie, Erschöpfungszuständen oder als geriatrisches Mittel. Russische Ärzte verordnen es regelmäßig. Sie dispensieren* rund 75 Prozent aller Eleutherococcus-Zubereitungen für gewöhnlich in Form eines Extrakts. Die Arznei ist auch in anderen Formen erhältlich: eine Zuckerfabrik stellt beispielsweise Würfelzucker her, der mit Eleutherococcus- oder Schisandra-Extrakt getränkt wurde und sowjetischen Quellen zufolge »für eine Massenprophylaxe sehr angemessen ist«. In Rußland kann man Eleutherococcus auch als alkoholfreies Getränk unter der Bezeichnung Bodrost (gute Gesundheit) kaufen, eine Art gesundheitszuträgliche Coca-Cola-Variante. Die jungen Offiziere der Roten Armee, die an der chinesischen Grenze stationiert sind, nehmen Eleutherococcus, genauso wie die alten Damen in Moskau. Die ›Werktätigen‹ trinken das Elixier, um den Belastungen des Arbeitsalltags besser gewachsen zu sein. Dasselbe gilt für Dibazol, das vor Eleutherococcus als allgemein vorbeugendes Mittel genommen wurde. Es findet noch heute in allen Teilen der ehemaligen Sowjetunion Anklang, sei es, weil man ihm den Vorzug gibt oder infolge der Macht der Gewohnheit, obwohl es von Eleutherococcus auf den zweiten Platz verdrängt worden ist.

Im Westen gibt es ein Produkt, das dem gleichen Zweck dient und als Energielieferant bei Patienten verwendet wird, die schwach sind oder sich auf dem Weg der Genesung befinden: Glucose (Traubenzucker), der am weitesten verbreitete und wichtigste Zucker. Er wird flüssig und in pulverisierter Form verabreicht, besonders häufig nach chirurgischen Eingriffen. Glucose wird schnell vom Körper absorbiert und hebt den Blutzuckerspiegel schlagartig an, wodurch dem Gewebe mehr Wärmeenergie zugeführt wird. Ob der Organismus diesen Energieschub tatsächlich braucht, steht auf einem anderen Blatt. Wenn die Organe nur schwach funktionieren, läßt sich die volle Leistungsfähigkeit auch nicht mit einem Glucoseschwall wiederherstellen. Glucose liefert dem Körper zwar zeitweilig ein gewisses Maß an Energie, aber es ist nicht nachgewiesen, daß sich die Immunabwehr oder Gesund-

---

* Zubereitung (nach Rezept) und Abgabe einer Arznei

heit dadurch verbessern ließe. Langfristig erzielt man damit höchstwahrscheinlich genau die entgegengesetzte Wirkung, denn ein plötzlicher Glucoseanstieg im Blut stellt an sich eine Belastung dar, die der Körper bewältigen muß, und somit letztlich eine Störung des physiologischen Gleichgewichtszustands.

Im Westen werden Tranquilizer verschrieben, um extreme Belastungen und Streß erträglicher zu machen. Doch solche Beruhigungsmittel mindern die Leistungskraft, die Lebensfreude und die Aktivität und gefährden die Gesundheit. Statt unsere Fähigkeit zu verbessern, mit Streß umzugehen, fördern sie unsere Fähigkeit, ihn zu ignorieren. Sie stärken unsere körpereigenen Abwehrmechanismen nicht, sondern legen sie vielmehr lahm. Was wir brauchen, ist eine völlig andere Herangehensweise an die Mittel und Möglichkeiten, Streß abzubauen und streßbedingten Erkrankungen vorzubeugen. Da Streß der Tribut ist, den uns das moderne Leben – vor allem in der Großstadt – abverlangt, sollten wir uns zumindest ernsthaft fragen, ob die harmonisierenden Arzneipflanzen nicht imstande sein könnten, einen Schutzschild für unsere Gesundheit zu bilden.

Auf dem Weg der Genesung

Welche Rolle können die harmoniefördernden Arzneien spielen, wenn eine Krankheit bereits Fuß gefaßt hat? In der traditionellen chinesischen (asiatischen) Medizin werden sie in gleichem Maß zur Behandlung wie zur Prävention von Erkrankungen eingesetzt. Die meisten therapeutischen Rezepturen enthalten hier Wirkstoffe von einer oder mehr harmonisierenden Drogenpflanzen. Es ist wichtig, zu verstehen, daß sie den Kranken helfen, obwohl es sich hier nicht um heilende Arzneimittel handelt. Sie fördern in erster Linie die Stärke und Vitalität von Patienten, die sich auf dem Weg der Genesung befinden.

Die Krankheit selbst stellt eine Belastung, eine Streßsituation dar. Sobald die Erreger im Körper Fuß gefaßt haben, entbrennt ein Kampf auf Leben und Tod, in dem sich das Immunsystem gegen die Eindringlinge mit allen Mitteln zur Wehr setzt. Die Abwehrkräfte formieren sich und werden stärker, aber auch die eingedrungenen Organismen breiten sich aus, und so beginnt ein Wettlauf. Hormone, Streßmechanismen und die allgemeine Energie sind an diesem Rennen beteiligt, denn sie beeinflussen die Leistungsfähigkeit des Immunsystems. Die harmoniefördernden Arzneien können bewirken, daß die Waagschale in Richtung Genesung ausschlägt, indem sie dem Körper zusätzliche Kraft für den Kampf verleihen. Es ist gleichwohl unwahrscheinlich, daß sie plötzlich auftretende, akute Erkrankungen auf ihrem Vormarsch stoppen können. Sie wirken nur dann, wenn die Belastungen der Krankheit die Widerstandskraft und Energie des Körpers aushöhlen.

Die Wirkung ist in manchen Fällen so stark, daß spektakuläre Behandlungserfolge sogar bei Erkrankungen erzielt werden, die als hartnäckig oder unheilbar galten. Aber solche Anwendungen sollten besonderen Situationen vorbehalten bleiben. Manche Menschen erkranken beispielsweise infolge einer schweren Störung der Homöostase, und ihr Leben hängt an einem seidenen Faden. Eine harmonisierende Arznei ist in manchen wohldurchdachten Anwendungsfällen vielleicht imstande, die enorm wichtige Immunabwehr zu stärken und eine Besserung des Zustands zu bewirken. Es gibt mit Sicherheit zahlreiche Beispiele dieser Art, bevor die moderne Medizin Antibiotika eingeführt hat. Der Patient befand sich lange Zeit an der Schwelle des Tods, während sein Immunsystem und alle körpereigenen Abwehrkräfte zusammenwirkten, um sich in einer letzten Schlacht zu bewähren und die gut verschanzten Erregerorganismen aus ihrer Stellung zu vertreiben. In diesem kritischen Stadium kann jede Methode, mit der sich die Lebenskraft erhöhen läßt, also jeder Energieschub, einen gewaltigen Unterschied bewirken.

Die harmoniefördernden Arzneimittel können den Genesungsprozeß im Spätstadium der Erkrankung fördern, wenn sich diese ohnehin im Abklingen befindet. Das gleiche gilt, wenn der Körper zu schwach ist, um sich gegen die Krankheit oder den Krankheitserreger zur Wehr zu setzen und die Gefahr besteht, daß er aufgibt. Sie helfen, wenn ein Energiemangel den Heilungsprozeß verzögert oder verhindert. Sie mildern die kräftezehrenden Symptome, die das Gefühl des Krankseins ausmachen. Sie tragen dazu bei, psychische Störungen zu überwinden, die sich in Scheinkrankheiten äußern, in der fernöstlichen Materia medica als ›Ausmerzen von Hypochondrien‹ bezeichnet, und wirken unterstützend bei degenerativen Erkrankungen, die im wesentlichen chronische Manifestationen eines schon vorher schlechten Gesundheitszustands sind.

Die Chinesen verfügen über das Wissen, wann die stärkende Wirkung von Ginseng den Genesungsprozeß beschleunigt und wann die Droge wirkungslos oder sogar kontraproduktiv ist. Sie wird beispielsweise nicht bei Fieber oder in der akuten Phase einer Infektion verordnet. Dieser Bereich der traditionellen Heilkunst ist von unserer modernen, wissenschaftlich orientierten Medizin noch nicht ausreichend erforscht worden.

Es gibt zahllose Beispiele für klinische Versuche mit harmonisierenden Arzneien bei bestimmten Krankheiten. In der ehemaligen Sowjetunion wurde nachgewiesen, daß Eleutherococcus die Genesung von Kindern fördert, die an hartnäckigem rheumatischem Fieber litten und im Medizinischen Institut von Khabarowsk behandelt wurden.

Ähnliche Wirkungen bestätigte man bei Patienten, die an einer chronischen Pneumonie litten und sich in der Lungenfachklinik der Sowjetischen Akademie der Medizinischen Wissenschaft in Behandlung befanden. Auch das Neurologische Institut, das der Akademie der Wissenschaften angeschlossen ist, stellte in einer Studie fest, daß die Patienten im allgemeinen schneller gesund wurden, wenn Eleutherococcus als Ergänzung zu Standard-Behandlungsmethoden gegen die Nebenwirkungen von Kreislauferkrankungen verordnet wurde.

Pantokrin wird seit Jahren regulär gegeben, um den Genesungsprozeß von Patienten in sowjetischen Krankenhäusern und Kliniken zu beschleunigen. Die ersten diesbezüglichen Berichte tauchten in den 30er Jahren dieses Jahrhunderts auf. Außerdem hat man festgestellt, daß Pantokrin die Gesundheit von unterernährten, an Tuberkulose erkrankten Kindern und Menschen verbessert, die infolge einer chronischen Erkrankung geschwächt sind.[7]

Verglichen mit der Flut der Eleutherococcus-Studien gibt es überraschend wenige, die sich mit der stärkenden Wirkung von Ginseng befassen. Das liegt vermutlich daran, daß die fernöstlichen Länder vor allem auf Experimente mit Tieren zurückgreifen und in Rußland nur wenige Versuche damit durchgeführt wurden. bevor man Eleutherococcus den Vorzug gab. Die Anzahl der klinischen Versuche in Krankenhäusern auf dem europäischen Kontinent war nicht so begrenzt. Hier lag der Schwerpunkt traditionsgemäß auf der Erforschung stärkender und unkonventioneller Behandlungsmethoden, anders als in Großbritannien und den USA. Das medizinische System in Deutschland steht dem russischen näher als dem amerikanischen. In Deutschland hat sich eine vielseitige medizinische Infrastruktur erhalten, zu der Kurorte, Heilbäder, Heilkräuter, homöopathische Mittel und Gesundheitskliniken gehören, die auf traditionelle Weise geführt werden. Das große Interesse an alternativen Methoden der Prävention und Behandlung von Erkrankungen hat dazu geführt, daß man Ginseng bald nach dem Debüt der Arzneipflanze im Westen unter die Lupe nahm. Namhafte deutsche Professoren, Verfechter der traditionellen Medizin, empfahlen sie ihren Patienten und verordneten sie in zahlreichen Privatkliniken.

Eine typische Ginseng-Studie wurde von Süttinger durchgeführt. Die Mehrzahl seiner Patienten aller Altersstufen litt infolge chronischer Erkrankungen, vor allem des Kreislaufs, an Erschöpfung und allgemeiner Schwäche. In einem Blindversuch stellte er eine Verbesserung des Gesundheitszustands fest. Dabei waren für ihn Appetit, Schlaf, Verdauung, Konzentration, mentale Leistungsfähigkeit seiner Patienten und andere Indikatoren maßgebend.[8] In den ersten klinischen Versuchen mit reinem Ginseng, die man in Rußland durchführte, schrieb man der Drogenpflanze eine stärkende Wirkung bei physischer Erschöpfung und einem allgemeinen Schwächezustand zu, der durch verschiedene hartnäckige nervale und innere Erkrankungen verursacht wurde. Einzelheiten über diese Studie sind indessen nicht verfügbar.[9] Eine andere klinische Anwendungsmöglichkeit fand Professor Gianoli von der Universität in Madrid in einem Doppelblindversuch mit einem Ginseng-Vitamin-Präparat bei Patienten, die an Fettsucht litten und auf eine strikte Reduktionsdiät gesetzt waren. Bei vielen seiner übergewichtigen Patienten wurden während des ›Abspeckens‹ schwere Depressionen, Anfälle geistiger Verwirrung und psychosomatische Beschwerden beobachtet. Gianoli stellte fest, daß sein Ginseng-Vitamin-Präparat zwar keine sichtbaren Veränderungen im Blutbild oder Stoffwechsel hervorriefen, aber die Patienten verloren schneller an Gewicht, hatten weniger Hungergefühle, waren in besserer Stimmung und fühlten sich leistungsfähiger. Der Behandlungserfolg war insgesamt größer.[10]

Wir alle können uns Situationen vorstellen, in denen die stärkenden Eigenschaften der harmonisierenden Arzneien nützlich sein würden: bei Gelbsucht, Depressionen, Anämie, hartnäckigem Durchfall und allen Erkrankungen, die durch Fehlfunktionen der physiologischen Mechanismen zu Erschöpfung sowie Schwäche führen und die Vitalität, die Immunabwehr des Körpers und die Gesundheit untergraben. Besonders wichtig könnten sie bei einem chirurgischen Eingriff sein. Wenn Sie schon einmal operiert worden sind, wissen Sie aus eigener Erfahrung, daß die Genesungsphase nicht selten mit Niedergeschlagenheit, allgemeinem Schwächegefühl, Erschöpfung und erhöhter Anfälligkeit für Infektionen und Komplikationen einhergeht. Ohne die postoperativen Behandlungs- und Präventivmaßnahmen in irgendeiner Form einzuschränken, könnte man zusätzlich Arzneimittel verabreichen, die den Patienten stärken, die Immunabwehr verbessern, den Appetit zurückbringen und die Gefahr einer Sekundärerkrankung verringern.

Eine umfassende klinische Studie in Korea, von der 1978 berichtet wurde, registriert den Genesungsverlauf von 120 Patientinnen, die sich einem schweren chirurgischen Eingriff an den inneren Organen unterziehen mußten. 60 erhielten Ginseng-Glykosid-Wirkstoffe, 60 ein Placebo. Bei den mit Ginseng behandelten Frauen stellte man eine Verbesserung der Leberfunktion fest, außerdem fühlten sie sich besser und nahmen schneller zu.[11] Ähnliche Studien wurden in der ehemaligen Sowjetunion durchgeführt, wo man den Patientinnen Eleutherococcus und Pantokrin verabreichte.[12] Beide Mittel erwiesen sich als besonders wirkungsvoll bei Frauen, die schwach, hochbetagt oder chronisch krank waren. Bei ihnen bestand das Risiko, daß ihnen die Kraft fehlte, die Operation zu überstehen.

Obwohl wir im 20. Jahrhundert leben, wo zahlreiche Heilmittel und -methoden zur Verfügung stehen, sollten wir uns die Frage stellen: Macht es Sinn, daß sich die Ärzte weiterhin auf die Behandlung chronisch Kranker konzentrieren und es dem Patienten selbst überlassen, für seine Stärke und Widerstandskraft zu beten?

Wir werden nun untersuchen, wie sich die harmoniefördernden Arzneimittel in die Behandlung von drei Krankheitskategorien einfügen, die unendlichen Schaden und großes menschliches Leid verursachen. Sie sind im Westen weitverbreitet und trotz aller Bemühungen schwer zu heilen. Die Rede ist von Krebs, Herzerkrankungen und Diabetes.

Krebs

Diese gefürchtete Krankheit hat im pharmakologischen Sektor eine nahezu panikartige Suche nach einem Heilmittel ausgelöst. Jedes neue Medikament gleich welcher Art wird sogleich in unzähligen Tests im Labor auf seine mögliche zytostatische Wirkung untersucht. Die fieberhafte Forschung hat indessen nur zu unsinniger, blinder Verschwendung von personellen und materiellen Ressourcen geführt.

Die Behandlung eines bösartigen Tumors ist für den Körper außerordentlich belastend. Das Herausschneiden des befallenen Gewebes, das Verbrennen der Haut (im Zuge der Bestrahlung) und das Bombardieren des Patienten mit Giftstoffen (im Rahmen der Chemotherapie) erscheint beinahe genauso erschreckend wie die Krankheit selbst. Es ist wohl eine Ironie des Schicksals, daß die moderne Medizin mit ihrer Strahlen- und Chemotherapie nicht nur die Turmorzellen abtötet, sondern auch die natürlichen Abwehrkräfte des Körpers gegen den Krebs selbst zerstört. Der Onkologe befindet sich immer im Zwiespalt und sieht sich mit der Frage konfrontiert, ob der drastische Eingriff den Tod beschleunigt oder verzögert. Ein Beispiel für die geschwächte Immunabwehr bei Krebserkrankungen ist die Tatsache, daß der Tumor Metastasen bilden kann. Es wurde nachgewiesen, daß die Operation in manchen Fällen die Neuansiedlung von Krebszellen fördert.

Die harmonisierenden Drogenpflanzen greifen die Krebszellen nicht an, sondern stärken die körpereigene Abwehr und Energie. Sie bewirken keine Heilung, aber zumindest kann der Patient damit Zeit gewinnen. Er fühlt sich besser und ist vielleicht imstande, ein normales Leben zu führen. Daß diese Homöostatika die Abwehrbereitschaft des Körpers gegen Streß und andere Belastungen stärken, ist vor allem bei chirurgischen Eingriffen von ungeheurem Vorteil, denn dadurch kann das Risiko einer weiteren Metastasenbildung verringert werden. Der russische Forscher Dr. Yaremenko hat sich intensiv mit diesem Thema befaßt. Nach einer Bauchoperation erhöhte sich der Prozentsatz der Versuchstiere, die Fernmetastasen (in anderen Teilen des Körpers) bildeten, von 49 auf 78 Prozent. Wenn sie vor dem Eingriff Eleutherococcus erhielten, fand keine operationsbedingte Neuansiedlung statt. Eleutherococcus verhinderte den Anstieg des glukokortikoiden Streßhormonspiegels im Körper, der nach einer Operation gang und gäbe ist.[13] Ähnliche Ergebnisse wurden mit dem Präparat Rantarin erzielt. Professor Lazarew, der Mann, der als Wegbereiter der prophylaktischen Medizin in den GUS-Staaten gilt, konnte die lebensverlängernde Wirkung von Eleutherococcus in Versuchen mit krebskranken Mäusen bestätigen. Das Wachstum der Tumorzellen wurde gehemmt und die allgemeine Abwehr gestärkt, obwohl der Krebs selbst davon unbeeinflußt blieb.[14]

Ginseng und Eleutherococcus können die schädliche Wirkung der Röntgenstrahlen, chirurgischer Eingriffe und der starken Zytostatika mindern, die das Wuchern der Krebszellen in Schach halten sollen. In klinischen Versuchen wurde nachgewiesen, daß diese Drogenpflanzen den Patienten während einer drastischen Therapie schützen. Dr. Khatiaswili von der Onkologischen Abteilung des Medizinischen Lehrinstituts in Tiflis verabreichte 38 Patienten, die an Lippen- und Mundkrebs erkrankt waren, 14 Tage lang Eleutherococcus. Eine Kontrollgruppe mit ähnlicher Diagnose und Schwere der Erkrankung erhielt ein Placebo. Die Eleutherococcus-Patienten reagierten auf die Bestrahlung seltener mit Übelkeit und Schwäche. »Eleutherococcus trug merklich dazu bei, den generellen Zustand, Appetit und Schlaf zu verbessern und Abweichungen in der Atemfrequenz zu verhindern... was auf eine Minderung der schädlichen Nebenwirkungen bei einer Strahlentherapie hindeutete.« In der Eleutherococcus-Gruppe ließen sich in kürzerer Zeit Heilerfolge nachweisen, und es bildeten sich keine Metastasen. Eine ähnlich bessere Verträglichkeit der Strahlenbehandlung wurde im Onkologischen Institut des Georgischen Gesundheitsministeriums bei 80 Frauen mit Brustkrebs nachgewiesen. Und im Onkologischen Institut in Leningrad wurde Eleutherococcus in Kombination mit chemischen Substanzen und operativem Eingriff an 107 Patienten mit Magenkrebs erprobt. Die Dosis lag mit 5 Millilitern vergleichsweise hoch, das entspricht in etwa 5 Gramm Wurzelextrakt pro Tag. Das Mittel wurde während der gesamten Behandlungsdauer und danach noch ein Jahr lang verordnet. Die Patienten waren imstande, 50 Prozent mehr Zytostatika zu tolerieren, und die höhere Dosis wirkte sich lebensverlängernd aus. Die harmoniefördernden Arzneimittel werden in der ehemaligen UdSSR als Ergänzung der modernen Krebstherapie recht häufig verwendet.

Es erscheint unglaublich, daß im Westen derzeit viel zuwenig getan wird, um den Patienten vor den unerwünschten Folgen der Krebstherapie zu schützen. Grundlegendes gesundheitliches Befinden, Energie und Widerstandskraft stehen noch immer an zweiter Stelle, während die Ärzte gegen Windmühlenflügel kämpfen, um den Krebs zu besiegen. Die Verwendung harmoniefördernder Arzneipflanzen, in der Sowjetunion seit 15 Jahren erprobt und für gut befunden, ist in unseren Breiten offenbar unbemerkt geblieben!

Krebs ist ungeheuer schwer heilbar. Ich behaupte nicht, daß ein Arzt oder Heiler, der in den traditionellen fernöstlichen Heilverfahren und Heilmitteln bestens bewandert ist, sehr viel größere Therapieerfolge als ein Schulmediziner vorweisen könnte. Aber er würde vermutlich auch nicht viel schlechter abschneiden, und die Lebensqualität seines Patienten wäre während der Behandlung sehr wahrscheinlich um einiges höher. Angesichts der Tatsache, daß man trotz 20jähriger Forschungsarbeit und Forschungsgelder in Billionenhöhe bisher nicht imstande war, ein 100prozentig wirksames Mittel gegen Krebs zu finden, stellt sich die Frage, ob man im Westen nicht langsam über die Fehlschläge der Vergangenheit hinausblicken und zu neuen Ufern aufbrechen sollte.

Die Suche nach einem Medikament gegen Krebs gestaltet sich ähnlich, als würde man das Stalltor verriegeln, nachdem die Pferde durchgegangen sind. Der Schwerpunkt der Forschung sollte auf die Prävention verlagert werden. Eine wirksame Vorbeugung ist ebenfalls schwierig, weil die karzinogenen Substanzen überall in unserer Umwelt sind und die Gründe für die höhere Krebsanfälligkeit verschiedener Menschen noch immer rätselhaft sind. Die Abwehrschwäche des Körpers ist nicht zuletzt eine Folge von Streß. Die harmoniefördernden Arzneien sind in der Lage, einen Schutzschild gegen die krebsauslösenden Substanzen zu bilden, wenn man sie umsichtig im Rahmen einer Verbesserung des allgemeinen Gesundheitszustands einsetzt. Krebs und andere degenerative Erkrankungen werden sich niemals ohne eine richtungsweisende, neue Lebensphilosophie besiegen lassen. Den homöostatischen Mitteln kommt im Rahmen dieses übergeordneten Systems als Teil der Streßminderung eine federführende Rolle zu.

Das derzeitige Wissen um die erhöhte Krebsanfälligkeit mancher Menschen läßt sich nur in Form statistischer Wahrscheinlichkeiten ausdrücken: »Die Gefahr, daß jemand an Krebs erkrankt, ist um x Prozent geringer, wenn...« Was fehlt, ist eine angemessene Präventionstheorie. Sie sollte die Abwehrkräfte des einzelnen, aber auch seinen konstitutionellen, hormonalen und immunologischen Fingerabdruck berücksichtigen. Die Präventivmaßnahmen lassen sich so bis ins kleinste *maßschneidern.* In dieser Hinsicht haben wir von einem traditionellen chinesischen Heiler und seinen Fähigkeiten noch viel zu lernen. Er würde einem Patienten zu einer Diät und einer Lebensweise raten, die seiner Gesundheit immer zugute kommt. Er ist imstande, die Fehler und Schwächen von Organen, Stoffwechselvorgängen und Immunreaktionen zu verstehen und würde vor allem den Schutz vor degenerativen Erkrankungen, wie Krebs, fördern. Er erkennt, wann ein Patient krebsanfällig ist, und wenn die Krankheit trotz aller vorbeugenden Maßnahmen ausbricht, wird er sie im Frühstadium diagnostizieren, und zwar anhand ihrer Auswirkungen auf die Funktion benachbarter Organe und deren Energiezustand. Damit bietet sich ihm die Möglichkeit, eine Therapie zu einem Zeitpunkt ›maßzuschneidern‹, an dem die Tumorzellen noch nicht die Oberhand gewonnen haben.

Tibetanische Ärzte halten die große Anzahl von Krebskranken in unserer westlichen Hemisphäre für den Preis, den wir für ein Leben ohne Einsicht zahlen müssen. Sie machen vor allem die moderne Medizin dafür verantwortlich. Sie sind der Meinung, daß sich die Rückstände von Krankheiten, die nur zum Teil ausgeheilt wurden, im Lauf der Zeit ansammeln und bösartige Zellwucherungen zur Folge haben. Darin könnte ein Körnchen Wahrheit stecken. Doch die medizinische Forschung jagt den Erregern noch immer mit einem billiardenschweren Schmetterlingsnetz hinterher und kann uns in dieser Angelegenheit keine neuen Erkenntnisse vermitteln. Wenn es den Tatsachen entspricht, daß die moderne Medizin wie ein Krebsgeschwür wuchert, dann sollten wir vielleicht einen Blick zurück auf die Heilmittel des Gelben Kaisers werfen, um uns vor ihr zu schützen.

Ist die kardiovaskuläre Katastrophe noch aufzuhalten?

»Panax Ginseng ist ein bekanntes, in China weit verbreitetes herzstärkendes Mittel«, schrieb Dr. Li in seinem Bericht über die chinesische Herbalmedizin an das US-Gesundheitsministerium.[15] Es wird bei Patienten verwendet, die gerade einen Herzinfarkt erlitten haben und deren Leben durch eine verringerte Herzleistung in Gefahr ist. Chinesische Ärzte haben festgestellt, daß Medikamente aus dem Westen zwar den Blutdruck erhöhen, dieser aber sehr schnell wieder sinkt, während Ginseng die höhere Pumpleistung des Herzens für längere Zeit aufrechterhält.

Ein unschädliches Arzneimittel, das den Blutdruck unter solchen Umständen erhöht, hat beträchtlichen Wert. Überraschenderweise werden Ginseng und Eleutherococcus in Europa und Rußland seit einiger Zeit als Langzeittherapie zur Senkung des Bluthochdrucks verordnet. Dabei stützt man sich auf Studien, die in Deutschland an chronisch Kranken durchgeführt wurden.

Tatsache ist, daß die Anwendung von Ginseng verwirrender erscheint als seine Wirkung auf den Kreislauf. Herz-Kreislauf-Erkrankungen stellen die häufigste Todesursache in unserer postindustriellen Gesellschaft dar. Sie sind der Inbegriff der degenerativen Krankheiten, die sich Schritt für Schritt im Lauf des Lebens auf Grund einer falsch verstandenen Lebensweise entwickeln.

Bluthochdruck ist ein Vorbote für eine schwerwiegende Beeinträchtigung des Kreislaufs. Das Herz muß eine viel größere Leistung erbringen, um das Blut durch Verengungen, Verstopfungen und Windungen der Blutgefäße zu pumpen – wie bei jeder Flüssigkeit, die durch ein Röhrensystem gepumpt wird. Natürlich kann dies zur Überlastung und Schädigung anderer feiner Blutkapillaren führen. Dieser Schaden kann wiederum einer Arteriosklerose Vorschub leisten, eine fortschreitende degenerative Erkrankung, bei der sich kalkähnliche Ablagerungen in den innersten Gefäßwandschichten bilden. Dadurch erhöht sich das Risiko, daß sich das Blut in den Blutgefäßen staut und sich Blutgerinnsel bilden. In Kombination mit anderen Faktoren führt das schließlich zu Herzversagen. Die Infarktgefährdung ist bei Menschen mit Bluthochdruck ungefähr viermal höher als bei Menschen mit normalem Blutdruck.

Es gibt keine Heilmittel bei Herz-Kreislauf-Erkrankungen. Eine Reihe von Pharmaka ist jedoch imstande, die gefährlichen Formen unter Kontrolle zu bringen und den Blutdruck zu senken. Doch die meisten haben zahlreiche Nebenwirkungen, und die Präventivmaßnahmen, die in diesem Buch geschildert werden, stecken noch in den Kinderschuhen. Man weiß nicht, wie man den einzelnen während seines gesamten Lebens darin unterstützen kann, den ursprünglichen

Zustand der Arterien zu erhalten. Trotz Jogging und Verzicht auf Butter ähneln die Arterien eines Europäers im mittleren Alter einem morschen Strick, verglichen mit denen eines Altersgenossen in den Tälern des Himalaya.

Im medizinischen Umfeld hat der leise Verdacht einer kardiovaskulären Wirkung der Ginsengwurzel die Forscher in die Laboratorien getrieben. Sie stellten fest, daß sich bei Versuchstieren selbst nach der Gabe von Ginseng- oder Eleutherococcus-Wirkstoffen in geringer Dosierung der Blutdruck unverzüglich senkte, gefolgt von einer Periode des Anstiegs und anschließender Rückkehr zu den Normalwerten.[16] Die Hintergründe dieser unerklärlichen Wirkung werden noch rätselhafter angesichts der Entdeckung, daß hohe Dosen in der Regel den entgegengesetzten Effekt haben[17], und wenn man die Ginseng-Substanzen einzeln testet, lösen manche eine Erhöhung und andere eine Senkung des Blutdrucks aus.[18] Unklarheit herrscht auch über die Wirkung von Ginseng auf das Herz. Bei manchen Versuchstieren wurde die Herztätigkeit stimuliert, bei anderen gedämpft.[19]

Die meisten dieser Studien versuchen eine neue Drogenwirkung mit Hilfe von Methoden nachzuweisen, die auf die alten Pharmaka zugeschnitten sind. Die Orientierung an der traditionellen oder alternativen Medizin würde Aufschluß darüber geben, daß Ginseng und anderen homöostatische Mittel für die *Feinabstimmung oder Korrekturmaßnahmen* zuständig sind. Deshalb wird ihre Wirkung immer von der Beschaffenheit der inneren physiologischen Vorgänge abhängen, auf die sie den Körper einstellen. Eine Momentaufnahme von den Meereswellen sagt noch nichts über die Gezeiten aus. Nicht eine der obengenannten pharmakologischen Studien berücksichtigte den inneren Zustand des Organismus. Und doch ist der Blutdruck das Ergebnis eines weitverzweigten Netzwerks homöostatischer Prozesse, die in enger Wechselbeziehung zueinander stehen – z. B. Adrenalinwirkung, Streßhormone, Qualität der Arterien, Mineral- und Wasserhaushalt im Körper oder Viskosität des Blutes, um nur einige zu nennen. Der Hypothalamus ist auch für die Regulierung des Blutdrucks verantwortlich.

Streß ist ein Schlüsselfaktor bei Bluthochdruck. Die ständige Ausschüttung von Adrenalin und Streßhormonen kann die körpereigene Regulierung des Blutdrucks beeinträchtigen. Gleichzeitig führt die Aktivierung des körpereigenen Alarmsystems zu einer Verengung der Blutgefäße, die sich direkt unter der Haut befinden. Das tonangebende Streßhormon ACTH ›mischt‹ ebenfalls mit. Man kann bei Tieren den Blutdruck einfach dadurch künstlich erhöhen, daß man ihnen eine Zeitlang ACTH verabreicht. Neueren Erkenntnissen zufolge soll das Salz in unserer Kost in einer vielschichtigen Wechselbeziehung mit den Kontrollmechanismen des *inneren Milieus* stehen, und hier besonders mit den Hormonen, die in den Nebennieren gebildet werden: Gemeinsam hemmen sie die Blutzirkulation.[20]

Angesichts der Abhängigkeit des Blutdrucks vom inneren physiologischen Gleichgewichtszustand wäre es erstaunlich, wenn die harmonisierenden Arzneimittel auf diesem Gebiet keine Wirkung zeitigten. Unsere Kenntnisse lassen vielmehr die Schlußfolgerung zu, daß sie den Blutdruck nur dann wieder normalisieren, wenn er zu hoch oder zu niedrig ist, wie in den Laborexperimenten nachgewiesen wurde.[21] Meiner Meinung nach ist diese Wirkung eine Folge des wiederhergestellten hormonalen Gleichgewichts. Die Reaktion auf einen drastischen Blutdruckabfall, wie bei einem Herzinfarkt üblich, ist daher stärker, während der tägliche Streß, der Bluthochdruck verursacht, verringert (bzw. besser bewältigt) wird. Ginseng und Eleutherococcus sind auf Grund ihres stimulierenden Effekts eher imstande, einen niedrigen Blutdruck zu erhöhen, als einen hohen Blutdruck zu senken. Die Wirkung bei niedrigem Blutdruck tritt unverzüglich ein. Bei hohem Blutdruck macht sie sich langfristig bemerkbar, gemeinsam mit einer gestärkten Streßabwehr und allgemein besserer Gesundheit.

Die andere Komponente der kardiovaskulären Katastrophe ist die Arteriosklerose. Sie zählt zweifellos zu den typischen, streßbedingten, degenerativen Krankheiten unserer Zeit. In den USA allein sterben jedes Jahr 500000 Menschen daran. Einige Indizien deuten darauf hin, daß die Ginseng-Behandlung einen physiologischen Einflußfaktor verändert, der (nach neuesten Erkenntnissen nur bedingt) mit der Arterienverkalkung zu tun hat, nämlich den Cholesterinspiegel. Ein hoher Cholesterinspiegel im Blut erhöht das Risiko einer Verhärtung der Arterienwand. Cholesterin wird im Körper produziert und der Gehalt im Blut sowohl durch Streßhormone als auch durch übermäßige Fettaufnahme mit der Nahrung erhöht. In einem solchen Fall wäre eine Anpassung mit Hilfe harmonisierender Arzneien von Vorteil. Ginseng war imstande, den Cholesterinspiegel im Blut von Ratten zu senken, nachdem sie große Mengen Cholesterol[22] oder Fett[23] mit der Nahrung erhalten hatten. Die Leber der Tiere baute das Cholesterin wirksamer ab. Ginseng hat keine Wirkung bei streßfreien Tieren mit normalem Cholesterinspiegel gezeigt.[24] Es kann keine Rede davon sein, daß die homöostatischen Arzneimittel degenerative Erkrankungen heilen oder umkehren. Doch in Kombination mit anderen Therapieformen, vor allem bei entsprechender Umstellung der Ernährung und ausreichender Bewegung, können sie die kardiovaskuläre Katastrophe aufschieben.

Unangenehme Nebenwirkungen bei Herz-Kreislauf-Störungen, wie chronische Müdigkeit und Impotenz, lassen sich durch die harmoniefördernden Mittel in einem Ausmaß verringern, an das andere derzeit auf dem Markt befindlichen Pharmaka nicht herankommen. Ein russischer Wissenschaftler, Professor Albov, stellte bei klinischen Versuchen an Patienten mit niedrigem Blutdruck fest, daß diese nach der Gabe von Pantokrin weniger abgespannt und besser in der Lage waren, ihren Arbeitsalltag zu bewältigen. Japanische Forscher bestätigen, daß Pantokrin Patienten mit niedrigem Blutdruck, die unter einer starken Leistungsminderung leiden, Auftrieb gibt.[7] Profesor Mankovsky vom Gerontologischen Institut in Kiew hat Rantarin an älteren Patienten erprobt, die an einer Arterienverkalkung im Gehirn litten. Nach 20 Behandlungstagen schliefen die meisten besser und klagten kaum noch über Kopfschmerzen und Schwindelgefühl, Nervosität und Depressionen verringerten sich ebenfalls. Der Blutdruck kehrte teilweise auf Normalniveau zurück. Die Fortschritte waren symptomatisch. Innerhalb der kurzen Zeitspanne, in der die Versuche liefen, konnte keine Veränderung im Verlauf der Arteriosklerose selbst beobachtet werden.[25] Ginseng und Eleutherococcus wurden auch an sowjetischen Bluthochdruck-Patienten getestet. Die beiden Mittel bewirkten einen Rückgang der Kopfschmerzen, Müdigkeit und Depressionen, verbesserten die Potenz und die allgemeine Leistungsfähigkeit.[26] Die Wirkung hielt noch einige Zeit nach Beendigung der Behandlung an.

Menschen, die an Herz- und Kreislauferkrankungen leiden, sollten sich über das Wirkungspotential einer Behandlung mit harmoniefördernden Arzneipflanzen informieren. In Kombination mit einer Umstellung der Ernährungsweise und bei richtiger Anwendung stellen sie einen revolutionären, neuen Ansatz dar, um mit Hilfe ihres Streßkontrollsystems Krankheitssymptome abzuschwächen und die körpereigenen Abwehrkräfte zu stärken. Diese Therapieform läßt sich hervorragend mit anderen heilenden Behandlungsmethoden ergänzen und kann die Nebenwirkungen toxischer Medikamente verringern, ohne selbst Nebenwirkungen hervorzurufen.

Aber eine Warnung scheint an dieser Stelle angebracht: Die Anwendung harmonisierender Arzneien bei Kreislauferkrankungen sollte umsichtig, sorgfältig und immer unter ärztlicher Anleitung erfolgen. Diese Arzneien sollten nicht als Ersatz für eine verordnete Behandlungsmethode dienen, wenn dies nicht ausdrücklich von einem medizinischen Experten empfohlen wird. In manchen Fällen könnte die Blutdrucksenkung unerwünschte Wirkung zeitigen, und je schwerwiegender das Kreislaufproblem, desto gefährlicher ist die pauschale Anwendung dieser Arzneimittel.

Diabetes

Die Zuckerkrankheit (Diabetes mellitus) läßt sich in erster Linie auf eine Verschlechterung der Mechanismen zurückführen, die den Erhalt des physiologischen Gleichgewichts gewährleisten, in diesem Fall den ausgeglichenen Blutzuckerspiegel. Der Verlust dieser Homöostase ist eine Folge der Prädisposition und Lebensweise des einzelnen. Bei letzterer spielen vor allem Streß und ernährungsbedingte Faktoren eine Rolle. Die Streß-Steroidhormone haben besonders nachhaltigen Einfluß auf die hochkomplizierte Kontrolle des Zucker- und Energiehaushalts, ebenso wie andere Hormone, z. B. Insulin und Adrenalin. Das macht den Zuckerkranken zum Anwärter für eine Hormontherapie.

Wie erwartet, zeigen Tests mit Tieren, die nicht unter Streß stehen, wenig Veränderungen an. Ginseng, Eleutherococcus und Schisandra – aber nicht Pantokrin – sorgen für eine leichte Erhöhung der Blutzuckerkonzentration. Sie verursachen darüber hinaus auch andere Stoffwechselveränderungen, z. B. eine erhöhte Verfügbarkeit von Energiereserven, insbesondere nach sportlicher Betätigung.[27] Hier hat sich der rote Ginseng wirksamer als der weiße erwiesen.[28] Bei sehr niedrigem oder erhöhtem Blutzuckerspiegel infolge Diabetes oder zuckerreicher Ernährung pendelten sich die Werte nach der Gabe der

Homöostatika bei einem sehr hohen Prozentsatz der Versuchstiere sehr schnell wieder auf dem normalen Niveau ein.[29] Diese Wirkung trat zusätzlich zu der durch eine Insulininjektion ausgelösten ein.

Diabetes, das Endergebnis eines Ungleichgewichts im Zuckerstoffwechsel, läßt sich mit den harmoniefördernden Arzneien nicht heilen. Ihre Verwendung läßt jedoch in manchen Fällen eine Verringerung der Insulindosis zu. Der Diabetiker erlebt jedoch höchstwahrscheinlich symptomatische Verbesserungen im allgemeinen Gesundheitszustand, die länger andauern, wenn man die Homöostatika mit einer entsprechenden Ernährung und weniger Streß verbindet.

Arznei gegen Arznei

Die größte Belastung, die wir bewältigen müssen, ist chemischer Natur. Wir werden heute mit Giften, Schadstoffen, Toxinen und schädlichen Medikamenten bombardiert. Der Durchschnittsamerikaner konsumiert im Jahr rund zweieinhalb Kilogramm Lebensmittelzusatzstoffe, wobei es 8000 verschiedene Substanzen gibt, die dafür benutzt werden. Viele Gifte kommen in natürlicher Form in pflanzlichen oder tierischen Nahrungsmitteln vor. Moderne Medikamente haben oft eine hochgradig toxische Wirkung, entweder verdeckt oder ganz offenkundig. Können uns die harmoniefördernden Arzneipflanzen vor Schäden durch Chemikalien oder vor einer schleichenden Vergiftung schützen?

Sie werden nachweislich zu diesem Zweck verwendet. Die Russen nehmen Eleutherococcus präventiv, um die Gesundheit und wenn möglich die Abwehrkräfte von Patienten zu fördern, die Medikamente mit starken Nebenwirkungen erhalten. Derzeit überlegt man, ob man diese Heilpflanze als vorbeugendes Mittel gegen Umweltschadstoffe, vor allem in der Luft, empfehlen soll. Die Japaner geben Ginseng verschiedenen Ersatzdrogen bei, die Heroinabhängigen helfen sollen, die Entzugssymptome besser zu verkraften. In Korea wurde festgestellt, daß Ginseng ein ausgezeichnetes Mittel ist, um nach einer durchzechten Nacht den Kater zu vertreiben. In der ehemaligen Sowjetunion kann man Wodka kaufen, der Eleutherococcus-Extrakt enthält, als Mittel gegen die Beschwerden am Morgen danach.

Es gibt etliche wissenschaftliche Beweise, auf die sich diese Anwendungen stützen. Die Leber ist die Entgiftungszentrale des Körpers. Hier werden chemische Substanzen in harmlose oder nützliche Stoffe umgewandelt. Die Leber verarbeitet sie unter dem Einfluß von Streßhormonen wesentlich schneller. Einige Indizien belegen, daß Ginseng die Leberfunktionen aktiviert.[30] Die Leber produziert mehr Proteine (Enzyme), die die chemischen Substanzen aufspalten.[31] Wenn Versuchstiere Ginseng, Beuplurum oder andere harmonisierende Drogenpflanzen erhielten, konnte die Leber manche der Schäden, die durch toxische Substanzen entstanden waren, schneller beheben.[32] Einige Studien während der letzten 50 Jahre passen in die klassische pharmakologische Schablone und befassen sich mit Arzneimittel-Antagonisten – die entgegengesetzte Wirkung haben. Ginseng, so wurde festgestellt, schwächt die Wirkung verschiedener Beruhigungs- und Rauschmittel und stellt die Reflexe des Nervensystems nach einer Vollnarkose schneller wieder her.[33] In den bereits erwähnten klinischen Versuchen in der ehemaligen Sowjetunion fühlten sich Krebspatienten, die nicht nur Zytostatika, sondern auch Eleutherococcus erhielten, weniger elend. Es wäre also durchaus möglich, Ginseng als Ergänzungstherapie zu einer breitgefächerten Palette westlicher Medikamente in Betracht zu ziehen, um die Verträglichkeit zu verbessern und die Nebenwirkungen zu mildern.

Was den Alkohol betrifft, so liegen inzwischen klare Beweise vor, daß Ginseng die Alkoholkonzentration im Blut schneller abbaut.[34] Gesundheitliche Schäden oder Tod durch Alkoholkonsum sind bei Einnahme von Ginseng oder Eleutherococcus seltener. Russische Wissenschaftler haben Freiwilligen Wodka zu trinken gegeben und dann ihre Reaktionsfähigkeit in puncto Genauigkeit, Schnelligkeit und Koordinationsvermögen getestet. Wenn sie vorher Eleutherococcus erhalten hatten, verbesserten sich die Ergebnisse. Von einer ähnlichen Studie wurde in Korea berichtet.[36]

Eine harmoniefördernde Therapie

Aus Platzgründen können wir uns nicht mit der Analyse anderer Disharmonien befassen. Es gibt eine beträchtliche Anzahl von Informationen aus Experimenten mit den Auswirkungen von Ginseng auf den Fett- und Eiweißstoffwechsel, die Produktion der roten Blutkörperchen und die Funktion verschiedener Organsysteme. Russische Wissenschaftler haben zwei medizinische Werke und zahlreiche Papiere mit ausführlichen Beschreibungen der biochemischen Stoffwechselveränderungen nach der Einnahme von Ginseng und Eleutherococcus veröffentlicht.[37] Doch die Krankheiten, die nach Auffassung der Chinesen mit Hilfe von Ginseng beeinflußt werden können, sind so vielfältig, daß sie bei den einen den Mythos vom Allheilmittel immer wieder aufleben lassen, und bei den anderen Warnungen und Skepsis hervorrufen. Inzwischen wurde eine rationale Erklärung gefunden: Bei den genannten Krankheiten handelt es sich ausnahmslos um Erkrankungen und Beschwerden, deren Ursache eine Störung der Homöostase ist.

Krankheiten entstehen nicht zuletzt als Folge unseres hektischen Alltags, durch Beleidigungen, Streß und negative Erfahrungen, die sich in uns ansammeln wie haarfeine Risse im Porzellan. Dann fehlt nur noch ein kleiner Anstoß an einem schwachen Punkt, und schon zerbricht die Tasse... Die Medizin sollte nach diesen haarfeinen Rissen Ausschau halten und sie kitten. Dazu muß sie auf die Persönlichkeit jedes einzelnen Menschen und seine jeweiligen Lebensumstände eingehen. Seine Schwächen, seine Stärken und seinen hormonalen Fingerabdruck berücksichtigen. Hormone spielen eine besonders wichtige Rolle: Sie bestimmen das Geschlecht eines Kindes, seine Statur, Konstitution und Persönlichkeit. Bei einem sanguinischen Menschen arbeiten Schilddrüse und Nebennieren vielleicht nicht mit ›Volldampf‹ wie bei einem Choleriker. Die Körpersäfte, von denen in der Medizin der griechischen Antike die Rede ist, sind die Hormone unserer heutigen Zeit. Sie können harmonisch zusammenwirken, um unsere Vitalität und Resistenz gegen Krankheiten zu stärken, oder sich gegenseitig bekämpfen und die Gesundheit langsam aushöhlen.

Die harmonisierenden Arzneien stellen eine der möglichen Anpassungstherapien dar, die unbedingt auf die Konstitution des einzelnen abgestimmt werden sollten. Manche Heilpflanzen haben bei bestimmten Disharmonien und bestimmten Menschen eine bessere Wirkung als andere.

Das Hormonanpassungsmodell hilft uns die Einnahme von Ginseng und anderen Arzneien zu verstehen: Sie sind kein Heilmittel mit sofortiger Wirkung, sondern Bestandteil eines medizinischen Systems, das umfassend, steuerbar und stärkend ist. Die Chinesen sind der

Meinung, daß man das Potential von Ginseng verschwendet, wenn man es als Präventivmittel bei Streß einsetzt. Sie empfehlen vielmehr eine ›Schonzeit‹, in der man auf Ruhe und Entspannung achten, wenig Nahrung zu sich nehmen, sexuelle Enthaltsamkeit und Mäßigung üben sollte. Wir sehen, warum: Es ist nicht möglich, auf lange Sicht Reserven in den hormonproduzierenden endokrinen Drüsen aufzubauen, wenn sie ständig gefordert werden. Das wäre, als würde man laufend Geld auf ein Sparkonto einzahlen und die gleichen Beträge vom Girokonto abheben. Die Zinsen sind dann am Ende gleich Null.

Eine harmoniefördernde Therapie läßt sich bei Verschlechterungen des Gesundheitszustands durchführen, und zwar vor oder im Rahmen einer Diagnose der westlichen Medizin. Es gibt nur wenige Ärzte in unseren Breiten, die bei einem einigermaßen gesunden Menschen Disharmonien erkennen, bevor diese sich zuspitzen und in einer Krankheit manifestieren. Die Fähigkeiten chinesischer Heiler, die mit großem Geschick den Puls fühlen, die Iris prüfen und den Urin analysieren, um eine Diagnose zu erstellen und zahlreiche weitere Methoden beherrschen, um Informationen über den inneren Zustand des Organismus zu sammeln, sind in den Kliniken oder Gesundheitszentren der westlichen Länder eine Seltenheit. *Da hier eine Krankheit diagnostiziert werden kann, nicht aber die Gesundheit, sollten wir bei ersterem der Urteilsfähigkeit der Experten vertrauen und letzteres selbst in die Hand nehmen.*

Die harmoniefördernden Arzneimittel unterstützen diese Einstellung, die dem einzelnen die Pflege seiner Gesundheit überantwortet. Sie überschreiten Grenzen, die durch die Klassifizierung der Krankheiten in unzählige einzelne Splittereinheiten entstanden sind. Sie breiten sich über den wichtigsten Merkmalen aus, die Krankheit und Gesundheit unterscheiden. Sie widersetzen sich den Regeln, auf ein spezifisches Organ oder Gewebe einzuwirken. Sie zielen nicht darauf ab, die Krankheit selbst zu bekämpfen, doch haben sie einen unermeßlichen gesundheitserhaltenden Nutzen, wenn wir bereit sind, uns auf sie einzustellen. Sie sind auf den Patienten ausgerichtet und nicht auf die Krankheit, und deshalb sind sie sowohl ein Arzneimittel der Neuzeit als auch der Antike.

8
Das rätselhafte Elixier

Die Zerstörung des Liebestrank-Mythos

Eine chinesische Materia medica aus dem 4. Jahrhundert enthält eine Liste mit exotischen Ginsengrezepturen, von denen man glaubte, daß sie das sexuelle Verlangen steigern. Ein Liebestrank, der hier beschrieben wurde, enthielt ein absonderliches Gemisch aus frischer Ginsengwurzel, Soja, Ochsenpenis und getrockneter menschlicher Plazenta. Ginseng war schon immer wegen seiner vermeintlich aphrodisischen Wirkung heißbegehrt. Shen Nung plauderte höchstpersönlich aus dem ›Nähkästchen‹ und berichtete, daß er nach dem Kauen eines Wurzelstücks Erregung und sexuelle Gelüste verspürt habe. Ginseng wurde von den chinesischen Herrscherdynastien in großen Mengen konsumiert, um die kaiserliche Lust zu entfachen, während das gemeine Fußvolk darin eher eine Möglichkeit sah, bis ins hohe Alter von 80 Jahren und darüber hinaus Nachkommen zu zeugen. Ginseng war in jedem hochherrschaftlichen Haus zu finden, vom französischen Hof im 18. Jahrhundert bis zu den arabischen Potentaten unserer heutigen Zeit, die für solche Aphrodisiaka rund eine Viertelmillion US-Dollar auf den Tisch blättern. In Europa werden Ginsengpräparate in den meisten Sex-Shops feilgeboten. Oft kombiniert man es mit Substanzen wie Vitamin E, die einen schnöden Gegensatz zu den fantasievollen potenzsteigernden Beigaben der alten Chinesen darstellen: Bei einer ihrer klassischen Rezepturen wurden 100 Pfauenzungen verwendet, gewürzt mit Cayennepfeffer und dem Sperma pubertierender Knaben.

Die rezeptpflichtigen modernen Arzneimittel, vor allem diejenigen, die Pantokrin, Ginseng und pulverisierten Seepferdchenschwanz enthalten, werden von den Chinesen häufig zur Steigerung der sexuellen Potenz verwendet. Die darin enthaltenen und ähnliche Wirkstoffe haben sich einen Namen als Aphrodisiaka gemacht, auch wenn sie ihm unter streng wissenschaftlichen Gesichtspunkten nicht gerecht werden. Denn trotz der Begeisterung vieler Männer, die es im Schlafgemach erprobt und für gut befunden haben, ist Ginseng kein Aphrodisiakum. Ein Aphrodisiakum wirkt sich nämlich in allererster Linie auf die sexuelle Aktivität aus. Die Chinesen haben nicht wirklich behauptet, daß Ginseng dazu imstande sei. Sie sagen vielmehr, Ginseng fülle die grundlegenden Energiereserven auf, die für die Virilität genauso wichtig sind wie für die Gesundheit generell. Damit lasse sich das sexuelle Leistungsvermögen verbessern, nicht aber die sexuelle Leistung selbst.

Aber ganz so einfach liegt die Sache nicht. Einige überzeugende Argumente sprechen dafür, daß Ginseng und Pantokrin die sexuelle Energie erhöhen. Damit stellen sie sowohl für potente, sexuell erschöpfte Männer eine Hilfe dar, als auch für alle, die impotent sind und sich *wünschen,* sie wären imstande, sich sexuell zu verausgaben. Potenz im sexuellen Bereich hängt, wie andere Aspekte der menschlichen Leistung, von der Gesundheit, Vitalität, Motivation und dem inneren psychologischen Gleichgewicht des Menschen ab. Ein ausbalancierter Hormonhaushalt ist für die sexuelle Funktionstüchtigkeit wichtig, und das unterschiedliche Sexualverhalten läßt sich zum Teil auf den hormonalen Fingerabdruck zurückführen. Der Geschlechtstrieb wird teilweise von den Hypothalamusregionen im Gehirn gesteuert. Jede Substanz, die imstande ist, physiologische Vorgänge auf hormonaler Ebene zu beeinflussen, kann der sexuellen Energie Schubkraft verleihen und die Funktion anderer Organe verbessern, deren Energie aus derselben unerschöpflichen Quelle gespeist wird. In dem Maß, wie Ginseng und artverwandte harmonisierende Drogen die Energieversorgung der Organsysteme verbessern, können sie die sexuelle Leistungskapazität steigern, vor allem, wenn diese nicht voll ausgeschöpft wird.

Es besteht außerdem eine negative Wechselwirkung zwischen Streß und sexuellem Leistungsvermögen. Wir alle wissen, daß nichts so tödlich ist für die sexuelle Erregung wie Angst oder eine unerwartete Störung. Den meisten vergeht die Lust, wenn es urplötzlich laut an der Schlafzimmertür klopft. Langfristig hemmen innere Anspannung und Nervosität die sexuelle Fähigkeit. Sie sind sogar wesentliche Ursachen der Impotenz, die Folge einer ständigen neuronalen Stimulierung des Kampf-oder-Flucht-Reflexes und der Streßhormone, auf Kosten der hormonalen Steuersubstanzen, die lieber ›auf Sparflamme kochen‹. Daß sich Streß- und Geschlechtshormone nicht gut vertragen, ist nachgewiesen. Wenn die ACTH-Werte steigen (das erstrangige Streßhormon), sinken die LH-Werte (luteinisierendes Hormon, eine Art dominierendes Testosteron). Die Anzahl der männlichen Geschlechtshormone reduziert sich daher in gleichem Maß, wie Streßhormone in den Blutkreislauf gelangen. Hier tritt der ursprüngliche Zweck klar zutage: Sexualität und Fortpflanzung erfordern äußeren und inneren Frieden. Unser inneres Alarmsystem ist so gepolt, daß sich die Körperressourcen auf das unmittelbare Überleben konzentrieren. Ginseng und die homöostatischen Drogenpflanzen verringern die Produktion von Streßhormonen, schalten ACTH und Glukokortikoide schneller und wirksamer auf ihre Normalwerte herunter. Folglich erhalten sie die sexuelle Potenz angesichts der vielfältigen Stressoren und Belastungen in unserem Leben.

Schon geringe Ginsengdosen bewirkten beispielsweise, daß Ratten die Schwänze heben, was ein häufiges, aber kein ausreichendes Zeichen für sexuelle Erregung ist.[1] Bei Mäusen, denen man Ginseng verabreicht hatte, wurde verstärkte sexuelle Aktivität beobachtet[2], aber solche Effekte lassen sich auch mit verschiedenen Arzneimitteln beobachten, die das Nervensystem beeinflussen. Es liegen keine wissenschaftlich hieb- und stichfesten Beweise vor, die Ginseng als Aphrodisiakum bestätigen. Doch wenn wir unser Augenmerk nicht auf die sexuelle Potenz, sondern auf die sexuelle Aktivität richten, dann gibt es einige eindeutige Aussagen. Bei jungen Mäusemännchen, die fortlaufend Ginseng, Eleutherococcus, Rantarin oder Pantokrin erhielten, erhöhte sich das Gewicht der Geschlechtsdrüsen bis zu 50 Prozent, je nach Präparat und Dosierung.[3–5] Allerdings ließ sich diese Wirkung nicht bei allen Versuchstieren wiederholen.[4] Als man jungen Mäuseweibchen Eleutherococcus verabreichte, wurden mehr Tiere aus der Gruppe läufig, und diese Periode dauerte rund 70 Prozent länger als gewöhnlich an. Nur Pantokrin und Rantarin hatten eine meßbare Wirkung auf Tiere vor und nach der Geschlechtsreife.[5] Diese Studien zeigen, daß bestimmte homöostatische Arzneipflanzen das

Hormongleichgewicht beeinflussen und den Geschlechtshormonen eine Vorrangstellung verleihen. Und wahrscheinlich deshalb, weil die Produktion der Streßhormone vermindert wird.

Ginseng und seine Wirkstoffe haben nachweislich die Legetätigkeit von Hennen verbessert und bei Hähnen die Sexualorgane vergrößert.[6] Eleutherococcus wurde 240 Nerzen aus einer russischen Nerzfarm verabreicht, und man zeichnete ihre Fortpflanzungsgewohnheiten auf. In der Eleutherococcus-Gruppe registrierte man weniger als die Hälfte der üblichen Totgeburten, und die Fertilität erhöhte sich. Brekman hat berichtet, daß Eleutherococcus in der sowjetischen Landwirtschaft Furore mache. Das Mittel ist nämlich für Schlachtvieh gesundheitszuträglicher als die Injektion von Sexualhormonen, um die Viehproduktion eines landwirtschaftlichen Betriebes zu steigern.

Die harmoniefördernden Arzneien, vor allem Ginseng und Pantokrin, wirken möglicherweise *stärkend* auf das angeschlagene sexuelle Leistungsvermögen, selbst wenn sie keine Aphrodisiaka im klassischen Sinne sind. Das wußten auch die Chinesen, die beschrieben, daß diese Mittel die Potenz erhalten, nicht aber steigern.

Die erhöhte sexuelle Energie ist möglicherweise nur das Ergebnis einer allgemein verbesserten Energieproduktion in den Organen und somit ein Ventil, in dem die Energie des gesamten Körpers ihren Ausdruck findet.

In Fällen, wo Impotenz durch ein Geschlechtshormondefizit, Streß, durch mangelnde Energie und mangelndes Lustempfinden verursacht wird, haben die homöostatischen Arzneipflanzen in der Regel große Wirkung. Doch wenn degenerative Erkrankungen in fortgeschrittenem Stadium, Infektionen, Nervenschwäche, usw. zugrunde liegen, müssen die Therapien im Rahmen der Pathologie angesiedelt werden. Manchmal entsteht Impotenz als Folge eines Teufelskreises, in dem ein Mangel an sexueller Energie hemmende Ängste auslöst, die wiederum die sexuelle Potenz schwächen. Oft läßt er sich schon durch eine kurze Periode positiver sexueller Aktivität und innerer Harmonie durchbrechen.

In Japan haben Forscherteams herausgefunden, daß die Ginseng-Wirkungskomponenten bei einigen Männern mit ungenügender Spermienzahl eine Verbesserung der Spermaproduktion und Wiederherstellung der Fertilität zur Folge hatten.[7] Diese Substanzen verbesserten nachweislich die Produktionsfähigkeit der Hodenkeimzellen bei der Spermiogenese (der Entwicklung der Spermien), eine Wirkung, die sich normalerweise bei Testosteron beobachten läßt. In einer der klassischen psychiatrischen Ginseng-Studien, durchgeführt an mental Erkrankten der Kaschenko-Nervenklinik unweit von Moskau, machte sich bei einer Reihe von Patienten das wiedererwachte sexuelle Interesse in einem solchen Ausmaß bemerkbar, daß die Ärzte den Versuch unter dem Deckmäntelchen unliebsamer Nebenwirkungen auf der Stelle abbrachen. Die Rantarin-Behandlung bei Arteriosklerose-Patienten führte dazu, daß bei manchen die sexuelle Funktionstüchtigkeit, die Potenz und die Libido wiederhergestellt wurden. Ginseng war früher in russischen Kliniken ein beliebtes Mittel bei Problemen im sexuellen Bereich, heute hat Pantokrin diese Rolle übernommen.[8] In einem der wenigen klinischen Versuche, die in China seit der Revolution durchgeführt wurden, konnte Ginseng als wirksames Mittel bei der Behandlung von Impotenz bestätigt werden.[9]

Die Verwendung von Ginseng zur Wiederherstellung der Libido bei Männern und Frauen zählt ebenfalls zu den Therapien, die über den pathologischen Befund hinausgehen und eine harmoniefördernde Pharmakologie darstellen. Auf Grund der pathologischen Ausrichtung unserer modernen Medizin stehen dem Menschen bei dem Bemühen um sexuelle Potenz derzeit nur wenige pharmakologische Hilfen zur Verfügung. Es gibt Alkaloide, die stimulieren, aber ihre Wirkung ist nur zeitweilig, und sie sind weitaus giftiger als Glykoside, die Bestandteil der harmoniefördernden Arzneipflanzen sind. Das männliche Hormon Testosteron kann injiziert werden, und dadurch läßt sich der Abbau der sexuellen Energie bei vielen älteren Menschen hinauszögern. Aber auch diese Wirkung hält nur bestimmte Zeit an, und überdies kann dadurch die natürliche Produktion von Sexualhormonen beeinträchtigt werden. Die harmonisierenden Drogenpflanzen haben den Vorzug, daß sie auch bei mehrmaliger Einnahme im Jahr keine gesundheitlichen Schäden verursachen. Ihre Wirkung besteht darin, daß sie das langfristige hormonale Gleichgewicht stabilisieren, ein Ziel, das durch Hormoninjektionen nicht zu erreichen ist.

Hormone bei Wechseljahrbeschwerden

Ein gesunder Mensch kann die einzelnen Lebensphasen als Höhenflug erleben, aber es kommt die Zeit, in der das körperliche und seelische Befinden bei Frauen schlagartig und unausweichlich zum Sturzflug ansetzen kann: die Wechseljahre. Rund 85 Prozent aller Frauen in Großbritannien klagen über Beschwerden, sobald die Menstruation aussetzt. Diese Lebensphase ist darüber hinaus durch erhöhte Verletzbarkeit und Selbstzweifel gekennzeichnet: Viele Frauen haben das Gefühl, durch eine Falltür in die bodenlose Tiefe des Alters zu stürzen. Der Übergang erfolgt abrupt und ist unangenehm.

»Bei mir hat das Klimakterium vor fünf Jahren begonnen. Seither habe ich nicht nur die üblichen physischen Symptome, vor allem Rükkenschmerzen und Hitzewallungen, sondern leide auch an Schlafstörungen, Orientierungslosigkeit und Depressionen. Mein Arzt sagt, das sei ganz natürlich und altersbedingt. Er verschreibt mir Schmerzmittel für den Rücken und Librium für mein ›angekratztes Nervenkostüm‹. Die Medikamente haben nur bewirkt, daß ich mich noch ausgelaugter fühle und dadurch immer reizbarer werde. Früher hatte ich Spaß an Sex, aber heute graut mir davor.«[10]

Im Gegensatz zu Männern, deren sexuelle Potenz mit dem Alterungsprozeß stetig – und ohne Trauma oder Krankheit im Schlepptau – nachläßt, erleben viele Frauen die Wechseljahre zutiefst unangenehm. Neben den Symptomen, die oben im Brief beschrieben wurden, wird das Klimakterium mit einer ganzen Fülle von Beschwerden und Erkrankungen in Verbindung gebracht. Dazu gehören die Osteoporose, der gefürchtete Abbau der Knochensubstanz mit nachfolgender Brüchigkeit, das Erschlaffen der Haut und des darunterliegenden Fettgewebes, Herz-Kreislauf-Störungen einschließlich Arteriosklerose und Herzbeschwerden, sowie Arthritis.[10] Sehr häufig fertigt man Frauen, die um ärztliche Hilfe nachsuchen, mit der lapidaren Erklärung ab, daß diese Symptome Teil des natürlichen Alterungsprozesses sind und mit Fassung getragen werden sollten. Das hat die Fraueninitiativen auf die Barrikaden gebracht, die für eine angemessene Behandlung eintreten. Sie weisen darauf hin, daß die überwiegend männlich dominierte medizinische Berufssparte mit Sicherheit eine Therapie für alle befürworten würde, wenn ihre Geschlechtsgenossen von den Wechseljahrbeschwerden betroffen wären.

Das Klimakterium ist das Ergebnis eines jähen Rückgangs der Produktion der Eierstock-Hormone (Östrogen). Die Sekretion erfolgt als Reaktion auf die Bildung von Neurohormonen im Gehirn, und damit kommt dem Hypothalamus wieder einmal eine Steuerfunktion zu. Der heimliche Drahtzieher bestimmt letztlich, wie lange die Periode der Fruchtbarkeit andauert.

Da diese Symptome das Ergebnis eines plötzlichen Östrogenabfalls sind, kann eine Östrogenbehandlung bei Frauen im Klimakterium Abhilfe schaffen. Sie wird als Hormonsubstitutionstherapie bezeichnet und erfreut sich vor allem in den USA, wo man auf diesem Gebiet Pionierarbeit geleistet hat, großer Beliebtheit. Damit sollen sich nach Meinung der Experten fast alle physischen Wechseljahrbeschwerden, Energiemangel und Depressionen beseitigen lassen. Indizien deuten außerdem darauf hin, daß sie das Risiko von Kreislauf- und degenerativen Erkrankungen, die sich in dieser Lebensphase manifestieren, verringern.[10] Die Behandlung ist verhältnismäßig gesundheitsschonend, weil man Östrogen regelmäßig in sehr kleinen Dosen verabreichen und die Abhängigkeit dadurch verringern kann. Aber die Sorge wächst, daß bei Langzeitanwendung die Entstehung von Thrombosen und Gebärmutterkrebs begünstigt wird. Nach fünfjähriger Östrogensubstitutionstherapie ist das Risiko fünfzehnmal höher, daß Frauen an dieser Krebsform erkranken.

Das Klimakterium ist ein unabdingbarer Prozeß. Die Nebenwirkungen wären indessen nicht notwendig: Sie lassen sich durch das Bemühen um eine gute Gesundheit und entsprechende Präventivmaßnahmen verhindern. Der Östrogenabfall setzt eine Kettenreaktion in Gang. Diese Lebensphase stellt, wie die Pubertät, eine große hormonale Belastung für den Körper dar. Wenn die Immunabwehr und physische Konstitution nichts zu wünschen übrig lassen, dann sollte der Körper eigentlich imstande sein, die Krise aus eigener Kraft zu bewältigen. Die Hormonsubstitutionstherapie fördert die Abhängigkeit von einer Pille, einer Spritze oder einem Pflaster, die bestimmte Symptome lindern, ohne dabei der Wurzel des Problems zu Leibe zu rükken. Das hat zur Folge, daß die Östrogenbehandlung die gesundheitliche Krise lediglich aufschiebt, die dann zu einem späteren Zeitpunkt mit voller Wucht herbeigeführt wird. Das erhöhte Krebsrisiko ist ein Warnsignal dafür, daß man hier ›mit Kanonen auf Spatzen‹ schießt. Die Östrogentherapie ist sicher nützlich, um schwere Symptome zu lindern. Dabei widmet man gleichzeitig dem Erhalt des hormonalen Gleichgewichts und der Stärkung der Gesundheit in einer Periode vermehrter psychischer Belastung erhöhte Aufmerksamkeit. Diese Maßnahmen sollten im Vorfeld des Klimakteriums eingeleitet werden, um die körpereigenen physischen und psychischen Kräfte zu stärken und die Folgen des Östrogenabfalls von vornherein zu vermeiden.

Einige Frauen haben das Gefühl, daß die Östrogentherapie auch diesen Zweck erfüllt. Aber das ist eine Täuschung. Die Östrogenbehandlung verändert den Hormonspiegel: Sie nimmt keine *Feinabstimmung* im Hormonhaushalt vor, sondern *fügt* ein Hormon von außen *hinzu*. Folglich entstehen Unausgewogenheiten in den individuellen Hormonstrukturen, die später spezifische Gesundheitsprobleme verursachen können.

Frauen sollten sich der Tatsache bewußt sein, daß es andere Methoden gibt, die Wechseljahrbeschwerden zu bekämpfen. Eine Möglichkeit ist die Einnahme harmoniefördernder, natürlicher Arzneien. Trotz des altüberlieferten Mythos kommt die belebende, stärkende Wirkung der Ginsengwurzel Frauen in gleichem Maß wie den Männern zugute. Die Ginseng und andere homöostatische Arzneipflanzen die Regulierung des Hormonhaushalts verbessern (obwohl sie selbst keine hormonähnlichen Wirkstoffe enthalten), eignen sie sich hervorragend für die Behandlung verschiedener Wechseljahrbeschwerden und der damit verbundenen leichten bis mittelschweren physischen Symptome. Bisher gab es bereits einige Anstrengungen, diese potentiellen Wirkungen zu erforschen. Vor dem Zweiten Weltkrieg flammte für kurze Zeit das Interesse deutscher Wissenschaftler an diesem Thema auf.[11] Eine Studie neueren Datums, die in Deutschland durchgeführt wurde, zeichnet den Therapieverlauf von 72 Frauen auf, die ein Ginseng-Vitamin-Präparat erhielten. Einer gleich großen Kontrollgruppe wurde ein Placebo verabreicht. Symptome wie Hitzewallungen, nächtliche Schweißausbrüche, nervöse Anspannung, Kopfschmerzen und Herzklopfen (verstärkter Herzschlag) ebbten während der Behandlung sehr schnell ab. Bei Depressionen, Schlafstörungen und sexuellen Problemen konnten ebenfalls Besserungen erzielt werden. Bei 43 Frauen, die Ginseng erhielten, verschwanden die Symptome vollständig; in der Placebo-Gruppe belief sich die Zahl auf 14. Der Versuchsleiter, ein Gynäkologe, erklärte, daß dieses Präparat von Frauen frühzeitig, auf rein prophylaktischer Basis genommen werden sollte, »um die Abwehrkräfte zu erhöhen und zu erhalten, und um potentiellen Wechseljahrbeschwerden vorzubeugen. Wenn sich die Frauen dieser unschädlichen geriatrischen Behandlung regelmäßig über einen längeren Zeitraum unterziehen, ist keine Hormongabe erforderlich...«[12] In der ehemaligen Sowjetunion werden Pantokrin und Rantarin bei klimakterischen Beschwerden verordnet. Pantokrin hat sich als sehr nützlich erwiesen, zum Beispiel bei einer Minderung der sexuellen Funktionen, wechseljahrbedingten Kreislauf- und psychischen Problemen, Depressionen und Gelenkschmerzen. Bei einigen Frauen, die damit behandelt wurden, setzte sogar die Periode wieder ein.

Vielleicht werden die harmonisierenden Arzneimittel auf Grund ihrer hormonalen Anpassungsleistungen eines Tages überall auf der Welt von Ärzten verordnet. Frauen, die kurz vor den Wechseljahren stehen, werden die natürlichen Arzneimittel besonders zu schätzen wissen, weil sie sanfter, sicherer und gesundheitszuträglicher sind als eine Hormonsubstitutionstherapie. Das Klimakterium ist gleichwohl nur ein Schritt auf dem Weg ins Alter und das Alter der ultimative Prüfstand der menschlichen Vitalität.

Das Leben um ein Jahrzehnt verlängern?

Von allen fantastischen Eigenschaften, die man Arzneien andichtet, läßt sich keine mit der Fähigkeit vergleichen, das Leben zu verlängern. Die Alchimisten im Mittelalter hatten den Stein der Weisen, die Taoisten ihr Elixier und die vedischen Indo-Europäer ihr Soma, den Mondnektar. Seit der Entstehung der ältesten uns bekannten Göttersage, das Gilgamesch-Epos, finden wir in der Mythologie Zaubertränke, die Unsterblichkeit verheißen, in Hülle und Fülle.

Ginseng hat in den vergangenen Jahrhunderten die Hoffnungen nahezu magisch angezogen und sich als schillernde Seifenblase entpuppt, die inzwischen geplatzt ist. Viele Fernostreisende sind mit dieser Hoffnung auf einen Jungbrunnen zurückgekehrt, in dem festen Glauben, es sei wahr. Hinter vorgehaltener Hand kursieren Gerüchte über sagenhafte Ginsengwurzeln, die ein biblisches Alter bescheren: Ein Professor soll angeblich 231 Jahre alt geworden sein. Die Wirklichkeit ist spannend genug, wenn auch nicht ganz so fantastisch. Die traditionellen Ärzte und Heiler behaupten nicht, daß Ginseng das Lebenselixier schlechthin sei, sondern daß es das Leben bei umsichtiger Anwendung lediglich verlängern könne.

Zweifellos wird Ginseng von betagten Chinesen genommen, sofern sie es sich finanziell leisten können, um ein gesundes hohes Alter zu erreichen und noch ein wenig länger auf Erden zu weilen. Viele Familien opfern ihre gesamten Ersparnisse, um eine Wurzel für ihre Großeltern zu erstehen, die dann in Weinbrand eingelegt wird. Den kostbaren Auszug schenkt man dann in fingerhutgroßen Portionen aus. Die Tradition der alten chinesischen Kaiser, Energie und jugendlichen Elan mit Ginseng von erstklassiger Qualität zu erhalten, hat sich bis heute in den Schaltstellen der Macht erhalten: Nehru, Mao, Tschiang Kai-schek und viele Angehörige der europäischen und sowjetischen Gerontokratie hatten und haben ihre einflußreiche Position nicht zuletzt dieser unscheinbaren Wurzel zu verdanken.

Der hohe Stellenwert, den Angehörige der älteren Generation in Asien der Ginsengwurzel beimessen, wirft die Frage auf: Kann Ginseng das Leben des Menschen tatsächlich um ein Jahrzehnt verlängern? Oder zumindest die Qualität des letzten Lebensjahrzehnts verbessern?

Was bedeutet altern überhaupt? Dieser Prozeß erschöpft sich sicher nicht in grauen Haaren, nachlassender Kraft, faltiger Haut, Herzschwäche, verringertem Sehvermögen oder gleich welchen Merkmalen, die wir normalerweise mit diesem Begriff in Verbindung bringen. Sie gehören zu den Auswirkungen des Alterns. Der Alterungsprozeß ist vielmehr eine tiefgreifende, unsichtbare Verschlechterung der körperlichen und psychischen Funktionen, ein dynamischer Wandlungsprozeß, der sich über das ganze Leben erstreckt und möglicherweise schon im Augenblick der Empfängnis beginnt. Am besten läßt er sich als schleichende Anfälligkeit für zunehmend negative Veränderungen im Organismus definieren. Der Alterungsprozeß ist in unseren Genen festgeschrieben, aber nicht als schrittweise Anleitung für den Abbau unserer eigenen Kräfte. Unsere Gene enthalten Einzelheiten über die Resistenz gegen die Verwüstungen, die das Leben anrichtet, aber diese Widerstandsfähigkeit hat ihre Grenzen.

Krankheiten entstehen häufig, weil diese Widerstandskraft erlahmt, eine Begleiterscheinung des Alterns, die gleichwohl nicht unvermeidlich ist. Unser Ziel sollte darin bestehen, ohne dieses Symptom, langsam und in Übereinstimmung mit unserer inneren physiologischen Uhr alt zu werden. Das erreichen wir nur, wenn wir unsere *Abwehrmechanismen pfleglich behandeln,* fördern und stärken. Unsere Lebensweise drückt dem Körper im Verlauf der Jahre ihren eigenen Stempel auf. Streß verursacht unsichtbare, haarfeine Risse in der Immunabwehr. Sie werden erst im Lauf der Zeit sichtbar, und dann dauert es nicht mehr lange, bis unser Abwehrsystem zusammenbricht und degenerative Erkrankungen oder Infektionen ungehindert leichtes Spiel haben.

Altern und harmoniefördernde Arzneien

Im geriatrischen Bereich hat die Wissenschaft eine Lanze für die traditionellen chinesischen Heilmittel gebrochen. Wir haben den Alterungsprozeß als Nachlassen der körpereigenen Widerstandskraft definiert – als Ansammlung haarfeiner Risse im Gefäß, eine Folge unserer Unfähigkeit, das innere physiologische Gleichgewicht zu stabilisieren. Die physiologischen Reaktionen scheinen auf den ersten Blick noch relativ normal zu erfolgen, aber angesichts von Streß oder erhöhter Belastung wird deutlich, daß sie verlangsamt sind. Zucker in größerer Menge wird nicht mehr so schnell abgebaut, und die Assimilation des Stoffwechsels oder der Körpertemperatur braucht nun ihre Zeit. Das gilt für alle physiologischen Vorgänge, die dem Erhalt der Homöostase dienen. Einige Indizien weisen darauf hin, daß dieser Leistungsabfall auf einen Hormonmangel und andere Veränderungen in den molekularen Mechanismen des Körpers zurückzuführen sein könnte.

Der Wandlungsprozeß beginnt auf höchster Ebene. Der Hypothalamus büßt, wie andere Regionen im Gehirn, Zellen und einen Teil seiner früheren Leistungsfähigkeit ein. Er scheint die Organisation der verschiedenen Kontrollsysteme, die für den Erhalt des inneren physiologischen Gleichgewichts zuständig sind, nicht mehr ganz so gut im Griff zu haben.[13] Der heimliche Drahtzieher hinter den Kulissen ist müde geworden, und die Puppen tanzen ihm auf der Nase herum. Chaos breitet sich aus und setzt sich mittels Schneeballeffekt auf allen Ebenen der Hormonhierarchie fort, wie Kegel, die umkippen. Das *in-*

nere Milieu befindet sich nun in einem Zustand erhöhter Verletzbarkeit. Eines der Hauptprobleme besteht darin, daß jetzt mehr Schilddrüsenhormone, mehr Insulin, Adrenalin oder Glukokortikoide erforderlich sind, um bestimmte Veränderungen in der Maschinerie des Körpers herbeizuführen. Der Mangel richtet Schäden an und behindert die Energieversorgung der Muskeln und Organe. Er schwächt die Lebenskraft, das Immunsystem und die körpereigene Resistenz. Es ist beispielsweise erwiesen, daß ein extrem hoher Streßhormonspiegel über einen längeren Zeitraum die Gehirnzellen unmittelbar beeinträchtigen kann.[14]

Ginseng ist imstande, die Abwehrmechanismen gegen Streß zu mobilisieren und an der Feinabstimmung des Hormonhaushalts mitzuwirken. Es senkt den Glukokortikoidspiegel und ermöglicht eine bessere Streßreaktion bei geringerer Hormonausschüttung. Es verzögert also das innere hormonale Chaos und fördert die Gesundheit im Alter. Es vermag den grundlegenden Alterungsprozeß nicht aufzuhalten, dazu sind nur die sagenumwobenen Elixiere imstande. Aber Ginseng könnte uns sehr wohl dabei helfen, unsere potentielle Lebensspanne besser auszuschöpfen.

Ginseng ist ein Arzneimittel, das fest im Taoismus wurzelt. Das heißt, wir können nur dann langfristig positive Ergebnisse damit erzielen, wenn wir es bis zu einem gewissen Grad in Übereinstimmung mit taoistischen Prinzipien verwenden. Man verwendet schließlich auch keinen Meißel, um eine Uhr zu reparieren. Damit wir auf lange Sicht von der positiven Wirkung profitieren, sollten Ginseng und andere harmoniefördernde Arzneien regelmäßig vorbeugend genommen werden, solange wir einigermaßen gesund und einem Mindestmaß an psychologischem Streß unterworfen sind.

In Studien über die Lebensdauer wurden auch mit Zentrophenoxin gute Erfolge erzielt, ein Medikament, das aus dem Westen stammt und mutmaßlich harmoniefördernd wirkt. Bei Tests an Mäusen zeigte sich, daß es schon bei niedriger Dosierung die Lebenszeit nach der Geschlechtsreife um 30 Prozent verlängern kann. Bei hohen Dosen wurde die gesamte Lebensdauer kaum verlängert.[15] Es ist jedoch bemerkenswert, daß nur bei einer oder zwei chemischen Substanzen die lebensverlängernde Wirkung im Labor nachgewiesen werden konnte, und diese Substanzen sind giftig. Darüber hinaus war keines der Pharmaka in der Lage, die Lebenszeit der Tiere deutlicher zu verlängern als eine natürliche Methode, nämlich die Verringerung der Kalorienzufuhr. Wenn man die Tiere auf eine kalorienarme Diät setzte, ließ sich das Lebensalter um 50 Prozent verlängern.[16] Das untermauert die Ansicht, daß Maßhalten eine wesentlich bessere Strategie ist als jedes uns bekannte Medikament. Ernährungs- und Streßkontrolle, in Kombination mit einer umsichtigen Verwendung harmonisierender Drogenpflanzen, könnte das beste Rezept für ein längeres Leben sein.

Ginseng als geriatrisches Stärkungsmittel

Es ist leicht zu erkennen, daß die harmonisierende und stimulierende Wirkung von Ginseng gerade für alte Menschen maßgeschneidert ist. Rund 60 Prozent leiden unter Depressionen. Es fällt ihnen schwer, physiologische Belastungen zu verkraften, wie auch extreme Hitze oder Kälte. Sie sind extrem anfällig für Krankheiten und alle möglichen Beschwerden, viele zeigen Symptome der Verwirrung, und die Hirntätigkeit läßt in gleichem Maß nach wie die Körperfunktionen. Immer wieder sucht man nach neuen Pharmaka, um die körperlichen und geistigen Funktionen älterer Menschen, vor allem pflegebedürftiger, zu verbessern. Die Schulmedizin konnte auf diesem Gebiet bisher keine nennenswerten Erfolge verbuchen. Die stimulierenden Mittel sind zu stark und rufen Entzugssymptome hervor, so daß es nach Absetzen des Medikaments den Betroffenen schlechter geht als vorher. Ein Stärkungsmittel darf die Gesundheit nicht beeinträchtigen, darf keine Abhängigkeit erzeugen und muß wirksam sein. Die harmoniefördernden Drogenpflanzen sind für diese Rolle wie geschaffen.

Tatsache ist, daß Ginseng im Westen von vielen älteren Menschen genommen wird. Die unscheinbare Wurzel hat mittlerweile einen angestammten Platz unter den Präparaten erobert, die im Rahmen einer unspezifischen geriatrischen Basistherapie verwendet werden – was im Klartext bedeutet: Mittel zur Stärkung der körperlichen und geistigen Leistungsfähigkeit im Alter. Es gibt Ginseng, Prokain – ein lokales Betäubungsmittel mit einem geriatrischen Zusatz, Zentrophenoxin, das wir bereits kennengelernt haben, Vitamine und das eine oder andere neue Präparat, z. B. Mutterkornderivate zur Verbesserung der Durchblutung und Sauerstoffversorgung des Gehirns bei Menschen, die unter nachlassender Gedächtnisleistung leiden. Diese Arzneimittel-Kategorie gehört zu den gewinnträchtigsten im weltweiten Markt.

Die beste und neueste Studie über die Wirkung geriatrischer Stärkungsmittel wurde von namhaften Wissenschaftlern in Ostdeutschland durchgeführt, die 540 Patienten Scheinmedikamente, Ginseng oder Ginseng plus Vitamine verabreichten. In einer umfangreichen Versuchsreihe versuchte man, allen nur erdenklichen Verbesserungen der biochemischen, physiologischen, neurologischen, klinischen, psychiatrischen und psychologischen Funktionen auf die Spur zu kommen. Mit Hilfe von 60 einzelnen Tests wurde ein ausgefeiltes Bild von der Gesundheit und Leistungsfähigkeit aller betagten Teilnehmer entwickelt. Die eindrucksvollsten Ergebnisse waren eine Verbesserung der psychologischen Verfassung, der Stimmungslage, der mentalen und psychophysischen Koordination und der Blutdruck- und Blutzuckerkontrolle. Interessanterweise stellte man dabei fest, daß Ginseng ›pur‹ wirksamer war als Ginseng plus Vitamine.

In anderen wissenschaftlichen Untersuchungen in Italien konnte nachgewiesen werden, daß nach der Ginseng-Behandlung die Energie älterer Menschen, und damit auch die Mobilität, ungeheuren Auftrieb erhielt. Sie litten seltener an Depressionen und Melancholie, und die innere Kraft, die Integration der Persönlichkeit, Eigeninitiative, Konzentration, die Gedächtnisleistung sowie die allgemeine psychologische Verfassung konnten wesentlich verbessert werden.[17] Aus der ehemaligen Sowjetunion, wo Eleutherococcus und Pantokrin/Rantarin als geriatrisches Mittel gegeben wurden, sind ähnliche Studien bekannt. Bei Arteriosklerose-Patienten in mehr oder weniger fortgeschrittenem Stadium war Rantarin imstande, Schlaf, Gedächtnisleistung, Stimmungslage und innere Antriebskraft zu verbessern und Kopfschmerzen zu lindern.

Alte Menschen werden in unserer hochindustrialisierten Gesellschaft oft aufs Abstellgleis geschoben. Wenn sie sich nicht in der glücklichen Lage befinden, Politiker, Professor oder Patriarch eines großen Familienclans zu sein, kann das Alter eine Lebensphase sein, die von Frustration und Verzweiflung geprägt ist. Ein alter Mensch gilt oft als unnütz, als lästiges Anhängsel. Viele werden in ein Altenheim abgeschoben und vereinsamen dort oder werden im Kreis ihrer geschäftigen Familie widerwillig geduldet. Manche müssen mit einer kümmerlichen Rente auskommen und fristen ein elendes Dasein in einer Welt, die gefühlskalt auf ihre Nöte reagiert. Sie kränkeln ständig, und der angegriffene Gesundheitszustand wird noch stärker beeinträchtigt, weil sie von der Gesellschaft wie Menschen zweiter Klasse behandelt werden. Doch bei rückläufigen Geburtenraten wird die Bevölkerung insgesamt älter. Bis zum Ende unseres Jahrhunderts werden doppelt so viele Menschen über 60 sein wie noch im Jahr 1970. Wir müssen umdenken: Es gilt, mehr Ressourcen für die Betreuung älterer Mitbürger bereitzustellen und ihnen die Möglichkeit zu geben, aktiv zu bleiben und sich sowohl körperlich als auch geistig in Form zu halten.

Wenn wir uns in den Ländern des Westens die Gesundheitsprinzipien zu eigen machen, die in der traditionellen chinesischen Medizin wurzeln, können auch alte Menschen ein aktives und erfülltes Leben führen. Dazu gehört, daß man Ernährung, Körperbewegung und dem Abbau von Streß mehr Aufmerksamkeit widmet. Das erfordert aber auch, daß man nach Möglichkeit auf Medikamente mit kumulativen Nebenwirkungen verzichtet und statt dessen auf die verhältnismäßig unschädlichen, natürlichen Arzneien zurückgreift, die mit Umsicht angewendet werden sollten. Mit den Erfolgen in dieser Lebensphase kann man auch jüngere Menschen beeindrucken und sie vielleicht motivieren, die Pflege ihrer Gesundheit bereits zu einem Zeitpunkt ernstzunehmen, an dem sie noch in der Lage sind, darüber zu spotten.

9
Somatensische Arzneimittel

»Obwohl alle lebenden Kreaturen ein Höchstmaß an Vollkommenheit darstellen, können sie die Erschöpfung nicht besiegen.«
Nei Ching

Heute dreht sich alles im Leben um das Bedürfnis nach Stimulierung. Von der ersten Tasse Kaffee am Morgen bis zur letzten Zigarette am Abend konsumieren wir anregende Mittel und Reize der einen oder anderen Art. Das scheint eine universale Nebenwirkung der modernen Lebensweise zu sein. Gleich ob in München oder Melbourne – viele unserer Zeitgenossen in der Großstadt wirken wie aufgezogen, so als stünden sie ständig ›unter Strom‹. Menschen, die sich in diesem Lebenskampf erfolgreich behaupten, verfügen oft über ein inneres Kraftzentrum, das für einen Zustand kontinuierlicher Reaktionsbereitschaft und einen ständig erhöhten Adrenalinspiegel sorgt. Menschliche Glanzleistungen werden ausnahmslos unter dem gemeinsamen Einfluß von Streßhormonen und Stimulantien vollbracht.

Wenn daher ein neues stimulierendes Mittel im Markt auftaucht, das allem Anschein nach mehr Vorteile und weniger Nachteile als alle anderen gesellschaftlich akzeptierten Drogen besitzt, kommt ihm mehr als nur theoretische Bedeutung zu.

Ginseng und die übrigen harmonisierenden Drogenpflanzen wirken, wie in Kapitel 5 erläutert, hochgradig stimulierend. Dieser Zustand erhöhter Wachheit muß gut austariert sein, weil er die natürliche, durch Streß, reine Willenskraft oder entsprechende Empfindungen ausgelöste Bereitschaft nachahmt, in Streß- oder Gefahrensituationen auf Reize zu reagieren. Wir haben in diesem Zusammenhang von *hormonaler Erregung* gesprochen, um den Zustand von einer rein neuronalen Stimulierung zu unterscheiden.

Sind diese Drogenwirkstoffe tatsächlich imstande, das Leistungs- und Kräftepotential *gesunder Menschen* zu verbessern? Und wenn ja, in welche Richtung verläuft dieser Zugewinn? Sind gesundheitliche Nachteile damit verbunden? Was würde ein traditioneller Arzt oder Helfer davon halten, wenn viele junge Menschen Ginseng nähmen, um dem Leben noch mehr Spaß und ›Power‹ abzugewinnen?

Die Kunst der Stimulation

Stimulation ist eine Kunst – die beinahe epikureische Fähigkeit, zum geistigen Höhenflug anzusetzen –, daß wir die gewünschte Wirkung mit einem Höchstmaß an Effizienz und einem Mindestmaß an Nachteilen erreichen.

Wichtig ist hier vor allem das richtige Augenmaß. Fehlt es an Anreizen oder Motivation, machen sich bald Lethargie, Apathie oder chronische Müdigkeit breit, und die Leistungen lassen zu wünschen übrig. Tut man des Guten zuviel, sind Aufregung, Nervosität, Unrast und Panikgefühle die Folge. Es gibt ein Stimulationsoptimum, das bei jedem Menschen anders beschaffen ist. Einige Leute sind vor allem dann zu persönlichen Bestleistungen imstande, wenn sie unter Druck von außen stehen, andere brauchen dazu innere Ruhe.

Zweitens fällt die Art der Stimulation ins Gewicht. Wir müssen uns fragen, welche Möglichkeiten der praktischen Energieumsetzung daraus resultieren und welche Gehirnfunktionen dabei aktiviert werden. Trotz der Tatsache, daß sich die neuronale Erregung wellenförmig im gesamten Gehirn ausbreitet, verursacht jedes Aufputschmittel und jede Stimulationsquelle ganz eigene Folgen. Um Leistungssteigerungen zu erzielen, muß unser gesamtes Potential aktiviert werden. Konzentrations- und Ausdrucksfähigkeit, Motivation, Wahrnehmung, logisches Denken, Entscheidungs- und Handlungsbereitschaft usw. sollten gleichermaßen eine Steigerung erfahren, denn sonst laufen wir Gefahr, zu einer Karikatur unserer selbst zu werden.

Wer diese Kunst der Stimulation meisterhaft beherrscht, müßte imstande sein, jene Bereiche von Körper und Geist zu aktivieren, die bestimmte Aufgaben erfüllen sollen, und den Rest zu entspannen. Doch dieses Maß an Kontrolle ist schwer zu erlangen, gleich ob mit oder ohne Arzneimittel oder Drogen.

Und drittens muß die Stimulation sozusagen auf Knopfdruck ein- und ausschaltbar sein, so daß sie nahtlos in vollkommene Entspannung übergeht. Kinder besitzen die Fähigkeit, unvermittelt zwischen Erregungs- und Entspannungszustand hin- und herzupendeln, aus tiefstem Schlaf zu voller Reaktionsbereitschaft überzuwechseln. Diese Gabe verlieren sie in aller Regel mit zunehmendem Alter. Oft wird diese Fähigkeit durch einen ›Dämmerzustand‹ ersetzt, in dem wir weder unsere Leistungskapazität voll ausschöpfen noch imstande sind, richtig auszuruhen.

Und viertens muß die Stimulation auf die persönlichen Energiereserven abgestimmt sein, die als ›Zündstoff‹ dienen. Diese wertvollen Ressourcen sollte man nicht unnötig verschwenden. Es gibt eine Form der Stimulierung, die leicht aus dem Ruder läuft und zu Erschöpfung führt, ohne daß unsere Bemühungen sichtbare Ergebnisse zeitigen. Das Gegenteil wäre eine Form der Stimulation, die gerade eben für ihren bestimmten Zweck ausreicht und danach verpufft.

Das Konzept der maßvollen Stimulation zielt darauf ab, Streß auf ein Minimum zu verringern und Körper- und geistige Funktionen in Einklang zu bringen, vergleichbar mit den aufeinander abgestimmten Bewegungen von Pferden im Zweiergespann. Wenn wir an Menschen denken, deren *maßloses* Bedürfnis nach Stimulation geradewegs ins Verderben geführt hat, wird uns klar, daß ein gesundes Augenmaß auf diesem Gebiet der Schlüssel zu guter Gesundheit ist.

Die traditionelle chinesische Medizin kann uns neue Konzepte hinsichtlich Stimulation, Erregungszustand und anderer Aspekte der Gesundheit bieten. Sie wartet mit eigenen Botschaften auf und zielt vor allem darauf ab, die physiologischen Ruhe- und Bewegungszustände auszutarieren, wobei sie die Persönlichkeit und die jeweiligen Lebensumstände berücksichtigt. Das Yin/Yang-Konzept dient dazu, die Beziehung zwischen Erregung und Energie zu veranschaulichen. Erregung repräsentiert das Yang-Prinzip, also Aktivität und das Verbrennen von Energie. Das Yin-Prinzip beinhaltet das Erzeugen und Speichern dieser Energie, was still und ohne Aufhebens erfolgt. Wer zuviel Yang-Energie besitzt, ähnelt einer Dampflokomotive, die zuviel Schub hat und dauernd entgleist. Sie verbraucht ungeheure Mengen Energie, ohne je ihr Ziel zu erreichen. Überwiegt das Yin-Prinzip, wird die Lokomotive durch unzureichende Energie gebremst. Sie hat nicht genug Dampf, um richtig in Fahrt zu kommen. Wenn Yin und Yang ausbalanciert sind, halten sich Ruhe- und Bewegungszustand im Gleichgewicht. Nach Ansicht chinesischer Ärzte und Heiler schlägt das Pendel bei den Menschen im Westen kräftig zur Yang-Seite aus, und der Genuß stimulierender Mittel verstärkt seine Yang-Natur, zum eigenen Schaden.

Die nächste Stimulanzien-Generation?

Ein Stimulans wird in erster Linie als antriebssteigerndes Mittel definiert. Es erhöht die Handlungsbereitschaft und Wachsamkeit, indem es die Intensität äußerer Reize, die erforderlich sind, um den Organismus zu aktivieren, selektiv verringert. Aus der ›elektronischen‹ Warte schaltet es die ›Antennen‹ im Gehirn auf höchste Alarmstufe, so daß selbst das leiseste Eingangssignal eine heftige Reaktion hervorruft. Die sogenannten klassischen Aufputschmittel, z. B. Amphetamine oder Methamphetamine wirken direkt auf die Nervenenden im Großhirn ein und erleichtern die Impulsübertragung im neuronalen Netzwerk. Sie sind die stärksten Stimulantien.

Sie erhöhen die Ausdauer, den allgemeinen Zustand der Wachheit und die Wahrnehmungsfähigkeit[1] und beschleunigen die Bewegungen. Aber diese Form der chemischen Stimulation hat ihre Tücken: Sie kann zum drastischen Leistungsabfall bei der Bewältigung komplexer Aufgaben führen, und die mentale Beweglichkeit ist der mentalen Ausdauer nicht immer angepaßt. Der Wechsel von einer Verhaltensweise zur anderen, die Problemlösungs- und die Entscheidungsfähigkeit sind oftmals eingeschränkt. Sie beeinträchtigt nicht selten das Zeitgefühl und, bei höherer Dosierung, die räumliche Wahrnehmung. Der Zustand, in dem sich ein Mensch nach einer solchen Stimulierung befindet, ist eher mit hektischer Betriebsamkeit als mit persönlicher Höchstform zu vergleichen. Hier werden in der Regel die einfachen, dominierenden Verhaltensmuster aus dem vorhandenen Repertoire und nicht diejenigen Gedanken oder Verhaltensweisen ausgewählt, die in einer bestimmten Situation angemessen wären. Bei höherer Dosierung gewinnt sinnloses, monotones und unqualifiziertes Verhalten die Oberhand.

Es entstehen nicht nur Nachteile auf mentaler, sondern auch Ungleichgewichte auf physiologischer Ebene. Amphetamine lösen bei Höchstleistungssportlern nachweislich einen Rückgang der physischen Leistung aus.[2] Der gleiche Effekt wurde in Tierversuchen beobachtet.[3] Je höher die Dosis und je länger die Aufputschmittel genommen werden, desto schlimmer macht sich der Leistungsabfall bemerkbar.

Koffein zählt ebenfalls zu den gängigen Aufputschmitteln, die das Zentralnervensystem beeinflussen. Seine Wirkung ist nicht ganz so gesundheitsschädlich und schwächer als die der ›klassischen‹ chemischen Stimulantien. Koffein ist die weltweit am stärksten verbreitete belebende Substanz und in Kaffee, Tee, Cola sowie in rezeptfreien Tabletten, in Stärkungsmitteln und in Weckaminen enthalten. Mit diesen Getränken bzw. Medikamenten läßt sich die von anderen Arzneien verursachte Müdigkeit vertreiben. Koffein hat in seiner Wirkungsweise jedoch grundlegende Ähnlichkeit mit Amphetaminen. Die Gehirntätigkeit wird verstärkt, und bei einem drastischen Leistungsabfall tritt eine belebende Wirkung ein. Doch es besteht die Gefahr einer Überdosis, die bei vielen Menschen innere Unruhe, hektische Betriebsamkeit und Schlafstörungen verursacht. Diese Form der Stimulation ist qualitativ besser als die von Amphetaminen erzeugte: Sie mindert zweifellos das Gefühl der geistigen und körperlichen Erschöpfung, erhöht die Aktivität und steigert die Lernfähigkeit in Prüfungssituationen. Aber es steht zu bezweifeln, ob sich die Gesamtleistung wirklich mit der eines Menschen messen läßt, der auch ohne Aufputschmittel agil und voll motiviert ist.[4]

Ginseng, Eleutherococcus, Pantokrin und andere harmoniefördernde Arnzneipflanzen sind völlig anders geartete Anregungsmittel. Sie erhöhen die Ausdauer, und je länger sie genommen werden, desto besser ist die Wirkung. Mit Koffein ließ sich die Ausdauer von Mäusen im bereits geschilderten Schwimmtest verbessern. Doch über einen längeren Zeitraum verabreicht, *beeinträchtigte* dieser Wirkstoff die Leistungsfähigkeit der Versuchstiere bei der Bewältigung bestimmter Aufgaben in ganz erheblichem Maß.[5] Amphetamine wirken sich bei fortgesetzter Einnahme ebenso negativ auf die menschliche Kompetenz aus. Ginseng hat keinen besonderen Einfluß auf spontane Aktivitäten, erhöht aber den ›Forscherdrang‹ und zielgerichtetes Handeln. Bei Amphetaminen läßt sich die genau entgegengesetzte Wirkung beobachten: Sie führen zu zielloser, hektischer Betriebsamkeit und mindern das Interesse an der Umgebung.

Noch deutlicher tritt der Unterschied in Lernexperimenten zutage. Amphetamine bewirken fraglos eine Beschleunigung der Reaktionen und Lernprozesse, wie in Verhaltensstudien festgestellt wurde, aber sie beeinträchtigen die Fähigkeit, sich auf eine veränderte Situation einzustellen. Diese Aktion steht in krassem Gegensatz zum Ginseng-Effekt, der nicht nur den Erwerb neuer Verhaltensweisen, sondern auch das Ablegen alter Gewohnheiten und Umlernen erleichtert. Japanische Wissenschaftler haben in Experimenten herausgefunden, daß die Ginseng-Wirkungskomponenten die Fähigkeit förderten, den richtigen Weg aus einem einfachen Labyrinth zu finden, während Amphetamine Bewegungsgeschwindigkeit und Orientierungssinn beeinträchtigten: Die Tiere wirkten unentschlossen, welchen Weg sie wählen sollten.[6] Bei einem ähnlichen Experiment in China wurden mit Schisandra bessere Ergebnisse als mit Koffein erzielt.[7]

Im Gegensatz zu den klassischen chemischen Stimulanzien lösen harmonisierende Arnzneipflanzen keine Nervosität, innere Unruhe und Anspannung aus. Diese Aktionen sind typisch für Substanzen, die eine Verstärkung der Eingangssignale im Gehirn herbeiführen und den Rest des Körpers in lähmende Entscheidungsunfähigkeit und kompensierende Hyperaktivität stürzen. Sie drehen die ›Lautstärke‹ auf, ohne die Höhen und Bässe zu ändern. Ginseng genießt vor allem wegen der Qualität und Unschädlichkeit der Stimulation einen so ausgezeichneten Ruf, und nicht zuletzt wegen der Wirkungsintensität. Die harmoniefördernden Arzneien wirken Hand in Hand, auf der physischen und mentalen Ebene. Im Gegensatz zu den chemischen Aufputschmitteln wird der Körper hier in einen Erregungszustand versetzt, der dem Zustand geistiger Wachheit entspricht. Die hormonale Auswirkung dieser Drogenpflanzen hat zur Folge, daß Energie durch einen maßvollen Zugriff auf die Kraftreserven freigesetzt wird. Sie bewahren oder erhöhen die Vitalität, und es entstehen ohne Energiedefizit keine Entzugssymptome.

Im Gegensatz dazu hat die Einnahme chemischer Stimulanzien erhebliche Nachteile. Auf die Phase der Erregung folgt bald eine rasche und vollständige Erschöpfung der Energiereserven. Erschöpfung ist ein Warnzeichen, das ein metabolisches ›Minus‹ auf Ihrem Konto und die Ansammlung von schädlichen Abfallstoffen signalisiert. Aufputschmittel setzen sich rücksichtslos über dieses Warnzeichen hinweg. Sobald man dem Körper nicht mehr die gewohnte Dosis zuführt, spürt man das Defizit: Entzugssymptome stellen sich ein.

Chemische Stimulanzien verursachen Streß.[8] Sie führen zu einer unnötigen Produktion von Streßhormonen, der Adrenalinspiegel steigt. Diese Form der Erregung oder Aktivierung ist der Gesundheit alles andere als zuträglich. Sie höhlt die Resistenz des Körpers gegen Krankheiten aus, statt sie zu verbessern, was inzwischen als erwiesen gilt, auch wenn der Zusammenhang zwischen Aufputschmitteln und Streß noch nicht ausreichend erforscht wurde. Es ist jedoch bekannt, daß Aufputschmittel den Kreislauf belasten, Nieren und Leber übermäßig beanspruchen, Einschlafstörungen verursachen und bei langfristigem Gebrauch zu Erschöpfungszuständen führen.

Studien haben gezeigt, daß nach der Einnahme von Ginseng die Kohlenhydratreserven bei Tieren und Menschen infolge erhöhter Aktivität oder sportlicher Betätigung ökonomischer abgebaut werden. Die Entsorgung von Abfallprodukten wie Milch- und Brenztraubensäure, die bei starker Muskelarbeit entstehen, wird ebenso beschleunigt wie die Produktion von Phosphatverbindungen – Energieträger, die der Körper für anstrengende Arbeiten braucht.[9]

Das läßt darauf schließen, daß die homöostatischen Arzneipflanzen den Sauerstoffverbrauch erhöhen, während andere Stimulantien den Sauerstoffverbrauch durch den Abbau der Energiereserven verringern.[10] Atem- und Stoffwechselfrequenz wurden bei Versuchstieren nach der Gabe von Ginseng oder Schisandra nachweislich verbessert.[11] Darüber hinaus stellte man fest, daß Ginseng die Sauerstoffzufuhr zu den Gehirnzellen erhöht, während Amphetamine sie hemmen. Ginseng kann den Sauerstoffmangel im Gehirn sogar ausgleichen, der von den Amphetaminen verursacht wird.[12]

Die armen Stärkungsmittel

Gleich nach dem Ersten Weltkrieg entdeckte Professor Embden, Physiologe in Frankfurt, daß mit einer Dosis von ungefähr sieben Gramm Adenosintriphosphat (ATP) die Muskelarbeit um 20 Prozent erhöht und verlängert werden konnte. Bergleute nahmen das Mittel neun Monate lang ein. Ihre Leistung stieg deutlich an, jedoch ohne offenkundige Gesundheitsschäden. Phosphatverbindungen gehören zu einer Gruppe von Substanzen, die auf natürlichem Wege im Körper gebildet werden. Phosphate und Zuckerphosphate sind Zwischenprodukte bei der metabolischen Umwandlung von Zucker in Energie. Vermutlich geben diese Wirkstoffe bei Speicherung in größerer Menge den Anstoß zu beschleunigten Reaktionen. Sie lösen einen vorübergehenden Energieschub aus, ähnlich wie er entsteht, wenn dem Körper Glukose (Traubenzucker) zugeführt wird.

Phosphatverbindungen können, wie aus Versuchen im Labor hervorgeht, Ausdauer und Muskelarbeit steigern. Es ist jedoch nicht schlüssig nachgewiesen, daß sich dadurch die Leistungen im Sport und ähnlich kräftezehrende Aktivitäten über die normalen menschlichen Grenzen hinaus verbessern lassen. Diese Phosphatverbindungen sind in vielen handelsüblichen Stärkungsmitteln enthalten und werden mit mäßigem Erfolg zur Unterstützung des Genesungsprozesses und bei Erschöpfungszuständen angewendet. Ihre Wirkung ist eher schwach. Während die harmonisierenden Arzneipflanzen die Produktion der Energie-Phosphate im Stoffwechsel selbst ankurbeln, werden die Energie-Phosphate bei den Stärkungsmitteln von außen zugeführt. Damit bleibt der Körper unzureichend für den Energieaufbau gerüstet und ist erschöpft wie zuvor, sobald das Tonikum verbraucht wurde.

Zu dieser Kategorie gehören auch bestimmte Vitamine. Normalerweise bringt man Vitamine nicht auf Anhieb mit Stimulation in Verbindung, aber sie haben bestimmte metabolische Effekte, die mit der tonisierenden Wirkung von Traubenzucker vergleichbar sind. Eine erhöhte Vitaminzufuhr kann den Energieaufbau durch einen beschleunigten Energiestoffwechsel fördern.

Somatensische Arzneimittel

Die Klassifizierung der Stimulanzien ist das reinste Chaos. Es gibt die sogenannten klassischen Mittel, überwiegend auf chemischer Basis, denen manchmal aber auch natürliche Stoffe wie Koffein und Methylxanthine zugeordnet werden. Auch andere Substanzen können anregend wirken, z. B. Nikotin, Strychnin oder Alkohol. Sie sind ausnahmslos toxisch und haben bei niedriger Dosis unterschiedliche

Effekte. Dazu kommen noch die Rauschmittel, vor allem Kokain, und weniger aggressive wie Pemoline und DMAE, die in keine dieser Kategorien passen. Und nun erscheinen auch noch die harmonisierenden Drogenpflanzen auf der Bildfläche und bringen das Kartenhaus endgültig zum Einsturz. Sie steigern die menschliche Leistungsfähigkeit auf eine völlig andere Weise, so daß sie eigentlich in eine ganz eigene Kategorie eingeordnet werden sollten. Für diese Gruppe qualifizieren sich nur diejenigen Arzneien, die das körpereigene Abwehrsystem unangetastet lassen, während sie gleichzeitig die Wachsamkeit und Reaktionsbereitschaft erhöhen.

Ich bezeichne sie als *somatensische Mittel,* d. h. Arzneien, die nicht zielspezifisch wirken, sondern den gesamten menschlichen Organismus in ihre Wirkung einbeziehen. Das Wort ist eine Mischform aus soma (griechisch für ›Körper‹) und tendere (lateinisch für ›ausdehnen‹).

In Tabelle 5 finden Sie die wichtigsten Eigenschaften der verschiedenen Arzneimittelkategorien aufgelistet.

Die somatensischen Mittel unterscheiden sich von den Stimulanzien, Tonika, Analeptika (Anregungs- oder Weckmittel wie Kampfer und Metrazol), Schmerzmitteln (z. B. Kokain und Novocain) und den Neurotoxinen (Nikotin), aber auch von den herkömmlichen Rauschmitteln oder Narkotika. Sie schließen einige harmonisierende Arzneipflanzen ein. Die Bandbreite der Mittel ist so weit gefächert, daß wir den gewünschten Bewußtseinszustand beinahe genau herbeiführen können. Ginseng ist anregender als Eleutherococcus und Schisandra, die wiederum Pantokrin überlegen sind. Einige Araliengewächse wirken noch stimulierender als Ginseng. Es gibt außerdem homöostatische Arzneipflanzen, die dämpfen und eine Verbesserung der Leistungsfähigkeit zur Folge haben, wenn sie durch Übernervosität beeinträchtigt ist. Baldrian und Beifuß gehören zum Beispiel dazu, aber ihre Wirkungen sind kaum erforscht, so daß man nicht mit Sicherheit behaupten kann, ob sie zur harmoniefördernden Kategorie gehören. Rehmannia chinensis, Chinawurzel, Süßholz, Beuplorum, Ingwer und viele andere harmonisierende Drogenpflanzen wirken nicht im mindesten stimulierend.

Eine Pflanze, die man noch der somatensischen Gruppe zurechnen könnte, ist Koka, ein Strauch, aus dessen Blättern Kokain gewonnen wird. Er enthält noch eine ganze Reihe anderer chemischer Substan-

Tabelle 5: Arzneimittel mit stimulierender Wirkung

	Nebenwirkungen	Energieausmaß	Streß	Schlafstörungen	innere Kraft	Qualität der Stimulation
Amphetamine, klassische Stimulanzien	****	****	****	****	****	o
Koffein und Xanthine	***	**	***	**	**	**
Nikotin, Strychnin und Neurotoxine	****	***	?	***	***	o
Coca	*	*	o	*	**	***
Phosphathaltige Stärkungsmittel, Glukose, Megavitamine	o	o	*	o	o	o
DMAE, Zentrophenoxine, Pemoline	o	*	?	*	*	**
Somatensische Arzneipflanzen	o	o	o	*	***	****

o = minimal; **** = maximal.

zen. Der Kokastrauch ist im Westen in Ungnade gefallen, weil Kokain hier unter das Betäubungsmittelgesetz fällt. Doch wie im Fall Ginseng deutlich wird, begeht man einen Kardinalfehler, wenn man annimmt, eine Pflanze sei aus pharmakologischer Sicht mit einer bestimmten, einzelnen Wirkstoffkomponente identisch. Kokain ruft eine kurzzeitige, hochgradig aufputschende Wirkung hervor, die stärker ist als bei Amphetaminen. Der Zustand, in dem man sich danach befindet, ähnelt streßgeladener Hochspannung. Man wird sehr schnell abhängig, und die Droge zehrt an den Energiereserven und Körperkräften. Koka ist dagegen sanfter, die Wirkung ausgewogener und bei weitem unschädlicher. Die Beziehung zwischen Koka und Kokain ist genauso wie die zwischen Tabak und reinem Nikotin.

Koka wird von den Andenbewohnern benutzt, um die Arbeitsleistung und Ausdauer zu steigern. Die Indios sehen darin eine Möglichkeit, die Strapazen zu bewältigen, die ihnen durch schwere körperliche Arbeit, sauerstoffarme Luft und Mangelernährung auferlegt sind. Im Gegensatz zur landläufigen Meinung entstehen bei maßvollem Kokakauen keine gesundheitsschädlichen Nebenwirkungen, abgesehen von lokal begrenzten Entzündungen der Mundschleimhaut. Die Stimulation, die damit erzielt wird, ist qualitativ besser als bei anderen Rauschmitteln.[13] Kola-Getränke enthalten Kokablätter-Extrakt, allerdings ohne ihre aktiven Wirkstoffe, und die Kolanuß, ein Keimling des Kolanußbaums, enthält Koffein.

Nun, da wir die wichtigsten somatensischen Arzneipflanzen kennen, werden wir uns mit ihren Anwendungen befassen.

Gesundheit und der Energie-Vampir

Die somatensische Wirkung der harmoniefördernden Arzneipflanzen stellt *keine* gesonderte Kategorie dar, sondern erfolgt im Rahmen der Normalisierung und Stimulierung physiologischer Vorgänge, von denen bisher immer wieder die Rede war. Der einzige Unterschied ist die jeweilige physische und psychische Befindlichkeit des Menschen. Wenn sie zu wünschen übrig läßt, verbessern die harmoniefördernden Arzneimittel Vitalität und Gesundheit. Und jemand, der sich körperlich und geistig in Topform befindet, wird anspruchsvolle Aufgaben noch besser meistern. Die Belastungen am unteren Ende der Gesundheitsskala sind vermutlich größer als am oberen Ende.

Hat es Nachteile, solche Arzneien als Anregungsmittel zu nehmen? Ja, denn dadurch vergeudet man die Chance, sie zur Wiederherstellung der Gesundheit zu verwenden. Der von ihnen ausgelöste Energieschub wird nicht in den langfristigen Aufbau der körpereigenen Kräfte investiert, sondern für die Anforderungen des Augenblicks verbraucht. Mit anderen Worten: Die Streßerfahrung würde eine Sensibilisierung des Streßhormonsystems verhindern.

Mehr Energie oder weniger Hormone – damit stehen wir vor der Wahl, Energie entweder zu verschwenden oder den Hormonspiegel niedrig zu halten. Da die kraftfördernde Wirkung dieser Arzneimittel aufgehoben wird, wenn man sie zum Zweck der Stimulierung einsetzt, lassen sich Müdigkeit und Abgespanntheit, eine natürliche

Folge von Superleistungen, nicht vermeiden. Das hat nicht unbedingt ein ›unsanftes Erwachen‹ wie bei den klassischen Stimulantien zur Folge, aber die Erschöpfung läßt mit Sicherheit nicht lange auf sich warten.

Die Chinesen haben begriffen, daß Ginseng als Stimulans benutzt werden kann, aber nicht deshalb war die Wurzel bei ihnen so heißbegehrt. Obwohl die chinesischen Kaiser und Soldaten auch nach den Strapazen, die Liebesleben oder Kampf mit sich brachten, die ›Wunderdroge‹ nahmen, waren solche Anwendungen eher die Ausnahme als die Regel. Ihre stimulierende Wirkung galt als nützlich, aber verhältnismäßig unwichtig, verglichen mit der strikt regulierten Anwendung für gesundheitliche Zwecke. Ein Stimulans mag für einige Menschen von Vorteil sein, aber eine Arznei, die der Streßabwehr dient, ist für das Wohlergehen aller von grundlegender Bedeutung.

Der traditionelle Arzt oder Heiler würde die harmoniefördernden, pflanzlichen Arzneimittel nicht als Stimulans, sondern im Rahmen der Gesundheitspflege verordnen – zu Zeiten, wenn der Patient nicht unter akutem Streß, körperlichen Belastungen und Schlafstörungen leidet. Die Realität, vor allem im Westen, sieht anders aus: Wir alle sehen uns dann und wann extremen Belastungen gegenüber und fühlen uns danach erschöpft und ausgebrannt. Wir müssen vielfältige Herausforderungen meistern, z. B. wichtige Termine einhalten, Prüfungen ablegen oder trotz unserer Ängste ein Flugzeug besteigen. Viele Menschen üben eine anstrengende Tätigkeit aus, beispielsweise als Stahlarbeiter oder Fernfahrer. Unsere moderne Lebensweise ähnelt einem Vampir, der unsere Energie wie Blut aussaugt und eine entkräftete Hülle zurückläßt.

Der Gelbe Kaiser warnt: »Wenn die Yang-Kräfte unter der Last der Überarbeitung und Erschöpfung aufgezehrt sind, dann schwindet die Lebensenergie, die Körperöffnungen sind blockiert und die Säfte verbleiben im Körper.« Diese Erkenntnis hat auch heute noch Gültigkeit: Überarbeitung führt nachweislich zum Austrocknen des Körpers. Erschöpfung hemmt die Sexualsekrete, verursacht Verstopfung, reduziert das in unbelasteten Zeiten übliche Maß körperlicher Aktivitäten, die vom Zentralnervensystem – dem Steuerzentrum – kontrolliert werden, und es tritt ein Stillstand ein. Ein maßvolles Yang-Feuer, entfacht von einem harmoniefördernden Arzneimittel, wäre sicher willkommen. Das ist gleichwohl kein Weg, um die Gesundheit schrittweise zu verbessern, sondern eine Präventivmaßnahme, mit der sich gesundheitliche Schäden infolge von Überarbeitung und Überlastung vermeiden lassen. Es wäre besser, wenn man Überarbeitung und Überlastung von vornherein einen Riegel vorschieben und die Homöostatika für bessere Zwecke einsetzen würde.

Depressionen: Ein Silberstreif am Horizont?

Eine neue Einstellung gegenüber Präventivmaßnahmen und Arzneien, die unserem Nervensystem zugute kommen, könnte sich auch bei der Behandlung von Depressionen auszahlen. Eine Depression ähnelt einem schwarzen Sumpf, in den ein dichtes Netz der Enttäuschungen, Frustrationen und das Gefühl führt, auf ganzer Linie versagt zu haben. Der Wille, der unerläßlich ist, um Energie aus dem inneren Kraftzentrum zu schöpfen, erlahmt zusehends. Den inneren Energiefluß auf das Denken und Handeln zu richten, wird mehr und mehr zur Qual. In biologischen und taoistischen Prinzipien gibt es keine Beständigkeit. Alles befindet sich im Fluß. Wenn die Energie nicht ausgelebt oder genutzt wird, versiegt die Quelle, die den Fluß speist. Der Mangel an Willenskraft führt zu einem langsamen Energieverlust. Die Antriebslosigkeit hat eine so verheerende Wirkung auf die primären Energiereserven, daß Motorik, Audrucksfähigkeit, Muskulatur, Atemfrequenz, Appetit, Sauerstoffaufnahme und Stoffwechselprozesse darunter leiden, was oftmals zu Krankheit führt.

Könnten die somatensischen Heilmittel bei der Behandlung von Depressionen eine Rolle spielen? Ja, denn die Depression ist ein Zustand, der sich manchmal leichter physisch und energetisch bekämpfen läßt. Ohne Wiederauffüllen der Energiereserven kann man einen depressiven Menschen kaum dazu bringen, wieder Interesse am Leben zu zeigen. Nicht selten hat sein Problem mit quälender Langeweile begonnen, doch unter dem Strich läuft alles auf das Thema Energie hinaus. Man sollte das Verfahren also umkehren. Diese bioenergetische Sicht bei der Behandlung von Depressionen entspricht deshalb auch der fernöstlichen Denkweise. Die Therapie beginnt damit, daß man die Vitalität stärkt und die Energieproduktion steigert. Genau hier haben Ginseng und die harmoniefördernden Arzneien einen großen Stellenwert.

Unsere derzeitige medikamentöse Behandlung stützt sich in erster Linie auf trizyklische depressionshemmende Pharmaka, die man bei unruhigen oder gewalttätigen Patienten oft mit Tranquilizern kombiniert. Elektroschock und verschiedene andere psychiatrische Methoden ergänzen die Therapie. Leider haben die Medikamente erhebliche Nebenwirkungen, und sie stärken auch nicht das innere Kraftpotential, das uns hilft, die Herausforderungen unserer Welt zu meistern. Deshalb ist es außerordentlich schwierig, erschöpften und depressiven Menschen zu helfen, vor allem, wenn sie älter sind.

Für diese Patienten sind die harmoniefördernden Arzneien allein oder als Ergänzung zu anderen Behandlungsformen von Nutzen. Bei Menschen mit geringfügigen und vorübergehenden Depressionen, die nicht so nachhaltig in ihrer Lebensführung beeinträchtigt sind, daß sie eine Intervention mit hochwirksamen, toxischen Medikamenten oder eine Elektroschocktherapie brauchen, können sie einen Energieschub und eine positive Grundeinstellung fördern. Bei schweren, endogenen Depressionen hätte die Anwendung harmoniefördernder Arzneimittel dagegen keinen Sinn.

In Europa werden heute vornehmlich Ginseng und Zentrophenoxin zur Behandlung depressiver, vor allem älterer Patienten mit gutem Erfolg verordnet. Die Ärzte in den USA und Großbritannien hinken dieser Entwicklung leider hinterher, und dort erfahren viele alte Menschen durch Freunde und Bekannte von der Ginseng-Wirkung und zahlen das Mittel aus eigener Tasche.

In den GUS-Staaten werden Ginseng, Eleutherococcus und Pantokrin weitgehend gegen Depressionen verordnet. Sie sind wirksam bei Menschen, die sich in einem Stimmungstief befinden, nicht aber bei Patienten, die unter Psychosen leiden. Interessant ist auch, daß bei depressiven Erkrankungen häufig eine Überproduktion der Streßsteroide festgestellt wurde, jedoch ohne daß die Betroffenen Streß bewußt erleben. Mit Beruhigungsmitteln läßt sich dieser Zustand nicht beheben. Im Gegenteil, sie tragen vielmehr zu noch größerer Erschöpfung und Abgeschlagenheit des depressiven Menschen bei.[14] Der Zustand wird von einer Blockade der Produktion von ACTH-Proteinen im Gehirn begleitet, was den Willensverlust, die Schlaflosigkeit und generelle Erregung verursachen könnte. Da die homöostatischen Arzneipflanzen den ACTH-Spiegel im Gehirn erhöhen, erscheint es logisch, sie bei der Behandlung von Depressionen einzusetzen.

Da inzwischen bekannt ist, in welchem Ausmaß der mentale Zustand des Menschen durch Psychohormone beeinflußt wird, gehen einige Experten einen Schritt weiter und ziehen ihre Verwendung in der Psychotherapie in Betracht. Psychiater und Ärzte im allgemeinen wissen jedoch, daß man ACTH und Steroide wegen der Gesundheitsrisiken nicht als vitalisierende und antriebsfördernde Medikamente einsetzen kann, und so suchen sie verzweifelt nach Substanzen, die wirksam und unschädlich sind.

Hiermit möchte ich Ärzten in allen Ländern der Welt mitteilen, daß es eine Substanz gibt, die diese Anforderungen erfüllt. Es handelt sich dabei jedoch nicht um ein Steroid, obwohl sie diesen natürlichen Verbindungen sehr nahe kommt, sie kann langfristig eingenommen werden, ohne Schaden anzurichten, und sie ist seit 5000 Jahren in Gebrauch!

Arbeit und somatensische Mittel

In den vergangenen Jahren waren zahlreiche Abhandlungen über die Fülle der Aktivitäten von sowjetischen Forschern erschienen, die sich bemühten, die menschliche Arbeitsleistung durch medizinische Manipulationen zu steigern. Namhafte sowjetische Wissenschaftler hatten ihr Wissen und Können auf das praktische Ziel gerichtet, die Leistungsfähigkeit des menschlichen Körpers, der als Maschine betrachtet wurde, immer weiter zu erhöhen.

Was steckte dahinter? Die politische Philosophie der ehemaligen Sowjetunion umfaßte ein Konzept, das von Marx und Engels hergeleitet wurde und besagte: Alle Kreaturen überleben nur durch große Kraftanstrengung. Das Leben selbst entwickelt sich schrittweise durch unaufhörliche Aktivität, und menschlicher Fortschritt läßt sich vor allem anhand der Leistungen messen, die im Bereich der Arbeit erzielt wurden. Diese eng begrenzte Interpretation der biologischen Tauglichkeit hatte das hektische Bestreben ausgelöst, die menschliche Leistungskraft zu steigern. Die Folge war, daß es für die UdSSR ein Politikum wurde, die besten Athleten, Tänzer oder Schachspieler hervorzubringen.

Brekman rannte bei den Bürokraten also offene Türen ein, als er seine unkonventionelle Botschaft übermittelte: In Asien habe man

Arzneipflanzen mit streßmindernden Eigenschaften entdeckt, die angeblich eine Steigerung der menschlichen Arbeitsleistung bewirkten. Was war folglich naheliegender als Experimente mit ähnlichen heimischen Drogen durchzuführen und wer hätte sich besser für Versuche geeignet als Piloten, Taucher und Grubenarbeiter? Die Drogen wurden vor allem in Berufsgruppen getestet, die unter beklagenswerten Bedingungen arbeiten mußten. Man verabreichte beispielsweise Bergleuten Eleutherococcus-Extrakt. Die harte körperliche Arbeit unter Tage in großer Hitze (40 Grad Celsius und höher) wurde noch durch das Einatmen von Gasgemischen erschwert, die statt der normalen 20 Prozent 50 bis 90 Prozent Sauerstoff enthielten. Man stellte fest, daß Eleutherococcus nicht nur die Arbeitsleistung verbesserte, sondern auch Störungen des inneren physiologischen Gleichgewichts behob, indem zum Beispiel der Wasser-, Mineralstoff- und Vitaminhaushalt stabilisiert wurden. In einer anderen Studie erhielten 31 von 51 Männern eine Stunde vor dem Abtauchen auf 90 bis 160 Meter Tiefe vier Milliliter Eleutherococcus-Extrakt. Die Gruppe verbesserte ebenfalls ihre Arbeitsleistung, sie ließ bei der Ausführung der Unterwasser-Aufgaben größere Präzision und Koordinationsfähigkeit erkennen und war nach dem Auftauchen aus der Dekompressionskammer weniger erschöpft.[15]

Russische Seeleute und Fischer sehen sich oft schwierigen und gefährlichen Situationen gegenüber, vor allem im Norden. Deshalb haben die russischen Forscher den Anpassungsleistungen an gefährliche und lange Fahrten auf dem Meer große Aufmerksamkeit gewidmet.[15] Sie empfahlen eine bestimmte Ernährungsweise, die Entwicklung eines chemisch ausgeklügelten Trinkwassers und prophylaktische Medikamente. Neben Vitaminen und Stärkungsmitteln wurden harmonisierende Arzneien verordnet, um die körpereigenen Abwehrmechanismen gegen Krankheiten zu stärken und die menschliche Arbeitsleistung zu steigern.

Viele werktätige Russen nehmen Eleutherococcus, um die Anforderungen des Alltags besser zu bewältigen. Ist das eine Maßnahme leistungsbesessener russischer Komitees, die im Stil von Huxleys *Schöne neue Welt* den Fließbandarbeitern in den Autofabriken Eleutherococcus und Schisandra verordnen, um sie noch mehr anzutreiben und ihre wahren Absichten mit dem Mäntelchen der Gesundheitspflege zu verdecken?

Keineswegs. Die Fließbänder laufen deshalb nicht schneller. Dahinter steht meistens der echte Wunsch, Streß abzubauen und das Gesundheitsbewußtsein zu fördern. In einem an mich gerichtete Brief hieß es: »Im Herbst 1973 habe ich in der Fertigung der Firma British Leyland in Cowley gearbeitet. Als ich in die Nachtschicht überwechselte, versuchte ich mit Ginseng, die Müdigkeit zu vertreiben, die sich in den frühen Morgenstunden breitmachte... Die Geschwindigkeit des Fließbands war nicht übermäßig hoch, aber mit der erbarmungslosen Monotonie mußte jeder alleine zurechtkommen. Ich nahm gewöhnlich um 3 Uhr morgens eine Dosis Ginsengpulver, und die Wirkung erfolgte umgehend. Es war nicht nur, daß ich die Müdigkeit oder die Monotonie der Arbeit nicht mehr empfand: Ich fühlte mich taufrisch, als hätte ich die Nachtschicht gerade erst angetreten...«

Die Arbeitskapazität läßt sich am besten erhöhen, wenn man von vornherein genug Vitalität besitzt, und zwar infolge einer vernünftigen Ernährungs- und Lebensweise. Die Arbeitsaufgaben selbst sollten weniger physisch und psychisch belastend sein, so daß kein Grund für eine Streßprophylaxe oder somatensische Mittel besteht. Aber in den Fabriken von Manchester bis Minsk herrschen noch immer grundlegend dieselben Arbeitsmethoden, weshalb eine Erleichterung der psychosomatischen Bombardierung willkommen ist.

Piloten dürfen vor einem Flug keine Medikamente nehmen, die ihre Flugtauglichkeit beeinträchtigen, wie Tranquilizer, amphetaminähnliche Aufputschmittel, Barbiturate und Steroide. So halten sich die Flugzeugführer oft mit Kaffee wach, der ihnen während des Flugs literweise serviert wird. Doch Koffein hat als Stimulans nur einen begrenzten Nutzen. Es kann die Leistungsfähigkeit sogar mindern statt steigern, vor allem, wenn man große Mengen davon konsumiert. Somatensische Mittel wären hier also wesentlich besser geeignet. Das gilt auch für LKW-Fahrer. Viele Unfälle auf den Straßen sind eine Folge von Medikamenten der einen oder anderen Art. Die Russen haben den Fernfahrern, die über viele Stunden wach und reaktionsfähig bleiben müssen, Eleutherococcus empfohlen.[16]

Es gibt noch zahllose weitere Anwendungsmöglichkeiten für somatensische Wirkstoffe. Sie könnten einen großen Teil der gängigen Anregungs- und Aufputschmittel ersetzen, zu denen man heute in vielen Situationen greift, z. B. bei Prüfungen, Marathonverhandlungen, klimatischen Belastungen, bei anstrengendem sportlichen Training, Expeditionen oder beim Bergsteigen.[16] Wäre es nicht sogar an der Zeit, neue Nahrungsmittel zu entwickeln und allgemein verfügbar zu machen, die das menschliche Überleben in Extremsituationen gewährleisten? Ich könnte mir ein Produkt vorstellen, das somatensische Wirkungskomponenten, Appetitzügler und Nährstoffe enthält.

Somatensische Arzneimittel im Hochleistungssport

Die Olympiateilnehmer der ehemaligen Sowjetunion hatten sich vor den Wettkämpfen mit Eleutherococcus und Ginseng ›gedoped‹, wenn man der akademischen Buschtrommel Glauben schenken darf.

Als die damaligen Sportfunktionäre davon hörten, daß sich mit Ginseng und Eleutherococcus die Zeiten beim Langstreckenlauf verkürzen ließen, spitzten sie die Ohren. Jedes Mittel, mit dem sich Leistungsverbesserungen im sportlichen Bereich erzielen ließen, war recht, um Rußland Goldmedaillen zu bescheren und darüber hinaus neue Weltrekorde aufzustellen.

Und so begann man, die beiden Drogenpflanzen an 1500 Hochleistungssportlern, Angehörigen der Lesgraft-Sporthochschule, zu testen. Die Experimente wurden von dem namhaften russischen Sportmediziner Professor Korobkow geleitet. Die Ergebnisse ließen die Schlußfolgerung zu, daß der Eleutherococcus-Extrakt Kondition und Ausdauer, Reflexe und Konzentration verbesserte. Es erwies sich als besonders wirksam bei der Steigerung der Trainingsanforderungen, die Sportler ohne vermehrte Verletzungen bewältigten. Gegenanzeigen wurden nicht festgestellt, mit Ausnahme einer zeitweiligen Blutdruckerhöhung bei einigen Versuchspersonen.

In einem 1974 veröffentlichten russischen Nachschlagewerk über Arzneimittel und ihre Anwendungen in der Sportmedizin[17] werden die Vorteile der harmonisierenden Drogenpflanzen ausführlich geschildert. Professor Korobkow schreibt im Vorwort: »Die hier aufgeführten pharmakologischen Substanzen haben nichts mit wettbewerbsverfälschendem Doping zu tun. Ihre Wirkung zielt in erster Linie auf die Beschleunigung der stärkenden Prozesse nach intensiver Belastung und auf die Stärkung der körpereigenen Abwehrkräfte gegen negative Einflüsse von außen ab.« Und weiter heißt es: »Ein Sportler hat das gleiche Recht auf pharmazeutische Unterstützung und Prophylaxe wie ein Antarktis-Forscher, ein Mitglied der Bergwacht, ein Wissenschaftler unter extremem Streß oder ein Kosmonaut.« Will man damit nicht die öffentliche Aufmerksamkeit von der somatensischen Verwendung dieser Arzneien ablenken? Es fällt schwer zu glauben, daß die Russen die Trainingsergebnisse ihrer Hochleistungssportler mit Eleutherococcus eindeutig verbessern konnten und das Mittel dann nicht vor, sondern *nach* internationalen Wettkämpfen verabreicht haben, damit sich die Athleten keinen Schnupfen holten.

Es gibt strikte Gesetze, die verbieten, daß Sportler ihre Leistungen mit Dopingsubstanzen manipulieren. Die homöostatischen Arzneipflanzen stehen derzeit nicht auf der schwarzen Liste. Aus dem gleichen Grund sind sie auch auf keiner landesweiten Arzneimittelliste im Westen zu finden. Das russische Sportkomitee hat die Verwendung von Eleutherococcus bei den eigenen Sportlern offiziell verboten, um dem Röntgenblick von Rivalen aus anderen Nationen und der Gefahr weltweiter Protestaktionen und anderen Maßnahmen zu entgehen. In der Praxis läßt sich diese Bestimmung indessen nicht so lückenlos durchsetzen.

Die Definition des Europarats (1963 wurde Doping als der unfaire Versuch gebrandmarkt, die sportlichen Leistungen auf unfaire, wettbewerbsverfälschende Weise mit stofflichen Mitteln zu steigern, welche dem Organismus normalerweise nicht zugeführt werden) ist alles andere als unanfechtbar, denn es gibt in der Realität viele Situationen, die nicht so eindeutig in diese Schublade einzuordnen sind. Russische Wissenschaftler haben beispielsweise behauptet, daß Vitamine in hoher Dosierung die Leistungen bis zu einem gewissen Grad verbessern. Doch kann man wohl niemanden, der dem Körper Vitamine zuführt, ernsthaft eines Dopingversuchs bezichtigen, es sei denn, man betreibt Haarspalterei über die Definition der Dosis, die als hoch zu gelten hat. Das gleiche gilt für die somatensischen Mittel. Wenn ein Hochleistungssportler sie das ganze Jahr über erhält, lassen sie sich bei Dopingkontrollen kaum beanstanden, weil sie auch vor einem Wettkampf genommen wurden. Schließlich stehen Knoblauch, Ingwer oder Tee auch nicht auf dem Index, weil sie Wirkstoffe enthalten, die dem Organismus normalerweise nicht zugeführt werden!

Zu den bekanntesten echten Dopingsubstanzen, die auf der Verbotsliste stehen, gehören anabole Steroide, die schrittweise Muskelstärke und Muskelmasse aufbauen. Werden sie nicht unmittelbar vor einem Wettkampf genommen, sind sie im Blut oder Urin nur schwer nachzuweisen.

In gewisser Hinsicht ähneln die somatensischen Mittel den Anabolika: Beide wurden von den Russen ›hoffähig‹ gemacht. Die Russen haben als erste mit der Anwendung von Steroiden und Hormonen zur Leistungssteigerung begonnen und sie später ›geächtet‹. Beide sind das Produkt ehemaliger sowjetischer Bemühungen, die menschliche Leistungskapazität zu verstehen, zu manipulieren und für praktische Zwecke zu nutzen, also die Medizin eng mit nationalen Zielsetzungen zu verzahnen. Es bleibt die Frage: Haben diese Substanzen nun tatsächlich zu Leistungsverbesserungen der Hochleistungssportler beigetragen?

Die Antwort ist schwierig. Man kann die Nationen nicht direkt miteinander vergleichen: Ein kleines Land wie Island bringt zwangsläufig nicht so viele Spitzenathleten in allen erdenklichen sportlichen Disziplinen wie ein großes Land hervor, z. B. die GUS-Staaten. Deshalb sollte man den Rang, den eine Nation auf der Ebene des Hochleistungssports im internationalen Wettbewerb einnimmt, in Bezug zur Bevölkerungsdichte setzen. Legt man dieses Kriterium zugrunde, hat Europa die Nase eindeutig vorn, während die GUS-Staaten ziemlich weit unten auf der Liste rangieren. Aber die Sache hat einen Haken: Nimmt man die Anzahl der Einzelerfolge je Sportler als Meßlatte, dann führt Rußland den Reigen mit einem sehr gesunden Vorsprung an!

Teil IV

10
Tao: der biomedizinische Weg

Die kleine Brücke

Auf meinem Schreibtisch liegt eine Wurzel, zusammengekrümmt, als schliefe sie, halb vergraben unter einem Wust von Nachdrucken, Berichten, Papieren und einem Buch, diesem Buch. Sie schien mir unter der erdrückenden Last der Laboranalysen, wissenschaftlichen Abhandlungen und polemischen Traktakte, die sie ins Leben gerufen hatte, geschrumpft zu sein. Das weckte wieder die alten Zweifel in mir, ob es sich dabei letztlich nicht doch um einen Sturm im Wasserglas handelte, um ein Kartenhaus, aufgebaut auf dem schwankenden Fundament des Pflanzenreichs und einer seiner wenigen bedeutungsvollen Angehörigen.

Doch dann ließ ich die erstaunlichen Manifestationen dieses ›Weltwunders‹ vor meinem inneren Auge Revue passieren. Die teuerste Pflanze seit Anbeginn der Menschheit wird noch heute von russischen Kosmonauten auf Weltraumflügen gekaut. Die Amerikaner konsumieren alljährlich 250 Millionen Ginseng-Produkte, trotz der Behauptung von offizieller Seite, sie hätten nicht den geringsten Effekt. Diese Drogenpflanze übte ihre vitalisierende Wirkung auf chinesische Kaiser, römische Päpste, arabische Scheichs, asiatische Staatsmänner, Geriatriepatienten in Europa, Krebspatienten in der ehemaligen Sowjetunion und Herzpatienten in Shanghai aus. Ihre aktiven Substanzen sind in vielen Pflanzen vorhanden, die bisher wenig Beachtung gefunden und ausnahmslos rätselhafte, sanfte Wirkungen auf den Körper haben. Die östliche Hälfte unseres gespaltenen Erdballs lobt das Mittel in den allerhöchsten Tönen, die westliche Hemisphäre reagiert verwirrt oder äußerst skeptisch. Dessen ungeachtet stellen die Ginsengwurzel und artverwandte Drogenpflanzen eine unmittelbare, stärkende Therapie dar, die es in der westlichen Medizin in dieser Form bisher nicht gab. Meine eigenen Nachforschungen begannen in einem Wirrwarr von 1001 Behauptungen und Gegenargumenten. Dann folgte die Entdeckung der einzigartigen Schutzwirkung, die Ginseng auf Zellkulturen oder auf Tiere und Menschen in Streßsituationen hat. Meine Recherchen gipfelten in dem Nachweis, daß sich dieser Extrakt auf das hormonal gesteuerte Wechselspiel zwischen Körper und Geist auswirkt. Die Suche, die in einem chinesischen Krämerladen in Soho ihren Anfang genommen hatte, endete mit der Bestätigung der ursprünglichen und verbürgten Behauptungen über die alten chinesischen Herrscherdrogen. Sie stammt von einem weisen Kaiser, der wie ein Gott verehrt wurde und den Stein ins Rollen brachte: Shen Nung. Welches Schicksal dieser unscheinbaren Wurzel auch immer zugedacht sein mag – ignorieren läßt sie sich nicht.

Die Frage, ob diese Arzneimittel wirksam sind, steht nicht länger zur Debatte. Die Indizien sind überwältigend, und der Mangel an Studien, die das Gegenteil zu beweisen versuchen, spricht Bände. Die Diskussion sollte sich auf eine andere Ebene verlagern und den Bezug zum Stand unserer derzeitigen Medizin, unserer Gesundheit und unserer weiteren Entwicklung herstellen.

Dabei gilt es, die altüberlieferten, fernöstlichen Vorstellungen und Konzepte in eine zeitgemäße Sprache zu übertragen, die man auch im Westen versteht, denn sonst läuft man Gefahr, daß sie belächelt statt ernst genommen werden. Dr. Ignatius Semmelweiss war der erste Arzt in der westlichen Welt, der erkannte, daß winzige Mikroorganismen für die Übertragung von Krankheiten verantwortlich sein können. Aber es gelang ihm nicht, diese Entdeckung seinen damaligen Standesgenossen begreiflich zu machen. Seine nachhaltige Empfehlung an die Chirurgen, sich vor einem operativen Eingriff gründlich die Hände zu waschen, galt als absurdes Teufelswerk, und man jagte ihn mit Schimpf und Schande aus der Stadt.

Meine Aufgabe birgt zum Glück weniger Gefahren. Unsere westliche Medizin befindet sich in einer Sackgasse. Sie sollte nicht nur bereit sein, Auswege aus dieser Pattsituation in Betracht zu ziehen, sondern ihre Augen auch nicht länger vor den schlüssigen und zahlreichen Untersuchungsergebnissen verschließen. Sie sind wissenschaftlich fundiert, sprechen für sich selbst und entlarven Zurückweisungen, die auf Unkenntnis basieren.

Ginseng und die bemerkenswerten Herrscherdrogen, die in China eine lange Tradition haben, erfordern von östlicher wie westlicher Seite den Mut, den Schritt ins Unbekannte zu wagen. Der Pilger, der sich mit den klassischen Werken der Kaiser Huang Ti und Shen Nung im Gepäck auf die Reise nach Osten begibt, muß etliche Hürden überwinden, in Form von maßloser Begeisterung oder maßlosem Zynismus. Die breitgefächerte Palette der harmonisierenden Arzneipflanzen, die eine Feinabstimmung und Stabilisierung homöostatischer Prozesse bewirken, stellt eine Brücke über den Graben der Ignoranz in Ost und West dar. Als Substanzen, von denen die Chinesen behaupten, sie wären imstande, das innere physiologische Gleichgewicht auszutarieren und somit die Gesundheit zu verbessern, sind sie der Inbegriff einer Lebensweise, die auf Harmonie zwischen Mikro- und Makrokosmos abzielt. Als Ansammlung von Wirkstoffen sind sie wissenschaftlicher Forschung zugänglich. Die östlichen Stützpfeiler dieser Brücke wurden in Kapitel 3 und 4 errichtet und einige Verstrebungen in Kapitel 8 hinzugefügt. Nun müßte es gelingen, zumindest einige Ideen und Konzepte hinüberzubringen.

Die westliche Spielart des Harmoniebegriffs

Was bedeutet Harmonie und inneres Gleichgewicht? Darunter verstehen wir den Gleichklang zwischen menschlichem Organismus und Lebensraum, zwischen Mikro- und Makrokosmos. Wenn das Konzept der Harmonie das Streben nach Gesundheit fördern soll, muß es in eine westliche und nicht in eine esoterische fernöstliche Weltsicht eingebunden werden.

Das Konzept vom physiologischen Gleichgewicht beginnt im westlichen Gedankengut langsam Fuß zu fassen. Experten wie der Mediziner und Streßforscher Hans Selye sind der Ansicht, daß außerhalb des Körpers das blanke Chaos und innerhalb des Körpers vollendete Harmonie herrscht. Die Fähigkeit, die vielfältigen Anforderungen der Außenwelt zu bewältigen und sich dem rapiden Wandel anzupassen, sei das A und O der Gesundheit, und diese Adaptionsfähigkeit hänge von den physiologischen Steuer- und Kontrollmechanismen ab. Das

Konzept des inneren physiologischen Gleichgewichts entspricht im Kern den Lehren des Hippokrates. Es ist über das Dogma der Spezifika*, das eine Revolution in der wissenschaftlich orientierten Medizin darstellte, hinausgewachsen, aber noch immer weit entfernt von einem echten Harmonieverständnis, das in anderen medizinischen Systemen verankert ist.

Ost und West stimmen überein, soweit es den Streßbegriff betrifft. Leider ist diese einträchtige Begegnung von kurzer Dauer, denn der Westen hat an dem Punkt einer rein theoretischen Anerkennung der mechanischen Aspekte des inneren physiologischen Gleichgewichts haltgemacht. Die traditionelle chinesische Medizin hat ein ausgefeiltes Streßkonzept entwickelt, neben dem sich unsere Definition beinahe primitiv ausmacht. Es stützt sich auf die verdeckten Faktoren in unserer Umwelt, die Einfluß auf die innere Harmonie nehmen.

Yin und Yang

Purpur ist eine Farbe, die von jedem Auge anders wahrgenommen wird. Doch unser Gehirn ist in der Lage, ihre primären Komponenten Blau/Rot/Grün und deren Intensität (Dunkelheit/Helligkeit) zu schätzen. Auf ähnliche Weise erkennt ein geschickter chinesischer Heiler/Arzt die grundlegenden Komponenten des spontanen Ruhe- oder Bewegungszustands eines Organs: das Verhältnis zwischen den gegensätzlichen Yin- und Yang-Kräften, die Tendenz zu einem der fünf Elemente (Hitze, Trockenheit, Feuchtigkeit, Kälte und Luft) und das Ausmaß der Basisenergie Qi. Der gegenwärtige Zustand des Organs und seine medizinische Vorgeschichte sind Grundlage für die Indikation und Behandlung. Der Heilungsprozeß zielt darauf ab, den Energiezustand auf denjenigen der anderen Organe abzustimmen, den Baustein in das Gesamtbild einzupassen, das aus individueller Konstitution und dem Umfeld des Patienten besteht. Ähnlich geht ein Maler vor, der seine Farben auf der Leinwand zu einer harmonischen, durchdachten Gesamtkomposition zusammenfügt.

Ginseng sorgt für die Feinabstimmung und Sensibilisierung des Streßsteroidsystems. Die Eigenschaften der Drogenpflanze lassen

* bestimmte Arzneimittel sind gegen eine bestimmte Krankheit wirksam

sich im Rahmen der traditionellen chinesischen Medizin mit der Fähigkeit beschreiben, die Yang-Kräfte im gesamten Körper zu stärken. Daraus läßt sich folgern, daß die Yang-Energie auf irgendeine Weise von den Streßsteroiden beeinflußt wird. Diese Hypothese wird von dem Wissen um die Wirkung dieser Hormone untermauert: Sie regen den Auf- und Abbau der körpereigenen Energiereserven an, aktivieren die Organe, vor allem Leber, Muskeln und Herz, erzeugen Hitze und erhöhen die Exkretion von Abfallprodukten auf der Stoffwechselebene. Alle diese Aktionen entsprechen der Natur der Yang-Energie. Die Streßsteroide sind an der Regulierung der inneren ›Verbrennungsmechanismen‹ beteiligt, gemeinsam mit anderen Substanzen wie Schilddrüsenhormone, Insulin und Adrenalin. Alle Einflußfaktoren oder Arzneien, die den hormonalen Fingerabdruck verschieben und sowohl Energieverbrauch als auch Stoffwechselprozesse beschleunigen, fördern also die Yang-Kräfte. Daraus folgt, daß bei dämpfenden, beruhigenden Einflüssen das Yin-Prinzip dominiert. Das Kräftespiel von Yin und Yang könnte im Rahmen der Energieumwandlung über Hitze und Kälte, Leistungsfähigkeit oder Leistungsschwäche, Aufbau oder Zerstörung entscheiden.

Alle Dinge im Leben enthalten sowohl Yin- als auch Yang-Energie. In dem Ausmaß, wie sich ein Einflußfaktor auf den inneren Zustand des Organismus auswirkt, könnte er in die Empfehlungen des Heilers einbezogen werden, gleich ob es sich bei dem Patienten um König oder Bettelmann handelt. Da wir wissen, wie sensibel unser Hormonkontrollsystem auf innere und äußere Einflüsse reagiert, könnte man die Yin- und Yang-Kräfte im Körper als Mittler der besonderen Art bezeichnen.

Was die ›Wärmeenergie‹ von Ginseng angeht, so versteht man darunter nicht eine zeitweilige Wärme, die sich beispielsweise im Körper ausbreitet, wenn man etwas Heißes trinkt, sondern vielmehr die Wärmeerzeugung. Wärme oder Hitze entsteht im Körper im Rahmen von Stoffwechselprozessen, die von Schilddrüsen- und bis zu einem gewissen Grad von Nebennierenhormonen gesteuert werden. Beide ›tanzen nach der Pfeife‹ des Hypothalamus, des heimlichen Drahtziehers hinter den Kulissen. Inzwischen ist bekannt, daß Ginseng die Schilddrüsentätigkeit nachweislich hemmt und somit mehr Wärmeenergie entsteht.[1] Diese zusätzlich freigesetzte Wärme könnte das natürliche Ergebnis einer Verlagerung des hormonalen Gleichgewichts und eines nachfolgend höheren Energieverbrauchs sein: Das Feuer ist kräftig geschürt worden, die Kessel arbeiten unter Volldampf, um die hochenergetischen, biochemischen Stoffe zu produzieren, die der Körper verbrennen muß. Im Gegensatz dazu hat die Süßholzwurzel, der man in der chinesischen Medizin kühlende Eigenschaften zuschreibt, in vieler Hinsicht eine völlig andere Wirkung als die Streßsteroide. ›Kühlen‹ könnte sich, in den westlichen Sprachgebrauch übertragen, auf eine hormonale Verschiebung beziehen, die den Energiezustand der Organe dämpft.

Die Mineralkortikoide – Hormone, die den Mineralhaushalt des Körpers beeinflussen – binden Mineralsalze und Wasser im Körper. Die Süßholzwurzel hat vermutlich die Aufgabe, genügend Flüssigkeit in den Organen zu binden und sie funktionsfähig zu halten. Sie soll also die Wirkung stärkerer Arzneien, die der chinesische Heiler zum Entschlacken/Entgiften und ›Erhitzen‹ der Organe verwendet, ausbalancieren.

Auch die Akupunktur wirkt sich auf den Hormonhaushalt aus. Japanische Wissenschaftler haben nach dieser Behandlungsform längerfristige Stoffwechselveränderungen festgestellt. Sie berichteten von einem Hydrokortisonanstieg, wobei die erhöhten Werte noch einige Zeit nach der Behandlung nachgewiesen wurden. Sie gelangten zu der Schlußfolgerung, daß sich einige Effekte möglicherweise auf Veränderungen im Hypothalamus und anderen Hirnregionen zurückführen lassen.[2] Amerikanische Forschungen haben nach der Akupunktur eine erhöhte Endomorphinproduktion – die natürlichen schmerzhemmenden Stoffe des Körpers – im Gehirn nachgewiesen. Sie werden als Reaktion auf Streßsituationen erzeugt und ähneln dem ACTH (dem dominierenden Streßhormon) auch deshalb, weil sie auf gleiche Weise entstehen. Die Akupunktur beeinflußt also den Energiezustand der verschiedenen Organe und lindert Schmerzen durch eine Veränderung der Hormonbotschaft, die vom Limbischen System ausgeht.

Gehirn und Körper: Arzneien, die eine engere Verbindung schaffen?

Der Westen hat den Begriff ›menschlicher Geist‹ sicher in einer Gehirn-Schublade verwahrt und betrachtet ihn als undefinierbares, vom Körper losgelöstes Steuer- und Kontrollzentrum. Die traditionelle chinesische Medizin trennt nicht zwischen Körper und Geist; sie sieht die graue und die rote Substanz als ineinanderfließende Farben auf einer Leinwand, die das Bild des menschlichen Lebens als fließende Energiezustände darstellen.

Dem Geheimnis von Ginseng und artverwandten Arzneimitteln kommt man am ehesten auf die Spur, wenn man sich vor Augen hält, daß sie das hormonale Kontrollsystem des Körpers beeinflussen. Inzwischen weiß man, daß Hormone ein Bindeglied zwischen psychologischen und somatischen Zuständen darstellen. Die wissenschaftliche Erforschung der Hormone (Endokrinologie) wurde immer dadurch eingeengt, daß sie sich der pathologischen Ausrichtung der Medizin unterordnen mußte. Wenn wir unsere ›kleine Brücke‹ überschreiten, entdecken wir gleichwohl auf Anhieb: Der Hormonfluß könnte der Aufhänger für die Vorstellung sein, daß Körper und Geist ein zusammenhängendes Ganzes bilden. Und dieses Wissen kann, ebenso wie in China, als Grundlage für die Förderung und den Erhalt unserer Gesundheit dienen. Wenn wir von Adaption sprechen und uns vorstellen, daß die Hormone den Energiefluß durch die verschiedenen Organe regulieren, dann haben wir chinesische Konzepte in unsere Sprache und medizinische Praxis eingefügt, völlig schmerzlos und zu unserem Vorteil.

Wir brauchen ein Modell, um beispielsweise zu verstehen, wie ein Arzneimittel sowohl eine emotionale Erregung als auch, auf somatischer Ebene, Hitze erzeugen kann. Wir spüren vielleicht intuitiv, daß die Unterdrückung von Gefühlen zu einer Verlangsamung des Stoffwechsels beitragen könnte (jemand ist ›kalt wie ein Fisch‹). Doch dieses Wissen ließe sich durchaus, nach chinesischem Vorbild, in ein Therapiesystem einbringen, das die vernetzte Beziehung zwischen Metabolismus und Persönlichkeit berücksichtigt. Dann könnte man nicht nur sagen: »Menschen, die ihre Gefühle laufend unterdrükken, sind in stärkerem Maß krebsgefährdet«, was dem augenblicklichen Stand des medizinischen Wissens entspricht, sondern einen

Schritt weitergehen und behaupten: »*Aufgestaute Gefühle stehen in einer engen Beziehung zu einem unausgewogenen, verlangsamten Stoffwechselprozeß, der karzinogene Abfallprodukte hervorbringt. Die vorbeugende Behandlung besteht in der Verordnung von hitzeerzeugenden, entschlackenden Arzneimitteln.*«

Dasselbe gilt für das Konzept der Individualität. Während die traditionelle chinesische Medizin die Persönlichkeit an die erste Stelle setzt und die Krankheit an die zweite, geht die westliche Medizin den umgekehrten Weg. Im westlichen Sprachgebrauch heißt das, daß sich Stimmungen und allgemeine Konstitution im hormonalen (und möglicherweise neuronalen) Fingerabdruck widerspiegeln. Damit bestünde die Möglichkeit einer Diagnose und Veränderung der biochemischen Eigenheiten eines Menschen, nicht medikamentös, sondern durch Empfehlungen nach chinesischem Muster, also bezüglich Ernährung und Lebensführung. Ein rastloser, cholerischer, spindeldürrer Mensch würde den Rat erhalten, seine Ernährungsweise auf Yinhaltige Kost umzustellen oder müßte Arzneimittel nehmen, die den Feuchtigkeitsgehalt im Körper erhöhen, bevor der Nährboden für eine Erkrankung, möglicherweise der Lungen, entsteht.

Die traditionelle chinesische und die hippokratische, erfahrungswissenschaftliche Medizin richtet ihr Augenmerk vornehmlich auf die Beobachtung, wie anfällig der Mensch auf die stetigen Veränderungen in seinem inneren und äußeren Milieu reagiert. Alle Dinge im Leben – angefangen von der Ernährung bis hin zur jeweiligen Stimmungslage oder den klimatischen Bedingungen – haben gemäß dieser Philosophie langfristig Einfluß auf die Gesundheit eines Menschen. Die harmoniefördernden Arzneien, die Akupunktur und eine Lebensberatung im weitesten Sinn stellen den Kern eines Therapieansatzes dar, der uns befähigt, den stetigen Wandel in der Welt zu meistern. Doch wir wissen, daß die Wechselbeziehungen zwischen Mikro- und Makrokosmos – zwischen Mensch und Milieu – von den Hormonen und Nerven im Limbischen System gesteuert werden. Daß die Wirkung der harmonisierenden Drogenpflanzen auf diesen Bereich abzielt, entspricht den in China üblichen Anwendungen und dem Verständnis dieser Arzneien. Ein anschauliches Beispiel dafür ist der Biorhythmus.

Der Umgang mit der biologischen Uhr

In der traditionellen chinesischen Medizin bringt man die tages- und jahreszeitlichen physiologischen Rhythmen mit besonderen Anfälligkeiten des Organismus in einen ursächlichen Zusammenhang. Der normale Tagesablauf eines Menschen wird sehr sorgfältig überprüft und weitmöglichst korrigiert, um den Erhalt der Gesundheit zu gewährleisten. Die Wissenschaft kann bestätigen, daß physiologische Prozesse und Krankheitsanfälligkeit tageszeitlichen Rhythmen unterliegen. Die Hormone der Nebennierenrinde werden zu bestimmten Tageszeiten vermehrt ausgeschüttet, wobei die Produktion gegen Ende der Nacht ihren Tiefpunkt und rund zwölf Stunden später den Gipfel erreicht. Die Widerstandsfähigkeit gegen belastende Medikamente, chirurgische Eingriffe, Narkosemittel oder Krankheiten richtet sich nach den Maßgaben dieser biologischen Uhr. Das wurde in Experimenten nachgewiesen.[3]

Der von den Nebennieren vorgegebene Rhythmus löst tiefgreifende Veränderungen in den physiologischen Vorgängen aus: Stoffwechsel, Blutdruck, Mineralhaushalt, Aktivität, Reaktionsfähigkeit des Nervensystems und Appetit folgen einem zyklischen Muster. Eine Unterbrechung ist eine große Belastung für den Organismus. Eine Verzerrung im täglichen Biorhythmus, zum Beispiel durch Schichtarbeit oder Wechsel in andere Zeitzonen, beeinträchtigt Leistungsvermögen, Gesundheit und Vitalität und stellt ein erhebliches Streßmoment dar.

Die harmonisierenden Arzneimittel mindern die belastenden Auswirkungen, die bei einer Störung der ›biologischen Uhr‹ entstehen. Sie sensibilisieren die Nebennieren, was vor allem dann wichtig ist, wenn diese infolge von Unvereinbarkeiten zwischen dem gewohnten und dem veränderten Rhythmus der Außenwelt ›aus dem Ruder‹ laufen. Krankenschwestern, Piloten, Flugpassagiere und Schichtarbeiter gehören zu den Berufsgruppen, die solche Auswirkungen besonders häufig zu spüren bekommen. Nur wenige Menschen entgehen dem Streß, den uns der eigene Biorhythmus auferlegt. Unsere moderne Welt unterstützt uns sogar dabei, gegen unsere ›innere Uhr‹ anzukämpfen, statt sie zu akzeptieren und uns auf sie einzustellen. Unsere Gesellschaft, deren berufstätige Mitglieder von 9 bis 17 Uhr im Erwerbsleben stehen, wird von den Uhren der Außenwelt regiert. Die klassische Reaktion auf Rhythmusstörungen besteht darin, sie mit Hilfe von Kaffee zu überspielen. Die harmoniefördernden Arzneipflanzen sind in dieser Hinsicht wesentlich wirkungsvoller, obwohl es noch keine wissenschaftlichen Beweise gibt, die das bestätigen oder widerlegen.

Diese Mittel wirken sich nämlich auf die Hormonproduktion aus, die jahreszeitlichen Schwankungen unterliegt. Schilddrüsenhormone werde vornehmlich im Sommer, Sexualhormone im Frühjahr gebildet. Auch bei verschiedenen Krankheiten gibt es jahreszeitlich bedingte Unterschiede. Bulgarische Wissenschaftler, die entdeckt hatten, daß Ginseng die Schilddrüsentätigkeit beeinflußt, stellten fest, daß sie das Versuchsergebnis nicht wiederholt erzielen konnten, weil Ginseng (und Zentrophenoxin) diese Wirkung nur im Sommer entfalteten.[1, 3] Russische Forscher beobachteten, daß Ginseng bei der Behandlung von Diabetes vor allem während der Herbst- und Wintermonate wirkte.[4] Im Frühjahr hatten Pantokrin und Ginseng den entgegengesetzten Effekt.

Die Hormonmatrix ist das Betätigungsfeld des chinesischen Arztes/Heilkundigen. Er versenkt sich in das Innere des Körpers, erforscht seine Schwachstellen, den Energiezustand der Organe, hormonale Fingerabdrücke und Zeitspuren, die ausnahmslos in diagnostizierbaren Symptomen ihren Niederschlag finden. Obwohl uns seine Symbolsprache fremdartig erscheinen mag, sind seine Methoden fast ausschließlich biochemischer Natur. Ein Beispiel ist die Urinanalyse: Hier wird der Harn anhand von Farbe, Geschmack, Konsistenz, Geruch, Dichte und täglichen Abweichungen untersucht. Der Arzt ist eine Art ›Einmannlabor‹, der mittels seiner Sinne statt mit Instrumenten Aufschluß über emotionale Befindlichkeit, körperliche und seelische Belastungen, Zustand der Organe und Lebensweise des Patienten gewinnt. Natürlich verwendet er sein eigenes Symbolsystem. Er würde entsprechende Arzneien verordnen oder empfehlen, sich den Jahreszeiten anzupassen, da sie Auswirkungen auf das *innere Milieu* haben. Davon könnten auch wir mit Sicherheit profitieren. Wenn wir nach Mitteln und Methoden Ausschau halten, die unsere Gesundheit fördern, läßt sich unsere innere biologische Uhr nicht ignorieren.

Vitalität und Qi

»Wenn der Körper gänzlich ausgezehrt und das Blut ermattet ist, besteht auch dann noch die Möglichkeit, gute Ergebnisse zu erzielen?

Nein, weil keine Energie mehr übrig ist... Lebenskraft und Energie gelten nunmehr als Grundfesten des Lebens. Damit sie gedeihen, müssen sie pfleglich behandelt werden, und die Lebenskraft sollte den Vorrang erhalten. Wenn diese Kraft das Leben nicht unterstützt, werden sich seine Grundfesten auflösen, und wie ließe sich eine Krankheit heilen, wenn dem Körper keine Lebenskraft bleibt?«

Nei Ching

Es gibt einen biologischen und kybernetischen Grundsatz, der besagt, daß Steuer- und Kontrollsysteme Energie verbrauchen. Für die minutiösen Anpassungen, die den Erhalt des inneren physiologischen Gleichgewichts gewährleisten – ähnlich wie der Autopilot das Flugzeug trimmt, um es präzise auf Kurs zu halten –, braucht man ein Energiereservoir (das man ›nutzen‹ kann, um die Adaptionsleistungen zu erbringen) und eine Informationsquelle (die Auskunft darüber gibt, welche Anpassungsleistungen im einzelnen stattfinden müssen). Energie ist auch bei der Produktion und bei der Zerstörung von Hormonen unabdingbar, Substanzen, die ein umfangreiches Informationspaket darstellen. In Streßsituationen werden an diesen Energie-Informationsmechanismus zusätzliche, extreme Anforderungen gestellt. Der Verstärker wird voll aufgedreht. Es ist belastender für den Organismus, auf Anhieb die Produktion von Adrenalin oder einer anderen Substanz im Kontrollsystem hochzufahren, als für eine gleichmäßige Produktion zu sorgen. Beschleunigung und Verlangsamung erfordern Kraft. Menschen, die einen leichteren Zugang zu diesem Energie-Informationsmechanismus haben, sind in der Lage, dynamisch und zielgenau Hormonschübe auszulösen und schneller auf Gefahrensignale zu reagieren. Vitalität beinhaltet in meinen Augen diese dynamische Kraft (Lebenskraft) und Genauigkeit (Information). Vitalität ermöglicht eine Feinabstimmung der Kontrollmechanismen, die das innere Milieu regulieren, und hält damit die streßbedingten Erkrankungen in Schach.

Umgekehrt wird das Abwehrpotential durch verminderte Vitalität beeinträchtigt. Das ist Erschöpfung im Sinne des Nei Ching. Wenn ein

Mensch keine Lebenskraft mehr besitzt, hat er den Punkt erreicht, an dem Krankheiten unvermeidlich und unaufhaltbar sind.

Wissenschaftliche Unterstützung für diese Definition des Begriffs Erschöpfung stammt von Professor Hans Selye. Sowohl der Begriff Streß als auch die Entdeckung der Steroid-Streßhormone gehen auf sein Konto. Bei der Erforschung von Streßreaktionen stellte er fest, daß die Versuchstiere in Situationen, in denen sie sich extremen physiologischen Anforderungen gegenübersahen, drei Phasen durchliefen. In Phase eins tritt das körpereigene Alarmsystem in Kraft: Die Sirenen schrillen. Der Kapitän des Schiffes, der Hypothalamus, brüllt seiner Hormonmannschaft Befehle zu, die höchste Dringlichkeitsstufe haben und unverzüglich ausgeführt werden müssen. Nun sind schlagartig sämtliche physiologischen Verteidigungsmechanismen aktiviert. Dann erfolgt die zweite Phase: Die Reaktionen pendeln sich bei einer stetigen physiologischen Höchstleistung ein, bis einige Zeit danach die Endphase und damit Erschöpfung eintritt. Die Mobilisierung hat zu lange gedauert und einen hohen Tribut gefordert. Professor Selye schreibt: »...Die Adaption kann sehr wohl antrainiert werden, um einem bestimmten Zweck zu dienen, aber irgendwann erschöpft sie sich dann; das Reservoir ist begrenzt... Es ist, als besäßen wir eine verborgene, körpereigene Adaptionsreserve oder Adaptionsenergie.« Selyes *Adaptionsenergie* könnte man als das gesamte Energie- und Informationsreservoir bezeichnen. Entspricht es der Vitalität, und bietet sich uns damit eine Möglichkeit, auch den Menschen im Westen das Konzept des Qi verständlich zu machen?

Qi hat eine esoterische und eine exoterische Bedeutung. Auf der esoterischen Ebene versteht man darunter die Lebenskraft schlechthin. Die allgemeinverständliche Komponente könnte die Qualität der Energiequelle sein, die zielgenau und wirksam die Steuer- und Kontrollsysteme des Körpers speist. Qi-Erkrankungen sind in der chinesischen Medizin tödlich und unheilbar. Oft manifestieren sie sich als Geisteskrankheit.

Wenn das Qi-Reservoir erschöpft ist, sinken die körpereigenen Abwehrkräfte unverzüglich auf den Nullpunkt, und die chinesischen Methoden, die darauf abzielen, die Selbstheilungsfähigkeit des Körpers zu fördern, greifen nicht mehr.

Resistenz gegen Krankheit setzt Vitalität voraus. Das ist der wichtigste Grundpfeiler der traditionellen chinesischen Heilkunde und

Heilkunst. Ein chinesischer Arzt bemüht sich als erstes, die Lebenskraft – das Qi – zu stärken, so daß die Krankheit von den körpereigenen Abwehrmechanismen besiegt werden kann, die Zugriff auf das gesamte verfügbare Energie- und Informationsreservoir haben müssen. Das größte Problem der heutigen medizinischen Theorie und Praxis im Westen liegt darin, daß dieses grundlegende Gesundheitsprinzip – Resistenz gegen Krankheiten setzt Vitalität voraus – in Vergessenheit geraten ist.

Die harmonisierenden Arzneimittel sollen das Qi stärken, vor allem bei länger andauernden Krankheiten, wenn sich die Reserven zu erschöpfen drohen. Doch sie müssen mit großem Fingerspitzengefühl eingesetzt werden, nach Art der Chinesen. Wenn sie von der falschen Person zum falschen Zeitpunkt auf falsche Weise angewendet werden, vergeudet man das Qi-Potential. Trotzdem sind Arzneien in aller Regel nicht das richtige Mittel, um das Qi zu erhöhen. Die besten Methoden wurzeln in den taoistischen und yogischen Lehren, die darauf abzielen, Qi zu sammeln. Sportlich-meditative Disziplinen wie *Tai qi* dienen vor allem dem Erhalt der Vitalität. Sie stellen einen ersten Schritt zur inneren Harmonie und Selbst-Transzendenz dar. Man muß wohl nicht extra darauf hinweisen, daß sie das hormonale Gleichgewicht beeinflussen[5], ein Punkt, der auf dem Weg zwischen Exoterik und Esoterik angesiedelt ist.

Qi ist das Prinzip der inneren Stärke, eine Kraft, die Don Juan gestattete, noch als Greis wie eine Gemse herumzuspringen, oder deren sich die Taoisten bedienen, um ein hohes Lebensalter zu erreichen. Die Taoisten im alten China waren darin wahre Meister: Sie sahen Langlebigkeit als äußeres Zeichen einer erfolgreichen Bewältigung ihrer spirituellen Reise an, an deren Ende die Vereinigung mit dem Tao, dem Absoluten, stand (das Himmel, Erde, Universum und alle Dinge auf dieser Welt hervorbringt). Sie entwickelten Methoden, um ein hohes Lebensalter zu erreichen, die in einem ausgeklügelten System der Streßminderung und Stärkung des Qi, der inneren Kraft, gipfelten. Bewußte Atmung, diverse Sexualpraktiken, strikte Ernährungskontrolle, Heilkräuter, bestimmte Körperhaltungen, religiöse Riten und vor allem der Zustand innerer Ruhe und Gelassenheit gehörten zu ihren einzigartigen ›Gesundheitsrezepten‹. Sie wußten, daß man nur mit Hilfe einer Minderung der körperlichen und seelischen Belastungen (in unserer modernen Sprache Streß) steinalt werden kann. Das heißt nicht, daß man sich in Watte packen oder in ein Kloster zurückziehen muß, um sich streßreichen Lebenserfahrungen zu verschließen, denn das führt eher zu seelischer Verkümmerung als zu einem erfüllten, langen Leben. Das bedeutet vielmehr, daß man diese Lebenserfahrungen, gleich ob es sich dabei um eine Wetteränderung, den Angriff von Krankheitserregern oder einen Teller mit Nahrung handelt, in lebenskraftstärkende Erfahrungen umwandelt. Und gestärkt wird das Qi, wenn sich Körper und Geist in einem Zustand maßvoller Stimulierung befinden.

Das Qi, unergründlich und tief wie der Jangtsekiang, ist einer phänomenologischen Deutung nicht leicht zugänglich. Gleichgültig, welchen Baustein eines lebenden Organismus man auch untersucht – man findet darin das Qi. Und doch ist es ebensowenig faßbar wie Wasser, das man mit einer Gabel schöpft.

11
Zukunftsträume

Das neue Gesicht des Hippokrates

Die wissenschaftlich orientierte Medizin ist ein Koloß mit unermeßlichen Kräften. Ihre Methoden sind ungeheuer erfolgreich bei der Behandlung vieler Krankheiten. Impfungen stellen das beste Beispiel für die Leistungsfähigkeit der modernen Medizin westlichen Zuschnitts dar. Doch der umgehende Heilerfolg bei vielen spezifischen Erkrankungen führte Hals über Kopf in eine Sackgasse. In der Eile des Fortschritts wurden historisch und kulturell verankerte Gesundheitskonzepte, die den Menschen und seine Beziehungen zur Welt, in der er lebt, nicht berücksichtigt und als unnötiger Ballast abgeworfen. Der Preis, den wir dafür zahlen müssen, ist hoch, denn langfristig bleibt unsere Gesundheit auf der Strecke.

Die Zeit erlegt uns vielfältige Prüfungen und Herausforderungen auf. Die Anforderungen des Lebens hinterlassen haarfeine Risse in unseren körpereigenen Abwehrmechanismen, die sich wie Hieroglyphen unserer persönlichen Biographie ansammeln. Leider befinden sich diese Markierungen unterhalb der Schwelle unseres normalen Bewußtseins. Wir registrieren vielleicht, daß wir uns in einem Stimmungstief befinden, uns aus der Bahn geworfen oder krank fühlen, aber in aller Regel können wir nicht genau sagen, welche Ursachen in unserem Alltag eine solche Disharmonie verursacht haben könnten. Die Medizin spiegelt diese innere Blindheit gewissenhaft wider und ist folglich außerstande, Mittel und Wege zur Stärkung unserer Abwehr zu finden. Nur selten kann sie der ›Flugbahn‹ folgen, die sie mit den Geschossen ihrer derzeitigen Behandlungsmethoden vorgezeichnet hat. Die augenblickliche Krise in der Medizin ist nicht zuletzt auf das – zögernde – Eingeständnis zurückzuführen, daß die schuldhaften Versäumnisse der Vergangenheit die degenerativen Erkrankungen der Gegenwart hervorgerufen haben, wobei sich niemand sicher ist, wie sich das heutige Versagen auf unsere künftige Gesundheit auswirken wird.

Die medizinische Behandlung kann eine äußerst qualvolle Erfahrung sein. Sie schenkt der Gesundheit zuwenig Beachtung, so daß sie häufig nicht nur chemische Belastungen, sondern auch enormen psychophysischen Streß mit sich bringt. In Krankenhäusern und ärztlichen Ambulanzen herrschen Angst und Sorge vor. Vom Augenblick der Geburt an repräsentiert ein weißer Kittel alles, was mit dem gefühllosen Eindringen von Fremden in die Intimsphäre des Menschen, in seine innerste Welt, verbunden ist. Streßhormone werden in großer Menge ausgeschüttet, sobald wir auch nur eine Spritze sehen. Ein Forscher stellte fest, daß die subkutane Injektion, mit der er den Cholesterinspiegel im Blut bestimmen wollte, den Cholesterinspiegel infolge der Streßerfahrung erhöhte!

Nun ist die medizinische Behandlung nirgendwo auf der Welt ein Zuckerschlecken, aber in der traditionellen chinesischen Medizin achten die Ärzte/Heiler wesentlich stärker darauf, daß ihre Behandlung keine Schäden verursacht.

Sie benutzen beispielsweise keine invasiven Diagnoseinstrumente. Sie halten in erster Linie mit großem Gespür nach äußeren Anzeichen einer Erkrankung Ausschau. Fragen nach den Lebensgewohnheiten gehören zum Pflichtteil der Diagnosestellung, die zudem noch dazu beitragen, ein Vertrauensverhältnis zum Patienten aufzubauen. Chirurgische Eingriffe sind eher selten, und die Heilkräuter rufen kein Gefühl der Übelkeit hervor. Techniken wie die Akupunktur sind verhältnismäßig schmerzlos und auf die oberen Gewebsschichten des Körpers beschränkt.

Der Erhalt der Gesundheit ist ein Unterfangen, das großes Fingerspitzengefühl erfordert. Der Gelbe Kaiser warnte bereits, daß die ärztliche Behandlung lebenslang Probleme verursachen kann. Im selben Atemzug offenbarte er die Geheimnisse eines echten Heilers: Er stärkt die Lebens- und Selbstheilungskraft des Körpers, er tariert die verschiedenen Eigenschaften und Funktionen der Organe aus, er gibt jedem einzelnen Patienten Orientierungshilfen für sein Leben, damit er imstande ist, sein geistiges und körperliches Potential, aber auch die ihm zugemessene Lebenszeit, voll auszuschöpfen.

Der Gelbe Kaiser hatte schon damals erkannt, welche schrecklichen Ergebnisse die Zerstörung der inneren Harmonie zeitigt. Langfristiger Streß schwächt die Widerstandskraft des Körpers gegen Erkrankungen, die Blutgefäße werden sklerotisch und verkalken, die Leistungsfähigkeit des Gehirns läßt nach, die Körperzellen zetteln einen Bruderkrieg an, der Stoffwechsel läuft Amok und die Funktionsfähigkeit des Organismus wird zunehmend und unumkehrbar beeinträchtigt. Diese Auswirkungen sind nicht auf eine plötzlich eintretende Streßsituation zurückzuführen, die vielleicht Pickel oder Migräne hervorruft, sondern auf die unsichtbaren, unbewußten, schleichenden Belastungen durch ständige Überstimulierung, Fehlernährung und Giftstoffe, die unser Körper verkraften muß. Die traditionelle chinesische Medizin hat diese Mechanismen verstanden. Im *Nei Ching* heißt es: »Wenn der Körper ständig Schrecken und Angst ausgesetzt ist, kommt der Blutkreislauf in Arterien und Venen zum Erliegen.« Sie wußte, daß Einsicht erforderlich ist, um diese unterschwelligen Schäden in den Griff zu bekommen. Selbst wenn die Narben, die der Lebenskampf hinterläßt, zu fein sind, als daß der einzelne sie erkennen könnte, sollte die Aufgabe des Arztes darin bestehen, den Patienten auf diesen Prozeß hinzuweisen. Er muß eine federführende Rolle übernehmen und zu einer aktiven Gesundheitspflege anspornen.

Die moderne Medizin hat die entgegengesetzte Richtung eingeschlagen. Statt die Fähigkeit zu fördern, den inneren Ursachen einer Erkrankung selbst auf die Spur zu kommen, versucht sie dem Patienten die Verantwortung für seine Gesundheit vollends zu entziehen. Im Gegenzug stellt sie ein Sicherheitsnetz in Aussicht, für den Fall, daß man krank wird. Aber je mehr wir uns auf dieses Sicherheitsnetz verlassen, desto geringer ist die Chance, daß wir unser inneres Gleichgewicht auszutarieren lernen. Es lassen sich so viele Menschen in dieses Sicherheitsnetz fallen, daß unser Gesundheitsschutzssystem die Bürde nicht länger zu tragen vermag – mit dem Ergebnis, daß Löcher entstehen und das Netz nicht mehr sicher ist.

Wir sollen nicht ganz auf dieses Sicherheitsnetz verzichten. Es ist ein Wunder der modernen Medizin, und kein medizinisches System in der Geschichte hat so wirksame Heilmethoden und Heilmittel für

Schwerkranke hervorgebracht. Aber es sollte mit lebenslangen, sensiblen Präventivmaßnahmen gekoppelt werden, so daß medizinisches Sicherheitsnetz und Krankenhaus ein letzter Zufluchtsort sind.

Die Medizin ist in der westlichen Kulturgeschichte lange genug zwischen Spezifikations- und Harmoniemodellen hin- und hergependelt. Nun, da sie beim Homo librium zum Stillstand gekommen ist, erkennen wir das Dilemma, in dem wir uns befinden. Gleich ob wir Aristoteles, die Renaissance, die Kirche, Faraday oder die Reduktionisten zum Sündenbock stempeln, es ist an der Zeit, umzukehren und uns wieder auf den Homo equilibrium zu besinnen, in der Hoffnung, daß die Medizin zwischen beiden zu einem stabilen Gleichgewicht findet.

Es besteht keine Veranlassung, die Uhren zurückzudrehen, denn das würde bedeuten, Fehler zu wiederholen, die von der Medizin im Verlauf ihrer Irrfahrten gemacht wurden. Die Macht der Wissenschaft muß sinnvoll genutzt und der Lehre vom Erhalt der Gesundheit bis ins hohe Lebensalter zugesellt werden. Die daraus entstehende Synthese wäre eine Hippokratische Medizin mit wissenschaftlichem Gesicht.

Die Pflege von Vitalität und Resistenz gegen Krankheiten verspricht nicht nur ein längeres, sondern auch ein qualitativ besseres Leben. Es gibt in Wirklichkeit keine Trennlinie zwischen Entwicklung und Erhalt des Körpers, zwischen körperlicher und geistig-mentaler Entfaltung. Gesundheit ist immer die Erfüllung unseres menschlichen Potentials.

Anhang

Die Einnahme von Ginseng

Ginseng und die harmonisierenden Arzneipflanzen sollten als fester Bestandteil gesundheitsfördernder und stärkender Maßnahmen betrachtet und am besten unter Anleitung eines Arztes oder Heilpraktikers angewendet werden, der mit den traditionellen chinesischen Heilverfahren vertraut ist. Falls dies nicht möglich ist, finden Sie nachfolgend Tips und Anleitungen, die aus altüberlieferten Quellen, wissenschaftlichen Abhandlungen und persönlichen Erfahrungen stammen. Es sind keine eisernen Regeln, sondern eher allgemeine Prinzipien, die im Einzelfall nicht als ärztliche Empfehlung gelten sollten.

1. Nehmen Sie Ginseng ungefähr einen Monat lang. Danach empfiehlt sich eine Pause von mindestens zwei Monaten. Ausgenommen sind alte Menschen und chronisch Kranke: Sie können Ginseng ständig nehmen.
2. Die Ginsengeinnahme sollte sich auf die Herbst- und Wintermonate konzentrieren.
3. Ginseng kann wegen der somatensischen (anregenden) Wirkung immer dann kurzfristig angewendet werden, wenn Sie besondere Belastungen oder Herausforderungen bewältigen müssen. Das sollte indessen nicht zu häufig der Fall und möglichst nicht länger als zwei Tage hintereinander sein.
4. Im allgemeinen gilt, daß Menschen mit hochgradiger Energie, bei Nervosität, innerer Anspannung, Neigung zu Hysterie, manischen Erkrankungen oder Schizophrenie auf Ginseng verzichten sollten.

Junge und vitale Menschen haben keine besonderen Vorteile durch die Einnahme von Ginseng, es sei denn, Punkt 3 trifft auf sie zu. Ginseng sollte nicht im Verlauf einer akuten Erkrankung, bei Fieber oder gleich welchen Beschwerden mit ›Hitze‹-Symptomen genommen werden.

5. Ginseng sollte nicht mit Stimulantien (einschließlich Kaffee), antipsychotischen Pharmaka oder während einer Hormonbehandlung genommen werden. Negative Wechselwirkungen mit anderen Medikamenten sind nicht bekannt, aber es ist empfehlenswert, im Zweifelsfall einen Fachmann zu fragen.

Der ›Wurzelberg‹

Es gibt zahllose verschiedene Qualitätsstufen und Ginsengsorten in unterschiedlicher Preislage. Zu den besten gehören die alten, perfekt geformten, wilden Wurzeln aus der Mandschurei, Korea und der Ussuri-Taiga. Doch diese Kostbarkeiten bekommt man so gut wie nie zu Gesicht. Sie sind unverkäuflich.

Die im Handel erhältlichen ganzen Wurzeln stellen in unseren Breiten auch heute noch etwas Besonderes dar. Hier handelt es sich vor allem um kultivierten Ginseng. Ginsengpflanzen, die früher in den kaiserlichen Palastgärten angebaut wurden und noch heute dort wachsen, werden als Kirin bezeichnet. Sie lassen sich nur durch sorgfältige Untersuchung vom qualitativ hochwertigen, wilden Berg-Ginseng unterscheiden.

Was den kultivierten Ginseng angeht, so ist der weiße chinesische vielleicht eine Spur besser in der Qualität als der koreanische. Der japanische bildet das Schlußlicht.

Auch die Konservierung kann einen Qualitätsunterschied bewirken. Die rote Ginsengwurzel eignet sich dazu normalerweise besser als die weiße. Roter Ginseng scheint gegen Fäulnisbildung gefeit zu sein, während weißer sogar im getrockneten Zustand noch anfällig dafür ist. Beim Dampfgaren werden die chemischen Prozesse innerhalb der Wurzel sofort zum Stillstand gebracht. Deshalb ist der rote Ginseng höchstwahrscheinlich frischer und wirkstoffhaltiger. Nur die Wurzeln von besserer Qualität werden zu rotem Ginseng weiterverarbeitet.

Hier einige Tips für den Kauf:

1. Halten Sie, falls möglich, nach einer roten Ginsengwurzel Ausschau. Auf der Qualitätsliste steht hier die ganze Wurzel an erster Stelle, gefolgt von der pulverisierten Wurzel, Ginsengextrakt, Ginsengtee und kosmetischen Ginsengpräparaten.[1]
2. Roter Ginseng ist besser als weißer.
3. Je größer und älter die Wurzel, desto besser ist sie.
4. Kapseln enthalten, wie aus Analysen hervorgeht, in der Regel mehr aktive Komponenten als Dragees. Manche Dragees scheinen ihre Wirkstoffe während des Herstellungsprozesses völlig eingebüßt zu haben.[2]
5. Wenn Sie die Möglichkeit haben, eine rote koreanische Wurzel zu kaufen, achten Sie darauf, daß die Verpackung das Siegel des koreanischen Außenhandelsministeriums trägt, das ein Monopol auf den Vertrieb hat. Es sind ›koreanische‹ Wurzeln auf dem Markt, die in Wirklichkeit aus Japan stammen.
6. Wenn Sie weder an koreanischen noch an chinesischen Ginseng herankommen, erkundigen Sie sich – z. B. in Reformhäusern –, ob Eleutherococcus erhältlich ist.
7. Wilder amerikanischer Ginseng ist ebenfalls von guter Qualität. Kultivierte Wurzeln sollten wie oben beschrieben gekauft und angewendet werden.

Anmerkungen

Die Literaturhinweise haben Standardformat. Auf den Namen des Verfassers folgen Titel des Buchs oder der Zeitschrift, Band, Seitenzahl, Verlag/Herausgeber und Erscheinungsjahr. (R) = Russisch, (K) = Koreanisch, (J) = Japanisch, (CH) = Chinesisch, (D) = Deutsch, (B) = Bulgarisch, (F) = Französisch. Verweise ohne diese Buchstaben sind in Englisch.

Kapitel 1

1 Yuan, G. C. und R. S. Chang, J., *Gerontology,* 24, S. 82–85 (1969)
2 Fulder, S. J., *Experimental Gerontology,* 12, S. 125–131 (1977)
3 Kreig, M., *Green Medicine,* Harrap & Co (1965)
4 Lucas, R., *Nature's Medicines,* Neville Spearman, London (1969)
5 Hansard, London, 22. Oktober 1975

Kapitel 2

1 Howe, G. M., *Man, Environment and Disease in Britain,* Pelican Books, Harmondsworth (1976)
2 Illich, L., *Limits to Medicine,* Marion Boyers, London (1976)
3 McKeown, T. und R. G. Record, *Population Studies,* 16, S. 94–122 (1962)
4 Kristien, M. M., C. B. Arnold und E. L. Wynder, *Science,* S. 195–457 (1977)
5 Forbes, W. H., *New Eng. J. Med.* 277, S. 71 (1967)
6 Mahler, H., *WHO Chronicle,* 31, S. 60–62 (1977)
7 Mather, H. G. et al., *Brit. Med. J.,* 3, S. 334 (1971)
8 Eustrom, J. E. und D. F. Austin, *Science* 195, S. 847–851 (1977)
9 Gould, D., *New Scientist,* 2. Dez. 1976
10 *WHO Technical Report* Nr. 615, Genf (1977); *WHO Chronicle,* 32, S. 154–155 (1978)
11 Berichte, zusammengefaßt in *New Scientist,* 6. April 1978
12 Coleman, V., *The Medicine Man,* Arrow, London (1977)

13 Turner, G. und E. Collins, *Lancet,* August 1977
14 Brock, A. J., *Greek Medicine,* Dent & Sons, 1929
15 Zitiert in Rosenberg, C. E., *Perspectives in Biology and Medicine,* 20, S. 485–506 (1977)
16 Chapman, J. S., *Arch. Env. Health,* 28, S. 356–57 (1974)
17 Claridge, G., *Drugs and Human Behaviour,* Allen Lane, London (1970)

Kapitel 3

1 Palos, S., *The Chinese Art of Healing,* Herder & Herder Inc., NY (1971)
2 Huang Ti, *Nei Ching Su Wen: The Yellow Emperor's Classic of Internal Medicine,* Williams and Wilkins, Baltimore (1949)
3 Huard, P. und W. Ming, *Chinese Medicine,* World University Library, Weidenfeld & Nicolson (1968)
4 Aus Einführung des *Nei Ching,* engl. Übersetzung
5 Li Sun, *Scientia Sinica,* 28, S. 581 (1975)
6 Jeffreys, W. H. und J. L. Maxwell, *Diseases of China,* John Bale, London (1910)
7 Yao Chai Hsueh, *Study of Medicinal Substances,* Nanking Pharmalogical Institute (1972)

Kapitel 4

1 Lucas, R., *Nature's Medicines,* Neville Spearman, London (1974)
2 Grushvitzky, I. V., »A Contribution to the Knowledge of Biology of the Wild Growing Ginseng (Panax ginseng CAM)«, *Jour. Bot. USSR,* 44, S. 1694–1793 (1959; R)
3 Lee, C. Y. und S. U. Lim, *Kor. J. Ginseng Sci.,* 1, S. 51–8 (1976); Chung, H-S., und C-H. Kim, in 2. Internationalem Ginseng-Symposion in Seoul, Korea (1978)
4 Foulk, G. C., in *Papers Relating to the Foreign Relations of the United States,* Washington, Government Printing Office (1886)
5 Hu, S. Y., »The Genus Panax (Ginseng) in Chinese Medicine«, *Economic Botany,* 30, S. 11–28 (1976)
6 Lucas, R., *Ginseng: The Chinese Wonder Root,* R & M Books, Spokane, Washington (1972)
7 Baranov, A., »Recent Advances in our Knowledge of the Morphology, Cultivation and Uses of Ginseng (Panax ginseng C. A. Meyer)«, *Economic Botany,* 20, S. 403–6 (1966)
8 Jartoux, Père, »The Description of a Tartarian Plant called Ginseng«, *Phil. Trans. Roy. Soc. London,* 28, S. 237–47 (1714)
9 Lafiteau, J. F., *Concernant la précieuse plante du gin seng la Tartarie découverte en Canada,* Paris (1858, F)
10 Hara, H., *J. Jap. Bo.,* 45, S. 197–212 (1970); Flora Eastern Himalayas (1966)
11 Übersetzt von Dr. S. Y. Hu (Siehe Fußnote 5)

1 Brekman, I. I., *Zen-shen*, Staat. Verlag für Med. Literatur, Leningrad (1957; R)
2 a) Medvedev, M. A., *Papier zur Studie über Ginseng und andere asiatische Heilpflanzen*, Primorskoe knizhoe izdatelsvo, Wladiwostok (1963; R)
b) Koryakovchev, V. S., *Papier zur Studie über stimulierende und tonisierende Arzneimittel: Ginseng und Schisandra chinensis,* Wladiwostok (1951; R)
3 Sandberg, F., in *Proceedings of the International Symposium on Ginseng,* Seoul, Korea (1974)
Karlsson, C. G. et al., in *Coffein und andere Methylxanthine, Internation. Symp. in Erlangen-Nürnberg,* Oktober 1968 (Hrsg. Heim F. und H. P. T. Ammon), F. K. Schattauer, Stuttgart und New York (1969; D)
4 Brekman, I. I., *Med. Sci. Serv.,* 4, S. 17–26 (1967)
5 Brekman, I. I., in *Papiere zur Studie über stimulierende und tonisierende Arzneimittel* (s. o.)
6 Petkow, W., in *XXth Internationaler Physiologenkongreß,* Brüssel, S. 721–22 (1956)
7 Petkow, W., *Drug.* Res. 5, S. 305–11 (1959); ibid., 11, S. 288–96 (1961); ibid. 11, S. 418–23 (1961; D)
8 Petkow, W. und Su Shivatcheva, *Dissertations of the Research Institute for Neurology and Psychiatry,* 3, S. 99–114 (1957; B)
9 Petkow, W., *Pharmaz. Zeit.,* 113, S. 599–605 (1969; D)
10 Brekman, I. I., in *Material für Studien v. Ginseng und Luzea,* 2, S. 124–31 (1955; R)
11 Luria, A. R., *The Working Brain,* Allen Lane, London (1973)
12 Petkow, W., Em. Azev und R. Ovcharov, *Proc. of Postgrad. Med. Institute,* 8, S. 1–19 (1961; B)
13 Thompson, R. F., *Foundations of Physiological Psychology,* Harper & Row, New York (1967)
14 Takagi, K., H. Saito und M. Tsuchiya, *Jap. J. Pharmacology,* 22, S. 339–46 (1972); ibid. 23, S. 43–56 (1973); ibid. 23, S. 29–41 (1973)
15 Takagi, K., H. Saito und M. Tsuchiya, *Jap. J. Pharmacology,* 24, S. 41–8 (1974); Lee, D. J. und H. Choi, Choongang Vihak, 9, S. 591–5 (1965; K)
16 Saito, H., M. Morita und K. Takagi, *Jap. J. Pharmacology,* 23, S. 49 (1973); ibid. 24, S. 119 (1974); Kaku, T., T. Miyata, T. Uruno, I. Sako und A. Kinoshita, *Drug. Res.,* 25, S. 539–47 (1975)
17 Brekman, I. I., und I. V. Dardymov, I. V., *Ann. Rev. Pharmacol.,* 9, S. 419–30 (1969)
18 Brekman, I. I., J. I. Dobryakov und A. I. Taneyeva, *Izvest. Sibirskogo Otdelenia Akademin Nauk. SSSR,* Biol. Serie, 10, S. 112–15 (1969; R)
19 Brekman, I. I., und A. Taneyeva, ibid. 5, S. 38–45 (1969; R)
20 Brekman, I. I., *Rantarin (Neue med. Präp. aus nicht-verknöcherten Hirschgeweih-Sprossen),* Medexport, Moskau

1 Bernard, C., *Le cons sur les phénomenes de la vie* (1879), zit. in Jacob, F., *The Logic of Living Systems,* Allen Lane, London (1974)

2 Cannon, W. B., *The Wisdom of the Body,* Norton & Co., New York (1939)

3 Selye, H., in *Society, Stress and Disease* (Hrsg. L. Levi), 299 OUP, London (1971)

4 Cannon, W. B., *Bodily Changes in Pain, Hunger, Fear and Rage,* C. T. Brandfort & Co. (1953)

5 Bittles, A. M., S. J. Fulder, E. C. Grant und W. Nicholls, Gerontology, 25, S. 125–31 (1979); Chin, H. W., *Seoul Uidae Chapchi,* 15, S. 1–6 (1974; K)

6 Kim, E. C., H. Y. Cho und J. M. Kim, *Korean J. Pharmacognoscy,* 2, S. 23–8 (1971; K); S. A. Hong, C. W. Park, J. H. Kim, H. K. Chang, S. K. Hong und M. S. Kim, ibid. 10, S. 1–11 (1974; K); engl. Übers. in *Proceedings of the International Ginseng Symposium,* Office of Monopoly, Seoul (1974)

7 Hong, S. A., J. S. Oh, C. W. Park, H. K. Chang und E. C. Kim, *Korean J. Pharmacology,* 6, S. 1–9 (1970; K)

8 Brekman, I. I., und I. V. Dardymov, *Ann. Reviews Pharmacol.,* 9, S. 419 (1969)

9 Brekman, I. I. und O. I. Kirillov, *Life Sciences,* 8, S. 113–21 (1969)

10 Park, D. L., *Insam Munhun Teukjip,* 2, S. 55–65 (1964; K)

11 Thompson, R. F., *Foundations of Physiological Psychology,* Harper & Row, New York (1967)

12 Tsung, S. I. und S. Tang, *Acta Physiol. Sinica,* 27, S. 324–8 (1964; CH); Rosin, M. A., in *Material für d. Study über Panax Ginseng und andere asiat. Heilpflanzen,* S. 123–8, Wladiwostok (1963; R)

13 Choi, C. K., *Chòesin Uihak,* 14, S. 109–12 (1971): Cho, S. E., ibid. 14, S. 135–8 (1971); Choi, C. K. und C. Kim, *Katorik Taehak Uihakpu, Nonmunjip,* 21, S. 211–25 (1971; K)

14 Petkow, W. und D. Staneva in *The Pharmacology of Oriental Plants* (Hrsg. Chen, K. K. und B. Mukjerij), S. 139–45, Pergamon Press, Oxford (1963); Petkow, W. und D. Staneva, *Arz. Forschung,* 13, S. 1078–81 (1963; D)

15 Anon, Chinese Med. J., 77, S. 296 (1959; CH); Hu, C. Y. und C. Kim, *Katorik Uihakpu, Nonmunjip,* 12, S. 49–60 (1967); Hu, C. Y., C. C. Kim und J. K. Kim, *Choesin Uihak,* 10, S. 73–7 (1967); Sunwoo, C. und C. Kim, ibid. 8, S. 77–89 (1965); Kim, C. C., J. K. Kim und C. Y. Hu, ibid. 10, S. 57–63 (1967; K); Avakian, E. V. und E. Evonuk, *Planta Medica,* 36, S. 43–8 (1979)

16 Kim, C., C. C. Kim, M. S. Kim, C. Y. Hu und J. S. Rhe, *Lloydia,* 33, S. 43–8 (1970)

17 Kim, H. R. und W. B. Kim, *Ch'oesin Uihak,* 15, S. 87–90 (1972); Kim, W. B. und H. Y. Chung, ibid. 15, S. 83–6 (1972); Park, W. H. und Y. B. Moon, ibid. 13, S. 81–4 (1970; K)

18 Choi, C. K., *Ch'oesin Uihak,* 14, S. 109–12 (1971); Choi, C. K. und C. Kim, *Katorik Taehak Uihakpu, Nonmunjip,* 21, S. 211–15 (1971; K)

19 Oura, H. und S. Hiai in *Proceedings Int. Gins. Symp.,* 23–32, The Central Research Institute, Office of Monopoly, Seoul, Korea (1974); Hiai, S., S. Sasaki und H. Oura, *Planta Medica,* 37, S. 15–19 (1979)

20 Nagasawa, T., H. Oura, S. Hiai und K. Nishinaga, Chelsea College, London; Fulder S. in *Proc. 2nd Int. Ginseng Symposium,* S. 25–8, Seoul, Korea (1969)
21 De Wied, D., *Hospital Practise,* S. 123–31 (1969)
22 De Wied, D., in *Symposium on Developments in Enocinology,* S. 9–18, Organon International, OSS, Niederlande (1976); de Wied, D., B. Bohus, W. H. Gispen, I. Urban und Tj. B. R. W. Greidanus, »Hormonal Influcences of Motivational Learning and Memory Processes« in *Hormones, Behaviour and Psychopathology* (Hrsg. Sachar, E. J.), S. 1–14, Raben Press, New York (1976); B. S. McEwen, J. L. Gerlach, V. N. Luine und I. Lieberberg, *Psychoneuroendocrinology,* 2, S. 249–55 (1977)
23 Zerssen, D. von, in *Psychotropic Action of Hormones* (Hrsg. Itil, T. M. et al.), Spectrum Press, New York (1976); Fedor-Freybergh, P., ibid. S. 1–51
24 Wolthius, O. L. und de Wied, D., *Pharmacol. Biochem. and Behaviour,* 4, S. 273–8 (1976)
25 Chen, S. E., R. J. Sawchuk und E. J. Staba, in *Proc. 2nd. Int. Ginseng Symposium,* S. 55–66, Korean Ginseng Research Institute, Seoul (1979)
26 Tanner, O., *Stress,* Time Life International (Niederlande), B. V. (1977)
27 zitiert aus Reynolds, V., *The Biology of Human Action,* W. H. Freeman & Co, Reading and San Fransisco (1976)
28 Bourne, P. G. (Hrsg.), *The Psychology and Physiology of Stress,* Academic Press (1969)
29 Johansson, G., *Biological Psychology,* 4, S. 157–72 (1976)
30 Einzelheiten siehe Stein, M., R. C. Shiavi und Camerino, *Science,* 191, S. 435–40 (1976)
31 Riley, V., *Science* 189, S. 465–67 (1975); zitiert in *Pelletier,* op. cit.
32 Kang, H. R., *Katorik Taehak Uihakpu, Nonmunjip,* 19, S. 130–52 (1979); Kang, J. W. und I. E. Chung, ibid. 18, S. 1 14 (1970); Suk, B. H. und I. C. Chung, ibid. 17, 17–30 (1969); Chung, H. Y. und C. Kim, ibid. 22, 13–23 (1972); Choi, S. N. und C. Kim, ibid. 25, 143–51 (1973); Kim, C., H. Choi, C. C. Kim, J. K. Kim, M. S. Kim und M. K. Kim, *Korean J. Physio.,* 5, S. 23–42 (1971; K)
33 Chun, C. S., *Katorik Taehak Uihakpu,* Nonmunjip, 19, S. 317–31 (1970; K)
34 Murata, I. und F. Hirono, *Daisha,* 10, S. 601 (1973; J)
35 Yaremenko, K. V., in I. I. Brekman, *Eleutherococc.,* Meditsina, Moskau (1978; R)

Kapitel 7

1 Shurgaya, Sh. I., V. I. Turchinskig und I. Gagarin, in *Climatic/Medical Problems and Medical Geography in Siberia,* S. 111–13, Tomsk (1974; R)
2 Galanova, G. K., in *Adaptions and Adaptogens* (Hrsg. Brekman, I. I.), S. 126–7, Wladiwostok (1977); idem in *Reports of the 2nd All-Union Conference on Man's Adaption to Different Geographical, Climatic and Working Conditions,* 2, 44–6, Nowosibirsk (1977)
3 Lebedev, A. A., in *Medicinal Substances of the Far East,* 10. Serie, S. 197–214 und 115–19, Khabarowsk (1970; R)

4 Gramenitskaya, V. G. und I. V. Grushwitskii, *Mikrobiologiya,* 25, S. 221–6 (1956; R)
5 Krylov, A. V., V. D. Kostin und A. M. Chuyan, *Acta Virol.* (Prag), 10, S. 75–6 (1972); Wardrope, A. J. B., Belg. Pat. Nr. 666, 877, 16. Nov. 1965
6 Die einzigen langwierigen und kostenaufwendigen Experimente dieser Art in Großbritannien waren Tests über die Vorteile von Vitamin C als Vorbeugung bei Erkältungen. Die Ergebnisse sind noch immer umstritten.
7 Albov, N. N., in *Pantocrine,* Teil 2, S. 53–72, Gorno Altaisk (1969; R)
8 Süttinger, H. von, *Erfahrungsheilkunde,* 18, S. 259–63 (1969); Schmidt, Prophylaxie, S. 280 (1968; D)
9 Erläutert in Turova, A. D., *Medicinal Plants of the USSR and their Application,* S. 27–36, Moskau (1967; R)
10 Gianoli, A. C., M. Cabello und F. E. Schettenleib in *Proct. Int. Geront. Symposium,* Singapur, S. 297–21, Pharmaton S. A., Lugano, Schweiz (1977)
11 Chang, Y-S., J-Y. Lee und C-W. Kim in *Proc. of the 2nd Int. Ginseng Symposium,* Seoul (1978)
12 Arapov, D. A., in *Pantocrine,* Teil 2, S. 92–98, Gorno Altaisk (1969; R)
13 Yaremenko, K. V., *Mater. Izuch. Zhenskenya Drugiskh Lek. Sred. Dal'n Vostoka,* 7, S. 109–16 (1966; R)
14 Lazarew, N. V. und M. D. Brekman, *Med. Science & Serv.,* S. 9–13 (1967); Stukov, A. N., *Problems of Oncology,* 12, 57–60 (1966); ibid. 12, S. 126 (1966); ibid. 13, 95–5 (1967; R)
15 Li, C. P., *Chinese Herbal Medicine,* US Dep. Health, Education and Welfare, Pub. No. (NIH), S. 75–723 (1974)
16 Petkov, W., *Arch. Exp. Path. Pharmak,* 236, S. 298 (1959; D); Burkat, M. E. und P. Saksanov, *Farmakol. Toksikol.,* 10, S. 7–15 (1947; R); Ching, L. P., *Chinese Reports of the Research Institute of Peiping,* 4, 1–12 (1937; CH); Zakutinski, *Farmakol. Toksikol.,* 1, S. 13–6 (1944; R)
17 Kaku, T., T. Miyata, T. Uruno, I. Sako und A. Kinoshita, *Drug. Res.* 25, S. 539–46 (1975); Turova, A. D. op. cit. in Fußn. 9
18 Kitagawa, H. und R. Iwaki, *Fol. Pharmacol. Japan,* 57, S. 348–54 (1963; J); Tagaki, K., H. Saito und M. Tsuchiya, *Jap. J. Pharmacol.,* 24, S. 41–8 (1974)
19 Wood, W. B., B. L. Rok und R. P. White, *Jap. J. Pharmacol.,* 14, S. 284–94 (1964); Lee, K-S., in *Proc. Int. Ginseng Symposium,* Office of Monopoly, Korea (1974)
20 Genest, J., W. Nowaczynski, R. Boucher und O. Kuchel, *Canadian Med. Assoc. J.,* 118, S. 538–49 (1978)
21 Lee, S. B. und K. C. Cho, *Katorik Taehak Uihakpu, Nonmunjip,* 20, S. 89–99 (1971); Oh, J. S., J. K. Lim, C. W. Park, M. J. Han, *Korean J. Pharmacol.,* 4, S. 27–31 (1968; K)
22 Nahm, C. C., *Korean J. Int. Med.,* 3, S. 49–67 (1961); Kim, H. C., *Insam Nunhum Teukjip,* 1, S. 129–49 (1962); Johng, H. W., ibid. 2, S. 38–50 (1964; K)
23 Ikehara, M., Y. Shibata, T. Higashi, S. Sanada, J. Shoji, *Chem. Pharm. Bull.,* 26, S. 2844 (1978); Yamamoto M., *Metabolism,* 10, S. 645 (1953; J)
24 Cho, H. W. und J. S. Oh, Yakhak. Hoeji, 6, S. 19–20 (1963); Park, J. W., *Insam Munhum Teukjip,* 4, S. 83–108 (1971; K); Sakhakibara, K., Y. Shibata, J. Mi-

gashi, S. Sanada und J. Shoji, *Chem. Pharm. Bull.*, 23, S. 1009–16 (1975); ibid. 24, S. 2985–7 (1976)

25 Mankovsky, N. B. und R. P. Belonog, »The Effect of Rantarin on Old People« in Brekman, I. I. und M. A. Grinevich (Hrsg.), *Biological Resources from the East and South East,* S. 110–23, Wladiwostok (1979; R)

26 Turova, A. P. und Aleshkina, *Sov. Med.,* S. 169–9 (1953); Matukhim, V. A. und G. M. Mayanshkii, *Materials,* etc. op. cit. in Fußn. 2, Kap. 5

27 Bykhovisova, T. L., *Izv. Akad. Nauk SSSR Ser. Bid,* 35, S. 915–8 (1979; R)

28 Kondo, J., *Fol. Pharmacol, Kap.,* 5, 389–416 (1927; J)

29 Ibid. Petkov, W. op. cit. in Fußn. 16; Brekman, I. I. und T. P. Oleinikova, *Materials for the Study of Ginsing and Far Eastern Medicinal Plants,* 5, 249–51 (1963; R); Pegel, N. B., Tomsk, 3, S. 137–8 (1964; R); Tsuao, C., C. C. Yen und H. P. Lei, Yao Hsiao Hsiao Pao, 7, S. 208–12 (1959; CH); Tank, L. I., *Farmakol. Toksikol.,* 18, S. 64 (1955; R)

30 Oura, H. et al., *Planta Medicina,* 28, S. 76–81 (1975); Oura, H., S. Hiaia, Y. Odaka und T. J. Yokozawa, *Biochem.,* 77, S. 1057–65 (1975); Oura, H., J. Nagashima, K. Tsugada und Y. Ohta, *Chem. Pharm. Bull.,* 20, S. 980 (1972)

31 Hahn, Dr. R., *J. Pharmaceut. Soc. Korea,* 20, S. 119 (1976); Hahn, Dr. R., in *Proc. 2nd Int. Ginseng Symposium,* S. 135–40, Korea Ginseng Research Institute, Seoul (1979)

32 Bupleurum, Archi, S., H. Konishi und H. Abe, Liver, 19, S. 430–35 (1978); Ginseng: Kuhn, S. K., *Ch'oesin Uihak,* 5, S. 631–4 (1962; K); *Andere as. Drogenpfl.:* Haginawa, J. und M. Harada, Yakugaku Zasshi, 86, S. 231–5 (1966; J)

33 Min, P. K., *Fol. Pharmacol. Jap.,* 9, S. 310–26 (1939); ibid. 2, S. 238–55 (1931; J); Woo, L. K., M. W. Hong, C. K. Lee, J. S. Oh und C. H. Woo, *Kwahak Kisulchuh,* Seoul (1968); Oh, J. S., C. W. Park und D. Y. Moon, *Korean J. Pharmacol.,* 5, S. 23–8 (1969; K)

34 Petkov, W., in *Proct., Int. Geront. Symposium,* Pharmaton, Ligano (1974); Petkov, W., V. Koushev und Y. Panova, *Acta Physiol. Pharmacol. Bulg.,* 3, S. 46–50 (1977; B)

35 Shin, M. R., *Koryo Taekakkyo Uikwa Taehak Chapchi,* 13, 231–46 (1976; K); Brekman, I. I., *Eleutherococc,* Nauka, Leningrad (1968)

36 Shin, M. R., *Kor. J. Gins. Sci.,* 1, S. 59–78 (1976)

37 Siehe Dardymov, I. V., *Zenshen and Eleutherococcus,* Nauka, Moskau (1976; R)

Kapitel 8

1 Yonekawa, M., *Keio Igaku Zasshi,* 6, S. 633–57 (1926; J)

2 Kwon, Y. J. und C. Kim, *Katorik Taehak Uihakpu, Nonmunjip,* 26, S. 135–41 (1974; K)

3 Shibata, K. et al., *Kita Kauto Medical J.,* 14, S. 243 (1964; J); Moon, Y. B. und M. H. Park, *Korean J. Physiol.,* 4, S. 103–6 (1970; K)

4 Shibata, K., S. Takadoro, Y. Kurihaa, H. Ogawa und K. Miyashita, *Insam Munhum Teukjip,* 4, S. 253–69 (1971; K)

5 Brekman, I. I. et al., op. cit. in Kap. 5, Fußn. 18 u. 20
6 Hong, S. A., D. S. Hau und C. H. Lee, *Hyunddae Uihak,* 1, 43–5 (1964); Hong, B. J., et al. *Hanguk Chiuksau Hakhoechi,* 18, 355–61 (1976; K)
7 Shida, K., J. Shimazaki und E. Urano, *Jap. J. Fert. Streility,* 16, S. 166–73 (1971); Ishigami, J., *Metabolism and Disease,* 10, S. 590 (1973; J); Yamamoto, M., in *Proct. Int. Ginseng Symposium,* 129, Office of Monopoly, Seoul (1974)
8 Gottleib, J. G., in *Pantocrine,* Teil 2, S. 99–105 Gorno Altaisk (1969; R); Ginsberg, Yu. Z in *Materials & C.,* S. 137–44 (1951; R)
9 Kuzminsk, P. A., *Chien K'ang Pao,* 204, 22. Nov. 1951 (CH)
10 Cooper, W., *No Change,* Arrow Books, London (1976); Seaman B., und G. Seaman, *Women and the Crisis in Sex Hormones,* Rawson Assoc. Publishers Inc., New York (1977)
11 Sun, I. S., *Arch. Exp. Path. u. Pharmakol.,* 170, S. 443–57 (1933); Weber, U., *Süddeutsche Apotheker Ztg.,* 78, S. 645–8, 657–8 (1938; D)
12 Warnecke, G., *Zeit für Therapie,* 2, S. 90–5 (1974; D)
13 Dilman, V. M., *The Lancet,* 1, S. 1211–19 (1971); Everett, A. V. und J. A. Burgess (Hrsg.), *Hypothalamus, Pituitary and Ageing,* Charles C. Thomas (1976)
14 Landsfield, P. W., J. C. Waymire iun., G. Lynch, *Science,* 202, S. 1098–1102 (1978); Landsfield, P. H., J. D. Lindsay und G. Lynch, *Neuroscience Abst.,* 4 (1978)
15 Hochschild, R., *Exper. Geront.,* 8, S. 177–83 (1973); Hochschild, R., *Gerontologia,* 19, S. 271–80 (1973)
16 McKay, C. M., G. Sperling und L. L. Barnes, *Arch. Bioch.,* 2, S. 469 (1943); Ross, MH., E. Lustbader und G. Bras, *Nature,* 262, S. 548–53 (1976)
17 Poggi, E., D. Sforzini und G. L. Lazzatti-Crespi, *Rivista di Neuropsichatria e Scienze Affini,* 18, S. 93-107 (1972; It.)

Kapitel 9

1 Costa, E., S. Garattini (Hrsg.), *Amphetamines and Related Compunds,* Raven Press, New York (1970); Robbins, T. und S. D. Iversen, *Nature, New Biology,* 245, S. 191 (1973)
2 Blum, *Psychopharmacologia,* 6, S. 173–77 (1964); Smith, G. M. und H. K. Beecher, *JAMA,* 172, S. 1623–9 (1969)
3 Iversen, S. D., und L. L. Iversen, Be*havioural Pharmacology,* OUP, London (1975)
4 Eichler, O., *Kaffee und Coffein,* 2. Aufl., Springer, Berlin (1967; D)
5 Estler, C. J., H. P. T. Ammon und C. Herzog, *Psychopharm.,* 58, S. 161–6 (1978)
6 Saito, H., M. Tschuiya, S. Naka, K. Takagi, *Jap. J. Pharmacol.,* 27, S. 509–16 (1978)
7 Chou, C. H. und H. M. Chanh, *First Conference of the Society of Chinese Physiological Science, Yao,* S. 61–2 (1956); Ku, Y. U. und K. Y. Cheng, ibid. S. 59–61 (CH)

8 Clark, W. G., H. J. Blackman und J. E. Preston, *Arch. Int. Pharmacodynam.*, 170, S. 350–63 (1967)
9 Dardymov, I. V., *Sb. Rab. Inst. Tsitol. Akad. Nauk, SSSR,* 14, S. 76–81
10 Park, C. W., *Korean J. Pharmacol.,* 5, 28–33 (1969); Chung, Y. W., *Soul Uidae Chapchi,* 12, S. 24–30 (1971; K)
11 Belanosov, I. S., A. A. Konstantinov, A. P. Krasilnikova, N. I. Mararevich, *Tr. Khabarovsk Med. Inst. Sb.,* 16, 34–44 (1958; R)
12 Meadley, R. G. S., *The Practitioner,*195, S. 680–3 (1965); Gelfand, S., L. D. Clark, E. W. Herbert, D. E. Cameron, D. N. Gelfand und E. D. Holmes, *Clin. Pharmacol. Therap.,* 9, S. 56 (1968)
13 Andrews, G. und D. Solomon, *The Coca Leaf and Cocain Papers,* Harcourt, Brace and Jovanovich, London und New York (1975)
14 Lader, M., *The Psychophysiology of Mental Illness,* Churchill, London (1974); Gregoire, F., H. Brauman, R. de Buck, J. Corvilain, *Psychoneuroendocrinology,* 2, S. 303–12 (1977)
15 Strakhov, A. P., *Adaption of Sailors on Prolonged Ocean Voyages,* Meditsina, Leningrad (1976)
16 Brekman, I. I., *Man and Biologically Active Substances,* Pergamon Press, Oxford (1980)
17 Belenkiy, Ye. B. und P. I. Gotovtsev (Hrsg.), *Medicinal Preparations with Applications in Sports Medicine,* Meditsina, Moskau (1974; R)

Kapitel 10

1 Petkov, V. und V. Koushev, *Bull. Inst. Physiol. Bulg. Acad. Sci.,* 10, S. 139–47 (1966; B)
2 Omura, Y., *Int. J. Acupunct. and Electrotherapeutic Res.,* 2 1–31 (1976)
3 Petkov, V., *Experimentalna Medizina i Morphologia,* 4, S. 166–75 (1965; B)
4 Shass, E. Yu., 11 (1952; R)
5 Udupa, K. N., R. H. Singh, K. N. Dividevi, H. P. Pandey und V. Rai, *Ind. J. Med. Res.,* 63, S. 1676–79 (1975)

Anhang

1 Hu, S. Y. op. cit. in Kap. 4, Fußn. 5
2 Liberti, L. E. und H. Der Marderosioan, *J. Pharm. Sci.,* 67, S. 1487–89 (1978)